Leben LERNEN
Klett-Cotta

Zu diesem Buch

Trennung und Scheidung sind einschneidende Lebensereignisse für Paare und ihre Kinder. Nicht selten gestaltet sich die Trennung unter großen Verletzungen aller Beteiligter, vor allem der Kinder. Das Buch unterstützt BeraterInnen und TherapeutInnen darin, Trennungspaaren die für sie individuell richtigen therapeutischen Angebote zu machen. Das Buch verbindet fundierte Theorie und Erkenntnisse aus der Scheidungsforschung mit konkreten Handlungsstrategien. Kompetente Scheidungsberatung kann maßgeblich dazu beitragen, getrennte Paare vor dem »Rosenkrieg« zu bewahren und Kinder zu schützen.

Die Reihe »Leben Lernen« stellt auf wissenschaftlicher Grundlage Ansätze und Erfahrungen moderner Psychotherapien und Beratungsformen vor; sie wendet sich an die Fachleute aus den helfenden Berufen, an psychologisch Interessierte und an alle nach Lösung ihrer Probleme Suchenden.

Alle Bücher aus der Reihe ›Leben Lernen‹ finden Sie unter
www.klett-cotta.de/lebenlernen

Gisela Hötker-Ponath

Trennung und Scheidung – Prozessbegleitende Interventionen in Beratung und Therapie

Klett-Cotta

Leben Lernen 223

Klett-Cotta
www.klett-cotta.de

Printed in Germany
Satz: Kösel Media GmbH, Krugzell
Gedruckt und gebunden von Esser printSolutions GmbH, Bretten
ISBN 978-3-608-89237-6

Zweite Auflage, 2018

Bibliografische Information der Deutschen Nationalbibliothek
Die Deutsche Nationalbibliothek verzeichnet diese Publikation in der Deutschen Nationalbibliografie; detaillierte bibliografische Daten sind im Internet über <http://dnb.d-nb.de> abrufbar.

Inhalt

Vorwort

Die Idee zu diesem Buch entstand aus einer Suche nach einem umfassenden Fachbuch zum Thema ›Trennungs- und Scheidungsberatung‹. Das gesuchte Buch sollte theoretisch fundiert und praxisnah sein und das Familien- und Gruppensetting mit einschließen. Meine Recherche blieb unzureichend, da ich die gefundenen Exemplare entweder zu theoretisch oder zu ›praktisch‹ in Richtung Ratgeber empfand. Während meiner Suche entwickelte sich in mir die Idee, dass ich das, was ich suche, bereits in mir tragen könnte. So entstand aus meiner Suche eine Idee, aus der Idee ein Vorhaben und aus dem Vorhaben dieses Buch. Es beinhaltet theoretisches Grundwissen zum Thema Trennung und Scheidung und Beispiele aus der praktischen Arbeit mit Einzelnen, Paaren, Familien und Gruppen. Was kann ich als Beraterin/Therapeutin konkret tun? Diese Frage wird durch zahlreiche dargestellte Interventionen beantwortet. Sie dienen als Anregung für die Praxis und können situationsangemessen oder kreativ verändert eingesetzt werden.

Unzertrennlich sind:
Mutter und Kind,
solange das Kind noch im Bauch ist.
Vater und Kind,
sobald ihre Beziehung geglückt ist.
Gertrud und Wilhelm,
weil Gertrud nicht loslässt.
Körper und Seele,
ein Menschenleben lang.
Enge Bande lassen sich nur unter Verlusten trennen.

Eleni Adamidu

1. Einführung

»Trennung ist beides: Sie ist ein Verhängnis, ein unfaires Schicksal, gegen das wir vital aufbegehren oder in das wir uns apathisch ergeben. Und sie ist eine Lebensregel, ein kreatorisches Prinzip, eine Bedingung für Wachstum, Entfaltung und Reife« (Schultz 1984, S. 9).

Die Urerfahrungen von Trennung sind Geburt und Tod. Im Verlauf seines Lebens wird der Mensch mit weiteren unvermeidbaren Trennungserfahrungen konfrontiert. So gelten auch Trennung und Scheidung im Leben vieler Menschen als ein bereits erlebtes oder ›mitgedachtes‹ Lebensereignis. Gehen wir heutzutage von der Ehe als Liebesgemeinschaft aus, liegt der Schluss nahe, dass die Auflösung einer Ehe zu einer seelischen Krise führt, dessen Intensität mit der Bedeutung der gefühlsmäßigen Bindung zusammenhängt. »Das Abbrechen einer Beziehung, ohne dass der Partner stirbt, kann ähnliche Verzweiflung auslösen, kann ähnlich unser Selbsterleben erschüttern wie der reale Tod« (Kast 1982, S. 142). Deswegen spricht man bei Trennung und Scheidung auch von einem kritischen Lebensereignis.

Scheidung basiert auf Entscheidungen. Das griechische Wort für Entscheidung bedeutet ›Krisis‹. Krisen sind somit Entscheidungszeiten, die genutzt oder vertan werden können – so wie in jeder Paarbeziehung. Duss-von Wert (1984) weist darauf hin, dass sich Paare auch deswegen trennen, weil fällige Entscheidungen (innere Scheidungen), das heißt notwendige Veränderungen während der Ehe, nicht passiert sind. Eine Trennung ist gut und schlimm zugleich – Lebenskrise und Entwicklungschance. Trennung hat immer etwas mit Enttäuschung, Scheitern und Schuld, aber auch mit Selbstfürsorge, Veränderungssehnsucht und Risikobereitschaft zu tun. Jellouschek (2006) meint, dass Trennung nicht unbedingt ein Scheitern, sondern das Ergebnis sehr unterschiedlicher Entwicklung ist und die Beziehung dann aufgegeben werden muss.

Trennungsgründe gibt es viele: Bindungsängste, enttäuschte oder zu hohe Beziehungserwartungen, einschneidende Kränkungserlebnisse (die nicht verzeih- oder bearbeitbar waren), dauerhafter ungelöster Alltagsstress, fehlende gegenseitige Unterstützung, zu unterschiedliche Wertvorstellungen, länger anhaltende sexuelle Probleme, Vertrauensbrüche, aufgedeckte und nicht aufgedeckte Außenbeziehungen, ungelöste Bindungen zu den eigenen Eltern, schwere Erkrankungen oder Schicksalsschläge, mangelhafte Kommunikation, psychische oder körperliche Gewalt, Sucht, Entfremdung, zu viel Nähe oder zu viel Distanz, mangelnde Wertschätzung und Gleichwertigkeit, ungewollte Kinderlosigkeit, zu große kulturelle oder religiöse Unterschiede …

Wie unterschiedlich Trennung auch begründet wird, so steht am Ende die Aufgabe der Beziehung. »Das Sterben einer Beziehung ist die erste Stufe in einem Prozess, in dem der Tod festgestellt, die Beziehung dann beweint und zu Grabe getragen wird, um der Selbsterneuerung den Weg zu bahnen« (Krantzler 1984, S. 23). Eine Trennung stößt die Betroffenen von den eingefahrenen Gleisen ihres bisherigen Lebens. Die neuen Lebensumstände zwingen sie heraus aus der täglichen Routine und verlangen neue Verhaltensweisen und Rollenveränderungen. Wie die Trennung verlaufen wird, hat etwas mit dem vorherigen Beziehungsstil, mit den Trennungsgründen, mit der Art und Weise, wie die Trennung passiert (mit Vorbereitungszeit oder aus heiterem Himmel), der psychischen Stabilität, den existenziellen Ängsten, der Fähigkeit zur Selbstverantwortlichkeit, den Selbstheilungskräften (Resilienz), dem Potenzial an persönlichen Ressourcen, den sozioökonomischen Bedingungen und den vorhandenen Unterstützungssystemen zu tun.

Trennung und Scheidung sind demnach einschneidende Lebensereignisse für Paare, Eltern und deren Kinder – oft genug auch für die Großeltern. Fast jeder hat Verwandte oder Freunde, die geschieden sind. Auch ältere Paare scheuen heutzutage nicht mehr davor zurück, ihre Ehe zu beenden. Obwohl ein alltägliches Geschehen, löst die Ankündigung einer Scheidung immer noch hohe Betroffenheit aus, besonders dann, wenn minderjährige Kinder im ›Spiel‹ sind. Scheidung gilt statistisch gesehen als ein immer wahrscheinlicher werdendes biografisches Ereignis *(life-event)*. Auch der Gesetzgeber reagierte bereits 1998 mit dem neuen Kindschaftsrecht auf die Zunahme der Scheidungen und die Veränderungen innerhalb von Gesellschaft und Familie. Eine bedeutsame Erneuerung im Kindschaftsrecht ist der Grundsatz, dass beide Eltern bei einer Scheidung sorgeberechtigt bleiben (§ 1687 BGB). Nur auf Antrag eines Elternteils entscheidet das Familiengericht, ob eine alleinige elterliche Sorge zum Wohl des Kindes ist (§ 1671 Abs.1

BGB). Das Gesetz macht deutlich, dass bei Trennung und Scheidung der Umgang mit beiden Elternteilen grundsätzlich zum Wohl des Kindes ist. »Gleiches gilt für den Umgang mit Personen, zu denen das Kind Bindungen besitzt, wenn ihre Aufrechterhaltung für seine Entwicklung förderlich ist« (§ 1626 Abs. 3 BGB). Gemeint sind alle Bezugspersonen, die im Leben des Kindes bisher eine Rolle gespielt haben wie Geschwister, Großeltern, Pflegeeltern (§ 1685 BGB). Der Gesetzgeber hebt hervor, dass Kinder ein eigenes Recht auf Umgang mit jedem Elternteil haben. Vater und Mutter sind zum Umgang mit dem Kind verpflichtet und berechtigt (§ 1684 Abs. 1 BGB). Während für die Eltern der Pflichtcharakter an die erste Stelle gerückt ist, gibt es für das Kind lediglich ein Recht, aber keine Pflicht zum Umgang mit dem getrennt lebenden Elternteil. Im § 1684 Abs. 2 BGB wird deutlich benannt, dass beide Eltern alles unterlassen sollen, was das Verhältnis zwischen dem Kind und dem anderen Elternteil belastet oder was die Erziehung des Kindes erschwert. A 1 Seite 285

Diese kurze Ausführung zum Sorgerecht soll deutlich machen, wie auch der Gesetzgeber das Verbleiben der gemeinsamen elterlichen Verantwortung nach Trennung und Scheidung hervorhebt und bestehende Bindungen schützt. So wie frühere, in der Kernfamilie entstandene Bindungen und Beziehungen über die Trennung hinaus wirken, setzen sich häufig auch die ursprünglichen Konflikte des Paares auf der Elternebene fort. Eine misslingende Neudefinition der Beziehung zwischen den Eltern und eine als negativ erlebte Beziehung zum Vater sind besondere Risikofaktoren für Trennungskinder. So zeigen Kinder aus hochstrittigen Trennungsfamilien noch nach sechs Jahren Verhaltensauffälligkeiten (Schmidt-Denter 2001). Die überwiegende Zahl der Trennungseltern nimmt jedoch die gemeinsame Elternschaft verantwortungsvoll und kompetent wahr (Proksch 2003).

Immer mehr Trennungseltern nutzen Beratungsangebote freier, kirchlicher und öffentlicher Träger, um sich im Sinne des § 17 KJHG Unterstützung zu holen. Gerade in der ersten Phase der Trennung sind Eltern sehr belastet und suchen professionelle Unterstützung zur Klärung der anstehenden Probleme. Auch in späteren Krisenzeiten – etwa im Zusammenhang mit Wiederverheiratung oder Geburt von Stiefkindern – ist eine kompetente Beratung oder Therapie hilfreich. »Vor allem jedoch sind Beratungsangebote nötig, die es den Eltern ermöglichen, zu einem fairen Umgang miteinander zu finden und so den

Kindern den unbelasteten Kontakt zu beiden Eltern zu ermöglichen. Auch wenn dies nicht in allen Fällen möglich sein wird, gilt es, die elterlichen Kompetenzen nicht nur im Umgang mit dem Kind, sondern auch im Umgang mit dem Ex-Partner zu stärken, um langfristig das Kindeswohl zu sichern« (Walper & Gerhard 2003, S. 116). Solche Konzepte dürfen allerdings nicht statisch verfasst sein, sondern müssen der Entwicklungsdynamik der jeweiligen Trennungsfamilie entsprechen.

Auch mir ist es in meiner Arbeit mit Trennungsfamilien ein besonderes Anliegen, einen Beitrag für den Erhalt der gemeinsamen Erziehungsverantwortung zu leisten. Ich möchte Berater, Therapeuten und Fachkollegen ermuntern, trennungsbetroffene Einzelne, Paare und Familien in dieser schwierigen Lebensphase zu begleiten. Trennungs- und Scheidungsfamilien brauchen Unterstützung, um ihre vielfältigen Ressourcen wahrzunehmen und zu nutzen. Zahlreiche Aufgaben müssen geleistet werden: die äußeren räumlichen Veränderungen, die Umorganisation der Eltern-Kind-Beziehung, die notwendige Erweiterung des Rollenrepertoires, die Aktivierung persönlicher Ressourcen, die Stabilisierung im Selbsterleben und emotionalen Gleichgewicht bis zum Aufbau eines neuen Beziehungs- und Lebenskonzeptes. So wird deutlich, dass die Erwachsenen hinreichend mit der Bewältigung der inneren und äußeren Trennungsfolgen beschäftigt sind. Mein besonderer Respekt gilt den Trennungsfamilien, die das alles, oft genug unter schwierigen persönlichen und ökonomischen Bedingungen, zu leisten haben. Trotz guter Absicht und Bemühungen der Eltern bleiben die Kinder zeitweise oder länger auf der Strecke. Ähnlich wie in anderen familialen Krisen- oder Umbruchzeiten (Krankheit, Arbeitslosigkeit, Tod in der Familie) geraten die Kinder aus dem Blick, da die elterliche Fürsorge eingeschränkt ist. Eltern und BeraterInnen müssen das realistisch betrachten, ohne es zu bewerten oder zu verurteilen. BeraterInnen und Eltern hilft es, informiert zu sein über die psychischen Risiken einer elterlichen Trennung für die Kinder, aber auch zu wissen, dass es Bedingungen und Schutzfaktoren gibt, die die Bewältigung erleichtern. Damit geht der Blick nicht nur in Richtung einer Symptomentwicklung, sondern auch dahin, wie die kindlichen Grundbedürfnisse wieder mehr wahrgenommen werden und welche Unterstützungssysteme hilfreich sein können.

Die in diesem Buch dargestellten Angebote zur Aufarbeitung von

Trennung und Scheidung dienen nicht nur der Bewältigung, sondern auch der Prävention. So können durch eine konstruktive Verarbeitung der Lebenskrise ›Trennung‹ Wiederholungen in der Partnerwahl und in der Gestaltung von Folgebeziehungen schneller erkannt und möglicherweise vermieden werden. Längerfristige Folgen einer unverarbeiteten Trennung (wie auch bei Tod eines geliebten Menschen) können sich bei Erwachsenen in neurotischer oder psychosomatischer Konfliktverarbeitung, bei Kindern in chronifizierten Verhaltensauffälligkeiten niederschlagen und weitreichende Folgen über das Trennungsgeschehen hinaus haben. Eine erfolgreiche psychische Verarbeitung des Trennungsgeschehens und der damit verbundenen Verletzungen erhöht die Chance, neue familiale Beziehungen nach der Trennung erfolgreich zu gestalten. Nur wer sich nach der Scheidung als Person wieder ganz fühlt, kann auch als Vater oder Mutter ganz da sein. So ist die therapeutische Arbeit mit den Erwachsenen auch für die Kinder entlastend und förderlich.

Im Sinne meiner Erfahrungen mit Trennungspaaren und -familien geht es in diesem Buch eher um die ›normalen‹ als um die pathologischen Folgeerscheinungen im Trennungs- und Scheidungsprozess, d.h., es werden weder Trennungen in gewalttätigen, noch in hochstrittigen Beziehungen behandelt. Auch binationale und gleichgeschlechtliche Trennungspaare werden in ihrer Besonderheit nicht ausdrücklich dargestellt. Vieles lässt sich jedoch übertragen. Die juristischen Folgen mögen die Leser an fachkundiger Stelle nachlesen. Hier geht es hauptsächlich um Scheidungs- und Trennungssituationen solcher Ehen und Partnerschaften, in denen die gegenseitige Beziehung für die Partner bedeutungsvoll war und bei denen Kinder mit im Spiel sind.

Diejenigen Leser, die schwerpunktmäßig mit Erwachsenen und Eltern arbeiten, sind oft auf der Suche nach mehr Wissen und Techniken im Umgang mit Kindern. Das Gleiche gilt für diejenigen, die verstärkt mit Kindern arbeiten und den Blick mehr auf das Verstehen und den Umgang mit den Erwachsenen richten wollen.

Die in diesem Buch vorgestellten Formen von Trennungsbegleitung umfassen die Einzel-, Paar- und Familienberatung und die Arbeit mit Trennungsgruppen. Beispiele aus der praktischen Arbeit erweitern das Verständnis. Die konkret dargestellten Interventionen dienen der Anwendung und Erweiterung des eigenen Repertoires. Die Mehrzahl der beschriebenen Interventionen können sowohl im Einzelsetting als auch leicht verändert im Gruppensetting angewendet werden (und umgekehrt). Somit findet der Leser/die Leserin reichhaltig Anregungen für die Praxis. Spezielle Interventionen oder Methoden sind wichtige ergänzende Möglichkeiten, den therapeutischen Prozess zu unterstützen, zu vertiefen oder auch zu erweitern. Sie ersetzen niemals die Basis einer Therapie/Beratung: ein profundes Fachwissen und die Fähigkeit, eine gute, tragfähige therapeutische Beziehung herstellen zu können.

Vom therapeutisch-beraterischen Wissens-, Ausbildungs- und Erfahrungshintergrund her fühle ich mich einem integrativen Ansatz verbunden. Damit meine ich schulenübergreifendes (tiefenpsychologisches, systemisches und familientherapeutisches) Wissen und therapeutisches ›Handwerkszeug‹. Der Einsatz psychodramatischer, imaginativer, körperbezogener und kreativer Techniken bereichert meine Arbeit und findet in diesem Buch ausreichend Raum. Die Aussage von Bodenmann hat mich zusätzlich zu dieser Veröffentlichung bestärkt: »Dagegen stellt man im Anwendungsbereich erstaunlicherweise eine große Lücke bei sekundären Präventionsangeboten für Geschiedene fest. Während es Präventionsprogramme für Kinder, die von der Scheidung ihrer Eltern betroffen sind, gibt (vgl. Fthenakis et al. 1995), fehlen bisher weitgehend wissenschaftlich fundierte Programme für Geschiedene. Bedenkt man die hohen Scheidungsraten in den westlichen Industrieländern und die Tatsache, dass Folgeehen in der Regel eine noch höhere Scheidungswahrscheinlichkeit aufweisen, wird deutlich, wie wichtig solche Initiativen sein könnten« (Bodenmann 2006, S. 163).

In meinen Ausführungen spreche ich grundsätzlich von Trennung und Scheidung; auch, wenn ich nicht immer beide Formen benutze, da die psychologischen Folgen eher ähnlich als unterschiedlich sind. Zum vereinfachten Schreiben und Lesen benutze ich sowohl die männliche als auch die weibliche Schreibweise. Die Begriffe TherapeutInnen und BeraterInnen verwende ich in Zusammenhang dieser Arbeit synonym.

1.1 Scheidung – eine gesellschaftliche Realität

In unserer westlichen Gesellschaft können die Menschen ihren individuellen Lebensentwurf weitgehend selbst gestalten. Diese Chance birgt zugleich das Risiko des Scheiterns in sich (Beck, Beck-Gernsheim

1994). So wird heute Ehe und Familie zwar als emotionaler Schutzraum wertgeschätzt, aber gleichzeitig nicht als zwingende Lebensform angesehen. Mit dem Statusverlust der traditionellen Kernfamilie und der Konkurrenz durch andere alternative Beziehungsformen werden Beziehungen heute schneller beendet als früher. Angestrebt werden individuelles Glück und Intimität in einer gleichwertigen Beziehung. Dazu besteht der Anspruch als Eltern, die Kinder partnerschaftlich zu erziehen und die kindliche Autonomie zu achten. Dieser Wertewandel hin zur partnerschaftlichen Erziehung ist für viele Eltern eine große Herausforderung. So wie Kinder einerseits das Scheidungsrisiko reduzieren, bedeuten sie andererseits eine Belastung für die Partnerschaft, denn die Partnerschaftszufriedenheit verschlechtert sich beim ersten Kind und noch stärker nach der Geburt des zweiten Kindes. Gerade in dieser Zeit passieren erhebliche Veränderungen, die von einer Verringerung von Sexualität und Zärtlichkeit bis zu einer Traditionalisierung der familiären Arbeitsteilung reichen (Heinrichs et al. 2008). Mit höheren Erziehungsanforderungen, anspruchsvollen Beziehungserwartungen und der Bewältigung normativer Entwicklungsaufgaben sowie nicht normative Lebensereignisse sind Paare und Familien in der heutigen Zeit stark gefordert und oft genug überfordert. Zwar verändern Mann und Frau immer wieder ihre Lebensentwürfe und ihre Rollen als Mutter und Vater, auch als Großmutter und Großvater, doch bei all ihrer Flexibilität und Veränderungsbereitschaft geben nur wenige den Mythos einer glücklichen Ehe und Familie auf. »Es ist auch nicht abzusehen, welche Hoffnung an seine Stelle gesetzt werden könnte. Für viele, die sich trennen, liegt deshalb die Deutung nahe, nicht das Ideal einer glücklichen Ehe oder Partnerschaft und nicht das Ideal der Familie, sondern der konkrete Partner sei zu revidieren. Mit einem neuen Partner oder einer neuen Partnerin sei der Wunsch nach einer glücklichen Intimbeziehung und einem glücklichen Familienleben vielleicht doch noch zu erfüllen« (Sieder 2008, S. 18).

In den letzten 50 Jahren ist die Scheidungsrate in allen westlichen Industrienationen kontinuierlich gestiegen. Ein Blick in die Vergangenheit verdeutlicht, dass vor hundert Jahren jede dritte Ehe nicht durch Scheidung, sondern bereits nach zwanzig Jahren durch den Tod eines Ehegatten gelöst wurde. Heute dauert eine Ehe, die im Alter von 25 Jahren geschlossen und nicht geschieden wird, in den europäischen Ländern je nach Sterbeverhältnissen ca. 40–50 Jahre (Höhn 1989). Es ist davon auszugehen, dass sich statistisch die Dauer der Ehe weiterhin verlängern wird. Gleichzeitig ist die Scheidungshäufigkeit auch in Deutschland seit 1988 (seitdem liegen Daten vor) ständig gestiegen (Peuckert 2005, S. 175). Im Jahr 2005 lag das Scheidungsrisiko laut Bundesamt für Statistik in Deutschland bei 54 % (Heinrichs u. a. 2008). International verglichen hält Peuckert eine Dramatisierung der Scheidungszahlen für nicht angebracht, denn in den meisten europäischen Ländern hat sich die Scheidungsrate seit 1970 verdoppelt und verdreifacht. In Großstädten wird bei uns bereits jede zweite Ehe geschieden, die Trennungen in Lebenspartnerschaften nicht mitgerechnet. Dobritz und Gärtner (1998) haben schon damals prognostiziert, dass sich die Scheidungsrate in Deutschland in den folgenden Jahren auf die Verhältnisse der skandinavischen Länder von 40 – 50 % einpendeln wird. Dieses ist eingetroffen und begründet sich im Anstieg der Scheidungsrate in den neuen Bundesländern (seit 1990) in der Zunahme von späten Scheidungen nach 20 Ehejahren, in der größeren Instabilität von Zweit- oder Drittehen, in der gestiegenen Anzahl kinderloser Ehen, in der sogenannten ›Vererbung von Scheidung‹ (Kettenbiografien) und in den internationalen Trends, dass ein einmal verzeichnetes hohes Scheidungsniveau selten wieder absinkt. Andererseits gibt es auch Meinungen, dass sich die steigende Scheidungsneigung wieder abschwächen könnte u. a. dadurch, dass die Eltern-Kind-Beziehung emotionalisierter geworden ist und dass es deswegen den Eltern schwerer fällt, ihren Kindern eine Scheidung zuzumuten.

Die Prognosen der ständigen Steigerung der Scheidungsraten von Dobritz und Gärtner (1998) bestätigen sich nicht ganz, denn laut Statistischem Bundesamt 2016 (https://www.destatis.de) wurden zum Beispiel im Jahr 2016 entgegen der Prognose mit 162 397 Ehescheidungen 0,6 % weniger Paare geschieden als im Vorjahr. Die Ehen hielten durchschnittlich 15 Jahre bis zur Scheidung. Etwa jede sechste Scheidung erfolgte nach mehr als 25 gemeinsamen Jahren. Gut die Hälfte der geschiedenen Paare (50,5 %) hatte minderjährige Kinder. Insgesamt waren knapp 132 000 Kinder unter 18 Jahren betroffen. Die überwiegende Anzahl der Scheidungen wurde weiterhin mit 50,3 % von Frauen eingereicht. Es bleibt langfristig abzuwarten, ob das neue Unterhaltsrecht (geltend seit dem 1. 1. 2008) mit der Schwächung des Ehegattenunterhalts zugunsten des Kindesunterhalts eine Auswirkung auf die Scheidungsrate haben wird. Anders als früher richtet sich jetzt die Unterhaltszahlung des Mannes im Falle einer Trennung nicht mehr nach dem bisherigen Familieneinkommen. Nach dem neuen Recht wird auch berücksichtigt, welchen Beruf die Frau vor der Kinderpause ausgeübt hat, und wie viel sie heute verdienen ›könnte‹. Außerdem müssen heute geschiedene Ehefrauen hinter einer neuen Lebenspartnerin zurückstehen, wenn diese mit dem Ex-Mann kleine Kinder hat und das Geld nicht für alle reicht.

1.2 Entwicklungstendenzen innerhalb der Scheidungsforschung

Mit den gesellschaftlichen Veränderungen und dem Wertewandel hat sich das Verständnis von Ehe und Familie und damit auch von Trennung und Scheidung verändert. Dieses lässt sich gut anhand der veränderten Modelle in der Scheidungsforschung darstellen (Weinmann-Lutz 2006). In der Zeit um den Zweiten Weltkrieg herum wurde Scheidung moralisch und psychologisch als mangelhaft bewertet. Demzufolge wurde in der Scheidungsforschung vorwiegend eine sozialpathologische Perspektive eingenommen und Ursachenforschung betrieben. In den 50er-Jahren nahm man eine mildere Sichtweise ein und sprach vom ›Trauma der geschiedenen Frauen‹. Unter der Prämisse der negativen Folgen einer Scheidung wurden später die Väter und Kinder mit in den Blick genommen. In den 70er-Jahren wurden in den USA die ersten Längsschnittuntersuchungen von Scheidungsfamilien durchgeführt (Wallerstein u. Kelly). Als Wegbereiter für ein moderneres Konzept von Trennung und Scheidung sind Rice & Rice (1986) zu nennen. Sie verlassen das sogenannte Defizit- und Desorganisationsmodell von Scheidung hin zum Reorganisationsmodell. In den letzten Jahren ging es mehr um die langfristigen Anpassungs- und Bewältigungsmuster für die Betroffenen. In der neueren Scheidungsforschung wird Scheidung nicht mehr als ›normwidriges Ereignis‹ oder biografischer Defekt im Leben, sondern als eine mögliche Übergangsphase im Familienentwicklungsprozess verstanden. Es wird weniger eine Defizit- als verstärkt eine Resilienzperspektive eingenommen. Scheidung wird heute prozesshaft und als ein komplexes Geschehen verstanden, als eine Chance zur psychischen und sozialen Reorganisation, in der sich neue Gestaltungsmöglichkeiten ergeben (Fthenakis 1995), aber auch die Möglichkeit des Scheiterns im Sinne einer pathogenen Reaktion möglich ist. Aus der systemischen Perspektive (Schmidt-Denter 1988) löst sich die Familie nicht auf, sondern bildet sich lediglich um, denn die familiären Beziehungen hören nicht auf. Das Motto könnte lauten: »Das Paar kann sich trennen, nicht aber die Eltern« oder »Kinder lassen sich nicht scheiden«. In der modernen Entwicklungspsychologie betrachtet man die Scheidung als ein kritisches Lebensereignis innerhalb der lebenslangen Entwicklung.

In der Praxis ist es selten, dass Scheidungsbetroffene die veränderte Lebenssituation entweder nur als Scheitern und ›biografischen Defekt‹ oder nur als Entwicklungschance begreifen. Beide Aspekte spielen eine große Rolle, und es gilt herauszufinden, welche psychologischen Herausforderungen im Umgang mit Scheitern und welche Anpassungsleistungen im Umgang mit Veränderungen notwendig sind. Besonders Kinder erleben die Scheidung ihrer Eltern selten als Chance für einen Neubeginn, sondern reagieren – besonders am Anfang – mit diversen Belastungssymptomen, die sich je nach Gelingen der Trennungsbewältigung nach zwei Jahren deutlich verändern (Figdor 1991, Schmidt-Denter u. a. 1991, Osthoff 1997, Hetherington 2003).

2. Ausgewählte Ergebnisse der Scheidungsforschung

2.1 Scheidungsrisiken

Heutige, auf Dauer angelegte Zweierbeziehungen sind von hohen Glückserwartungen und gleichzeitig von großer Instabilität geprägt. Während die meisten Paare in der Hoffnung heiraten, lebenslang zusammenzubleiben, tragen sie doch die Trennungsidee als eine reale Möglichkeit in sich. Die Wertschätzung von Ehe und Familie ist jedoch trotz steigender Scheidungszahlen ungebrochen. Subjektiv bedeutsam ist die Qualität der Beziehung. Der emotionale Beziehungscharakter zeichnet sich durch Kommunikationsbereitschaft, Vertrauen, Erotik und Sexualität, gegenseitige Wertschätzung, Unterstützung und Empathie aus. »Gerade weil die Beziehung zum Partner so bedeutsam geworden ist und gerade weil man die Hoffnung auf Erfüllung einer idealen Partnerschaft nicht aufgibt, löst man die gegebene Beziehung – wenn sie konfliktreich und unharmonisch ist – auf. Der zeitgeschichtliche Anstieg der Ehescheidungen ist also kein Zeichen für einen ›Verfall‹ oder eine ›Krise‹ der Ehe, sondern für eine enorme psychische Bedeutung für den Einzelnen« (Nave-Herz u. a. 1990, S. 65). Trennung und Scheidung sind fast schon zu einer neuen sozialen Norm geworden. So bewegen wir uns »von einem Heiratssystem, das von den Individuen verlangte, auch dann verheiratet zu bleiben, wenn sie sich nicht länger liebten, zu einem System, das sie im Grund zur Auflösung ihrer Beziehungen aufforderte, sobald sie nicht mehr im starken Maße emotional beteiligt waren« (Furstenberg 1987, S. 30). Das bedeutet, dass traditionelle Scheidungsgründe wie Gewalt, Sucht, Untreue oder finanzielle Schwierigkeiten rückläufig sind.

Heute oft genannte Trennungsgründe sind Entfremdungsgefühle, unterschiedliche Entwicklungen oder das Gefühl, nicht mehr wertgeschätzt und geliebt zu sein. Die zusammengefassten Forschungsergebnisse (Kröger 2006) machen deutlich, dass eine dauerhaft unglückliche und disharmonische Partnerschaft eine erhebliche Quelle von Belastung für die Kinder und Erwachsenen ist. So gibt es einen Zusammenhang zwischen schlechter Partnerschaftsqualität und einem erhöhten Krankheits- und Depressionsrisiko. Defizite in der Paarkommunikation gelten als eine der Hauptfaktoren für eheliche Unzufriedenheit und späteres Scheitern der Beziehung (Gottmann 1994, Hahlweg 1986). Für die Kinder bedeutet das wiederholte Erleben feindseliger und aggressiver ungelöster Konflikte der Eltern, besonders wenn es um Erziehungsfragen geht, eine enorme Stressbelastung.

Auf der Basis älterer und neuerer Scheidungsforschungen von Bodenmann u. a. (2002), Rosenkranz & Rost (1998) – zusammengefasst in Peuckert (2005) und Heinrichs u. a. (2008) – sowie weiteren im Text genannten Forschern, lassen sich folgende Scheidungsrisiken nennen:

2.1.1 Soziologische Faktoren

- Die steigende Zahl der Ehescheidungen führt zu einer Normalisierung. Eine Scheidung wird immer häufiger zu einer legitimen Form der Konfliktlösung und weniger als Versagen stigmatisiert. Das verstärkt den Aufwärtstrend. Multiple Trennungserfahrungen können bestenfalls zu einer besseren Trennungskompetenz führen. Steigende Scheidungszahlen erleichtern die Chance zur Wiederheirat, da mehr potenzielle Partner zur Verfügung stehen. Das wiederum begünstigt die Beendigung unbefriedigender Beziehungen. Das Bewusstsein der Wahl in und von Beziehungen ist stärker ausgeprägt als früher. Je selbstbestimmter die Wahlmöglichkeit und je vielfältiger die Gestaltungsformen sind, umso unberechenbarer wird die Liebe.
- Nach dem austauschtheoretischen Ansatz werden Beziehungen nur so lange aufrechterhalten, wie sie mehr nutzen als kosten. Als Grundlage dieser inneren Bewertungen zählen die Verhaltensweisen, die jeder im Laufe der alltäglichen Interaktionen zeigt (positive oder negative Verstärker). Fällt die Bilanzierung schlecht aus und gibt es dann verfügbare Alternativen (z. B. attraktivere und erreichbare Partner, bessere Situation als Single) und geringe Barrieren (z. B. keine Kinder, fehlendes Eigentum, finanzielle Unabhängigkeit, fehlender sozialer Druck …), ist die Trennungswahrscheinlichkeit hoch.

- Die Wahrnehmung steigender Scheidungen im Umfeld und in den Medien führt zu einer gewissen Skepsis, was die Stabilität der eigenen Ehe betrifft, und verringert ehefördernde Investitionen wie Kinder oder Erwerb von Eigentum.
- Gemeinsames Wohneigentum und mindestens ein Kind vermindern das Scheidungsrisiko erheblich. Grundsätzlich gelten Kinder in einer Ehe als sogenanntes ›Scheidungserschwernis‹. Je länger die Ehe dauert und je älter die Kinder werden, umso weniger wirkt sich die Kinderzahl auf das Scheidungsrisiko aus. Kommt es zur Trennung, dann eher, weil tief greifende, überdauernde Konflikte unlösbar geworden sind. Kinderlose Ehepaare weisen die höchste Scheidungsrate auf. Dabei sind weniger massive Konflikte für die Trennung ausschlaggebend als eher eine emotionale Verarmung (innere Leere), Langeweile und fehlende gemeinsame Zukunftsperspektiven. Ein differierender Kinderwunsch ist oft der Auslöser für eine spätere Trennung.
- Ehen, in denen die Frau älter als der Mann ist, sowie Früheheh (mindestens ein Partner ist unter 20 Jahre alt) sind besonders scheidungsbetroffen. Frühe Heirat, kombiniert mit junger Elternschaft, ist oft mit mangelnder Reife der Partner und wenig Partnerschaftserfahrungen verbunden und deswegen besonders instabil.
- Späte Eheschließung bedeutet stärkere Individualisierung und weniger Kompromissbereitschaft, besonders bei den Personen, die lange allein gelebt haben. Je länger die Paare vorher zusammenleben, umso mehr Erfahrungen haben sie miteinander und umso geringer ist das Scheidungsrisiko. Dem widerspricht der Wirtschaftsökonom Beck, der sagt, dass Paare, die jahrelang zusammenleben, bevor sie heiraten ein größeres Scheidungsrisiko haben nach dem Motto: »Wer zu lange testet, hat Angst vor der ›Festanstellung Ehe‹. Vielleicht kommt doch noch was Besseres?« (Beck 2008, S. 18)
- Ehen nach einer Dauer von vier Jahren und zunehmend nach einer Zeit ab dem 20. Ehejahr werden öfter geschieden. Für die späten Scheidungen werden als Ursachen eine erhöhte Lebenserwartung, die gestiegene Erwerbstätigkeit von Frauen im mittleren Lebensalter und der Auszug der Kinder aus dem Elternhaus genannt (›Empty-Nest-Syndrom‹). Laut Untersuchungen der Soziologen Hui Liu und Debra Umberson (veröffentlicht im Journal of Health and Social Behavior) nimmt die Bedeutung der gesundheitsför-

dernden Faktoren in Form von weniger Stress und mehr Zufriedenheit in langjährigen Ehen ab (Süddeutsche Zeitung 2008).

- Ehen, in denen die Frau mit erwerbstätig ist, werden signifikant häufiger geschieden als die, in denen die Frau zu Hause bleibt (Zartler, Wilk, Kränzl-Nagl 2007). Erwerbstätige Frauen sind früher und stärker motiviert als Männer, einen für sie unbefriedigend gewordenen Zustand der Paarbeziehung zu verändern und gegebenenfalls zu beenden. Dieses erklärt sich aus dem Statuserwerb und der Karriereorientierung der Frau, den häufigen Konflikten wegen der Erledigung der Hausarbeit und der reduzierten gemeinsamen Zeit.
- Ehen von abhängig Erwerbstätigen sind gefährdeter als die von Unternehmern.
- Konfessionszugehörigkeit, besonders mit einer Kirchenbindung, reduziert das Scheidungsrisiko, d.h., Konfessionslose und Protestanten (gehen weniger in die Kirche und religiöse Werte sind von geringerer Bedeutung) haben ein erhöhtes Scheidungsrisiko.
- In Großstädten ist die Scheidungsrate höher als in ländlichen Regionen.
- Binationale Ehen zwischen einer deutschen Frau und einem ausländischen Mann sind besonders häufig von Scheidung betroffen.
- Ein niedriger sozioökonomischer Status und wenig Bildung erhöhen das Scheidungsrisiko. Ein höheres Bildungsniveau der Frau gefährdet eine Ehe mehr als eine gleichwertige Bildung zwischen Mann und Frau. Karriereorientierte Frauen sind eher dazu geneigt, eine Ehe aufzugeben, wenn sie nicht mehr befriedigend und tragfähig ist. Frauen mit einem höheren Bildungsniveau haben nach de Rose (1992) ein 83% höheres Scheidungsrisiko als Frauen mit niedriger Bildung. Karrierebewusste Frauen und freizeitorientierte Männer sind weniger familienorientiert und damit scheidungsgefährdeter.
- Laut Scheidungsforschung will zu 75 bis 90% in Deutschland nur ein Partner die Scheidung, und zwar überwiegend die Frau (Lutz 2006). Besonders jüngere Frauen fordern in der Ehe mehr Gemeinsamkeit, Mitbestimmung und Autonomie. Sie beanspruchen für sich selbst eine befriedigende sexuelle Beziehung und sehen Sexualität nicht als ihre eheliche Pflicht, wie es die älteren geschiedenen Frauen noch sahen. Männer hingegen sind eher in traditionellen Rollen stecken geblieben und wünschen sich in der Ehe primär eine

Versorgung im Alltag. So entstanden zwischen den Geschlechtern eine Ungleichzeitigkeit in der Entwicklung und folglich auch unterschiedliche Erwartungen an eine glückliche Beziehung. Nach Hassebrauck (2002) legen Männer Wert auf die instrumentelle Seite der Beziehung und wollen sexuelle Zufriedenheit, Versorgung im Alltag und Spaß und Freizeit haben. Frauen betonen zunehmend ihre Autonomie sowie Gleichberechtigung, wollen Kommunikation, emotionalen Austausch, innere Nähe und gegenseitiges Verstehen. Sie sind aufgrund ihrer Sozialisation nach wie vor beziehungsorientierter und -bewusster als Männer. Diese Unterschiede sind zwar nicht neu, Frauen setzen sich jedoch stärker für ihre Bedürfnisse ein, dulden weniger Widersprüche und Kompetenzdefizite beim Partner und in der Kommunikation. Sie sind durch eigene Erwerbstätigkeit unabhängiger und selbstbewusster geworden. Berufstätigkeit bedeutet für Frauen mit Kindern nicht nur mehr Zufriedenheit, sondern auch vermehrter Alltagsstress. Probleme entstehen nach wie vor dadurch, dass Männer sich in der Kinderverantwortung und Haushaltsorganisation zurückhalten. So ist für manche die Familienarbeit stressiger als die Arbeit im Job. Das bedeutet, dass Familie nicht als Rückzugs- und Erholungsraum erlebt wird. Die Schonung findet eher im Beruf statt (Hochschild 2002). Dadurch erhöhen sich die Diskrepanzen in den Erwartungen der Partner, das Konfliktpotenzial wächst – unter anderem auch durch das Aushandeln der Geschlechtsrollen und durch Defizite in der Paarkommunikation.

- Ein entscheidender Stabilitäts-/Instabilitätsfaktor für eine Ehe ist die Einstellung, mit der die Partner in die Ehe gehen (Rahmung/Framing). Paare, die die Ehe als ›unverbrüchliche Institution‹ sehen, Untreue und Scheidung als für sie unvorstellbar erleben, kirchlich getraut sind, mindestens zwei Kinder, den gleichen Geschmack und Lebensstil sowie die gleiche politische Einstellung haben und dazu noch von den Herkunftsfamilien akzeptiert werden, sind besonders scheidungsresistent. Demzufolge sind schwach gerahmte Ehen auch durch eine erhöhte Konfliktanfälligkeit von Anfang an gefährdeter. Allerdings verliert das ursprüngliche Framing mit Auftreten einer starken Ehekrise seine stabilisierende Wirkung. Eine Ehekrise verändert die anfängliche Einstellung einer Unzertrennbarkeit zu einer gedachten Trennungsmöglichkeit, das heißt, es erfolgt eine neue, aktuelle Rahmung (Re-Framing). So kann man sagen, dass der Trend zu immer mehr Scheidungen auch darin begründet ist, dass es immer weniger stark gerahmte Ehen gibt und die Ehekonflikte zunehmen. Je weniger eine Beziehung gerahmt oder institutionalisiert ist, umso früher wird sie bei Unzufriedenheit oder Belastung aufgekündigt.

- Nach den Untersuchungen von Marquardt (2007) trennen sich in USA nicht verheiratete Eltern öfter als verheiratete, sodass drei Viertel der Kinder nicht verheirateter Eltern die Trennung ihrer Eltern bis zum 16. Lebensjahr erleben.
- Wer als Kind die Scheidung seiner Eltern erlebt hat, kann mit einer höheren Wahrscheinlichkeit damit rechnen, selber von Scheidung betroffen zu werden (intergenerationale Scheidungstradierung). Gemäß der Studie von Amato und De Boer (2001) ist das Scheidungsrisiko bei den von Trennung und Scheidung betroffenen Kindern doppelt so hoch wie bei Kindern aus intakten Familien. Bei Jungen ist das Risiko um ein Vierfaches erhöht (Diekmann & Engelhardt 1995). In Ehen, in denen beide Partner die Scheidung ihrer Eltern erlebt haben, potenziert sich das Scheidungsrisiko zusätzlich. »Unsere eigenen Daten zeigen, dass Kinder Geschiedener sich mit etwa 75%ig höherer Wahrscheinlichkeit selbst später scheiden lassen als Menschen aus intakten Familien, und andere, neuere Untersuchungen sind zu ähnlichen Ergebnissen gekommen« … »Ein Hoffnungsschimmer ist bei alledem, dass bei einer Ehe, die die ersten vier bis fünf Jahre überdauert, die Wahrscheinlichkeit einer Scheidung in jedem folgenden Jahr ziemlich gering ist, selbst wenn es sich um Kinder Geschiedener handelt« (Marquardt 2007, S. 208).

2.1.2 Psychologische Faktoren

- Innerhalb der Mehrgenerationen-Familientherapie (Massing u. a. 1992) wird davon ausgegangen, dass Beziehungs- und Ablösungsmuster in der Herkunftsfamilie die spätere Partnerschaft der Kinder entscheidend beeinflussen. Dementsprechend wird auch eine Trennung als eingebunden in die »Familiengeschichte« über mehrere Generationen gesehen. Die Trennung der Eltern ist somit eine Vorerfahrung der eigenen Trennung. Als Grund für die höhere Trennungswahrscheinlichkeit wird zudem angenommen, dass Scheidungskinder später vorsichtiger und misstrauischer eine Partnerschaft angehen. Sie glauben weniger an befriedigende längerfristige Beziehungen. »Kinder aus Scheidungsfamilien wählen oft selbst Trennung als Lösung aus belasteten Partnerschaften« (Brandstetter & Felser 2003). Für die intergenerationale Scheidungstransmission wird somit vor allem ein ungünstiges Geschlechts- und Partnerrollenmodell verantwortlich gemacht. Getrennte und Geschiedene haben wenig positive Beziehungsmodelle in ihrer Herkunftsfamilie erlebt. Auch schätzen Geschiedene ihr Verhältnis zu Vater und Mutter schlechter ein und verlassen tendenziell früh ihr Elternhaus. Forscher vermuten, dass je normaler eine Scheidung definiert wird, umso weniger stark wird das Vermächtnis an die Betroffenen sein.

- Ungelöste äußere und innere Bindungen an die eigenen Eltern spielen eine große Rolle in späteren Ehekrisen und Trennungslösungen. Bezogen auf Frauen fanden Hehl & Priester (1998) heraus, dass Frauen, die sich von ihren Partnern trennen, in ihrer Kindheit oft eine enge Beziehung zum Vater hatten. Sie erlebten, dass die Mutter den Vater nicht mehr mochte. Diese Töchter mussten sehr viel Verantwortung für die Partnerschaft und das Wohl der Eltern übernehmen. Die Forscher folgern weiter, »dass Frauen, die als Mädchen eine Beziehungsspaltung der Eltern miterlebt und Partnerersatzfunktion für den Vater übernommen haben, weniger Vertrauen in eine Partnerschaft zwischen Mann und Frau mitbringen, um Schwierigkeiten der Partnerschaft mit der nötigen Geduld meistern zu können« (Hehl & Priester 1998, S. 86). Die Umkehrung würde heißen, dass Kinder, deren Eltern sich gut verstanden haben, sich schwerer aus einer schlechten Partnerschaft lösen und womöglich Trennung nur passiv erdulden können. Auch Massing u. a. (1992) sehen in einer ungelösten Bindung eines oder beider Partner zur Herkunftsfamilie ein erhöhtes Trennungsrisiko. Durch die Fixierung an die Eltern werden die verinnerlichten Bilder unbewusst auf die späteren Partner übertragen. Wird dieses nicht erkannt und aufgelöst, entstehen für das Paar unverstandene und oft massive Beziehungskonflikte, die Trennungen herbeiführen, aber damit ungelöst bleiben und sich in späteren Beziehungen wiederholen.
- Tiefenpsychologisch erklärt der Kollusionsansatz von Willi störungsanfällige Partnerschaften durch ein hohes Maß an unbewuss-

ten Ängsten, »die durch die partnerschaftliche strukturelle Verflechtung abgewehrt werden sollen und durch ein besonderes Maß an anderweitig nicht zu befriedigenden Bedürfnissen, die durch die Partnerschaft gestillt werden sollen« (Willi 1982, S. 35–36). Als Kollusion bezeichnet er ein geheimes (unbewusst) gebliebenes Zusammenspiel der Partner. Dieses Zusammenspiel wird dann neurotisch, wenn es zu einer unausweichlichen Bezogenheit der Partner führt und keiner die Möglichkeit hat, aus dieser Befangenheit auszusteigen. Das bedeutet, dass die Übernahme von Delegationsaufträgen nicht mehr ich-stabilisierend, sondern ich-einschränkend geworden ist, indem sie beide Partner auf ein definiertes Rollenverhalten festgelegt hat. Dann erstarrt die Beziehung, denn eine Ehe ist kein Status, sondern ein Prozess, der von den Partnern dauernde Anpassungen an wechselnde innere und äußere Gegebenheiten abfordert. Gelingt das nicht, wird die Beziehung langfristig scheitern. Jellouschek geht davon aus, dass Paare sich in ihren unerfüllten Sehnsüchten überfordern und das Scheitern einer Beziehung viel mit unrealistischen Selbsteinschätzungen, utopischen Erwartungen an den anderen und unserer psychischen und existenziellen Begrenztheit zu tun hat.

- Ein weiterer Instabilitätsfaktor in Beziehungen liegt in einem unsicheren Bindungsstil der Partner. Partner mit einer sicheren Partnerschaftsrepräsentation erleben eine enge Beziehung als Quelle der Geborgenheit und sichere Basis. Unsicher Gebundene sind ängstlich-vermeidende, ängstlich-ambivalente und gleichgültig-vermeidende Paare. Destabilisierend wirken in diesen Beziehungskonstellationen: die Begrenzung der emotionalen Selbstöffnung, schwache wechselseitige Bezogenheit und unklare Beziehungsdefinition (ständige Wechsel zwischen positiver und negativer Bewertung der Beziehung). Unsichere Bindungserfahrungen und neurotische Entwicklungsverläufe stehen im Zusammenhang und verstärken das Scheidungsrisiko (Bodenmann 2006, Grossmann u. a. 2002). Hoher Neurotizismus und hohe Psychopathiewerte bilden ein erhebliches Scheidungsrisiko (Heinrichs u. a. 2008).
- Eine grundsätzliche Anforderung und gleichzeitig auch ein Risiko für eine Langzeitbeziehung bestehen darin, Dauerhaftigkeit und Leidenschaft zu vereinbaren. Liebe ist, wenn sie über die Verliebtheitsphase hinaus gelingt, »die Synthese von Fremdheit und Ver-

trautheit, von Erregung und Sicherheit, Intimität und Autonomie« (Bischof 1993, S. 497). Das ist für eine Langzeitbeziehung eine große Herausforderung und wird oft von der einen oder anderen Außenbeziehung begleitet. Interessanterweise sind Außenbeziehungen nicht mehr wie früher ein dominierender Scheidungsfaktor (Bodenmann u. a. 2002, Schneider 1990).

- Aus psychologischer Sicht gilt die Partnerinteraktion, besonders die Paarkommunikation und das Problemlösungsverhalten in alltäglichen Stresssituationen (dyadisches Coping), als bedeutsame Einflussgröße für das Gelingen bzw. für das Scheitern von Partnerschaft (vgl. Bodenmann 2002, 2006, Gottmann 1994, Hahlweg 1986, Thurmaier 1997). Eine partnerschaftliche Kommunikation unter fortlaufendem Alltagsstress wird zunehmend negativ und irgendwann ganz eingestellt, das heißt, Beziehungskonflikte und Alltagsstress können nicht mehr gemeinsam bewältigt werden (dysfunktionales dyadisches Coping). Nach einer Untersuchung von Bodenmann, Bradbury & Maderasz (2002) über die subjektiven Scheidungsursachen aus der Sicht der Betroffenen werden als wichtigste Scheidungsgründe eine unterschiedliche Entwicklung beider Partner, mangelnde Beziehungskompetenzen und enttäuschte Erwartungen genannt. Stress wird als Auslöser und als Scheidungsgrund gesehen. Die Verantwortung für die Kinder erschwert den Trennungsschritt, eine unbefriedigende Sexualität und eine mangelnde Passung erleichtern die Trennungsentscheidung.

(A) 2
Seite 286

2.2 Scheidungsfolgen und Bewältigungsanforderungen für die Erwachsenen

Die Veränderungen und Anpassungsleistungen im Trennungsprozess sind teilweise mit den Bewältigungsanforderungen entwicklungsbedingter Übergänge im Leben eines Menschen vergleichbar. Entwicklungsbedingte, normative Ereignisse und Übergänge wie Schuleintritt, Beginn einer Partnerschaft, Heirat, Geburt des ersten Kindes oder Rentenbeginn sind vorhersehbar, und man kann sich darauf einstellen. Zu den nicht normativen Übergängen rechnet man die Ereignisse, die tendenziell unvorhersehbar und unerwartet sind wie zum Beispiel schwere Erkrankung, Arbeitslosigkeit, früher Tod oder Scheidung. Bei der

Bewältigung normativer und nicht normativer Übergänge greifen wir unbewusst auf bisherige Erfahrungsmuster in unseren Familien über Generationen hinweg zurück. Allerdings sind diese gelernten Bewältigungsmuster durch spätere neue Erfahrungen im Umgang mit unvorhersehbaren Krisen auch veränderbar. Übergänge werden leichter bewältigt, je weniger neues Verhalten erlernt werden muss, je länger die Vorbereitungszeit ist und je weniger Hindernisse es durch das Umfeld gibt.

Weinmann-Lutz (2006, S. 197) beschreibt die an den Übergängen beteiligten Veränderungen und Strukturen folgendermaßen:

- Restrukturierung des Selbstwertgefühls
- Veränderung des subjektiven Selbst- und Fremdbildes
- Affektregulierung (Übergänge implizieren ein Risiko für unzureichende Affektkontrolle und eine höhere Wahrscheinlichkeit dafür, dass intime Beziehungen negativ verändert sind)
- Restrukturierung personaler Kompetenzen (neue Strategien, Fertigkeiten und Verhaltensmuster müssen erworben werden, um neue Probleme zu lösen)
- Reorganisation von Rollen (Hinzukommen oder Wegfall; Neudefinition oder Bedeutungswechsel bereits existierender Rollen)
- Reorganisation von Beziehungen.

Viele der oben genannten Bewältigungsanforderungen lassen sich auf die Trennungs- und Scheidungssituation übertragen, einiges bleibt jedoch offen. So fehlt den Scheidungen die Synchronizität, da die Veränderungen für die Betroffenen nicht zur gleichen Zeit passieren. Gemeint ist, dass in Scheidungsfamilien das Trennungsinteresse und der emotionale Verarbeitungsprozess ungleich verteilt sind. Selten wollen Paare ihre Beziehung zum gleichen Zeitpunkt beenden. Außerdem bestehen zusätzlich zu allen Anforderungen gegensätzliche Bedürfnisse beim Trennungspaar und in der Trennungsfamilie. Während die Kinder in und nach der Trennung ihre Beziehung zu beiden Eltern aufrechterhalten wollen, sind die Erwachsenen darauf bedacht, ihre bisherige Kommunikation auf ein Minimum zu beschränken. Gerade an diesem Punkt sind Trennungspaare mit Kindern stärker gefordert als kinderlose Paare, da sie sich aus der Paarbeziehung verabschieden müssen und als Eltern über die Kinder weiterhin verbunden bleiben.

Die Bewältigung des inneren und äußeren Trennungsgeschehens ist sehr individuell und hängt entscheidend von dem vorhandenen Potenzial an Ressourcen ab. Dazu zählen persönliche Ressourcen wie körperliche und psychische Stabilität, Selbstsicherheit, Resilienz, positive Bindungserfahrungen, Bildung, die Verfügbarkeit von Copingstrategien und Erfahrungen von gelungenen Übergängen. Familiäre Ressourcen sind Kommunikationsfähigkeiten, Handhabung von Regeln und Strukturen, gegenseitige Unterstützung, finanzielle Sicherheiten sowie außerfamiliäre Hilfs- und Unterstützungssysteme (Freunde, Nachbarschaft, Beratungsstellen, weitere Institutionen) (Fthenakis 1999). Betrachtet man Trennung und Scheidung im Sinne des oben genannten Modells, ist die Reorganisation von Beziehungen eine zentrale Aufgabe. Die Paarbeziehung verändert sich von der Gefühlsorientierung und Intimität zur Sach- und Problemlösungsebene. Die Eltern-Kind-Beziehung muss neu strukturiert werden, und verwandtschaftliche sowie freundschaftliche Beziehungen wandeln sich. Weiterhin verändern sich bereits existierende Rollen, und neue Rollenanforderungen kommen hinzu. Mütter müssen oft lernen, mehr Regeln und Grenzen zu setzen, während Väter sich zeitlich begrenzt, aber umfänglicher und alltagstauglich um die Kinder kümmern lernen müssen. Das, was das Paar an Aufgaben und Kompetenzen aneinander delegiert hat, muss nun zurückgenommen werden. Das bedeutet für alle Beteiligten, neue Fertigkeiten zu erlernen (z. B. Haushaltsführung, Steuererklärung, handwerkliches Tun …). Man kann bei Scheidung nicht von einer generellen Auflösung der Familie als Sozialsystem sprechen, denn es entstehen vielmehr meist eine neue Familie, »etwa die Vater- oder Mutterfamilie als Einelternfamilie, sowie nicht eheliche oder wiederverheiratete Stieffamilien in unterschiedlichsten Zusammensetzungen als Fortsetzungsfamilien« (Balloff 1996, S. 35).

Eine zentrale psychische Herausforderung ist die Veränderung der eigenen Selbst- und Weltsicht. Da im Verlauf einer Scheidung notwendigerweise die Frage nach der persönlichen Identität und der eigenen Beziehungsfähigkeit gestellt wird, ist es schwerer, eine Scheidung in die eigene Biografie und in das eigene Selbstkonzept zu integrieren als andere Lebensereignisse. Die gemeinsame Lebens- und Zukunftsplanung muss umgewandelt werden in eine eigene Zukunftsvision. Ist es im Laufe des Trennungsprozesses möglich, die gemeinsame Beziehungsvergangenheit nicht nur unter der Perspektive des späteren Scheiterns, sondern auch als persönlichen Zuwachs zu sehen, gelingt die Neuorientierung leichter. So unterschiedlich die Ressourcen der Trennungsbetroffenen und so individuell die Verarbeitung der Trennungssituation auch ist, so lassen sich doch viele Gemeinsamkeiten auffinden und beschreiben. Scheidung ist juristisch gesehen zwar ein punktuelles Ereignis, tatsächlich ist es jedoch ein Geschehen, das auf der emotionalen, interpersonalen, sozialen und wirtschaftlichen Ebene mehrere Jahre dauert. Dazu werden einige ausgewählte Forschungsergebnisse dargestellt:

Zeitlicher Verlauf

Betrachtet man den Scheidungsverlauf prozesshaft, zeigen sich die ausgeprägtesten Belastungen in den ersten Monaten und Jahren nach der Scheidung. Besonders die Zeit unmittelbar vor und nach der räumlichen Trennung erleben Trennungsbetroffene verstärkt konflikthaft und belastend. Nach einer Phase der inneren und äußeren Desorganisation muss der Übergang gestaltet werden. Nach zwei bis vier Jahren (Phase der Re-Stabilisierung) haben die meisten Trennungsfamilien ein neues inneres und äußeres Gleichgewicht gefunden (Figdor 1991, Fthenakis 1995, Schmidt-Denter u. a. 1991, Osthoff 1997, Hetherington 2003). Bei manchen Paaren dauert die psychische Ablösung jedoch länger – manchmal ohne absehbares Ende. Diese Ungelöstheit steht häufig in Zusammenhang mit einer weiterbestehenden positiven Bindung, Versöhnungswünschen oder Abhängigkeiten, oder aber im Zusammenhang mit Hassbindungen, was sich besonders in anhaltenden persönlichen oder juristischen Konflikten manifestiert. Grundsätzlich ist das Ausmaß an Stress und Belastung für Frauen und Männer gleich hoch, wenngleich sich Unterschiede im Trennungsverlauf zeigen. So beschreiben Frauen die Zeit vor der Entscheidung, also die Ambivalenzphase und den Trennungsmoment als die schwierigste. Nach und nach verbessert sich ihr Befinden, sodass auch positive Aspekte der Trennung wahrgenommen werden. Männern fällt es meist schwerer, das Ende ihrer Ehe zu akzeptieren. Sie entwickeln direkt nach der Trennung die größten psychischen und körperlichen Probleme. Weinmann-Lutz (2006) weist darauf hin, dass einige Studienergebnisse zeigen, dass Männer länger unter anhaltenden negativen Gefühlen leiden als Frauen. Hetherington/Kelly (2002) fanden ausdrücklich positive Scheidungsfolgen bei Frauen.

Krankheitsanfälligkeit

Geschiedene zeigen eine erhöhte Anfälligkeit, körperlich und psychisch zu erkranken, besonders an Depressionen (Riehl-Emde 1992). Es konnte allerdings nicht eindeutig herausgefunden werden, ob die Krankheitsanfälligkeit schon vor der Scheidung bestanden hat oder eine Folgeerscheinung ist. Die erhöhte Depressivität bei Müttern erklärt sich durch Belastungen wie mangelnde finanzielle Ressourcen, alleiniges Zusammenleben mit den Kindern und mangelnde emotionale Unterstützung. Nicht die Tatsache der Scheidung an sich, sondern die zu bewältigenden Belastungen und Wiederanpassung bewirken in erster Linie die depressive Reaktion. Im Zusammenhang damit können Angstzustände, negative Veränderungen des Selbstbildes, Verschlechterung der allgemeinen Befindlichkeit bis hin zu Suizidgedanken auftreten. Gefühle der Einsamkeit, des Zweifels, der Angst, des Scheiterns sowie Schuld- und Hassgefühle müssen verarbeitet werden. Neben dem Verlusterlebnis selbst muss die Verantwortung für die Folgen der Trennung übernommen werden. Das alles bedeutet erhöhten Stress und eine Hemmung der Abwehr bei Infektionen und Krankheiten. Das gilt besonders für ältere Frauen, die lange verheiratet waren und viel eigenes sowie ihre Berufstätigkeit aufgegeben haben. Aber auch jüngere Frauen, die nicht auf ausreichende Kinderbetreuungsmöglichkeiten und andere Ressourcen zurückgreifen können, sind phasenweise hoch belastet.

Trennungsinitiative und Vorbereitungszeit

Die Art, wie die Trennung passiert, das heißt, ob man selber die Trennung initiiert oder nicht, hat Einfluss auf die Bewältigung. Grundsätzlich bedeutet eine Scheidung eine drastische Lebensveränderung (Lebenskrise) und fordert enorme Anpassungsleistungen von allen Betroffenen. Kommt die Trennungsentscheidung ›wie aus heiterem Himmel‹ und gibt es keine Chance zur Revidierung, kann es bei den Betroffenen zu traumatischen Reaktionen und zu einer Suizidgefährdung kommen. Es entsteht das Gefühl, die Kontrolle über das eigene Leben zu verlieren. Besonders Männer leiden darunter, keine Mitentscheidung gehabt zu haben und vor vollendete Tatsache gestellt zu werden. Grundsätzlich gilt, dass es bei überraschenden, nicht angekündigten und nicht selbst initiierten Trennungen schwieriger ist, die Trennung zu akzeptieren und zu bewältigen (Weinmann-Lutz 2006).

Ökonomische Situation

Für Frauen und Männer bedeutet Scheidung große finanzielle Einschränkungen, zwei Familienhaushalte und oft mehrere Umzüge. Frauen müssen meistens noch mehr Verantwortung für die Kinder übernehmen und sind extrem belastet. Die ökonomische Situation von Frauen verbessert sich nur langsam und am stärksten durch Wiederheirat.

Gleich verteilte Aufgaben

Weiter zeigt sich, dass Partner, die vor der Trennung gleich verteilte Aufgaben im Haushalt, in der Berufsarbeit und bei den sozialen Kontakten hatten, weniger belastet sind, da sie autonomer sind und Trennung positiver (wie ein wahrscheinlich eintreffendes Lebensereignis) bewerten. Für Frauen, die wegen der Kinder ihre Berufstätigkeit aufgegeben haben, ist es oft sehr schwierig und manchmal unmöglich, einen beruflichen Wiedereinstieg zu finden. Wenn sie es schaffen, ist es eine wichtige Ressource für ihr Selbstvertrauen und für die Bewältigung der Trennungsfolgen.

Ehedauer

Eine Scheidung nach einer kurzen Ehe wird grundsätzlich besser und schneller bewältigt. Die nachträgliche Bewertung der Trennung hat Einfluss auf die Art und Weise der Bewältigung. So ist es schwieriger, eine als gut erlebte Ehe aufgeben zu müssen als eine schlechte.

Unterstützungssysteme

Die Unterstützung durch ein dichtes soziales Netz im Scheidungsalltag ist am wirksamsten, wenn die Entscheidung zur Trennung/Scheidung gebilligt wird. Billigt die Herkunftsfamilie die Scheidung nicht oder/und entstehen finanzielle Abhängigkeiten, steigt die Belastung. Grundsätzlich sind familiale und außerfamiliale Unterstützungssysteme von großem Wert.

Geschiedene Väter

Nach einer Untersuchung von Decurtins u.a. (1997) bewerten geschiedene Väter die Qualität der Beziehung zu ihrem Kind besser als verheiratete Väter. Grundsätzlich gaben geschiedene Väter (ohne neue Partnerschaft) signifikant häufiger als verheiratete Väter an, die Verantwortung für die Kinder auch allein tragen zu wollen. Geschiedene Väter leiden heute stärker an den reduzierten Kontakten zu ihren Kindern als früher. Sie haben ein erhöhtes Suizidrisiko und geben auch noch nach einigen Jahren der Scheidung mehr körperliche und psychische Störungen an als verheiratete Väter. Eine neue Partnerschaft verbessert die Befindlichkeit und Zufriedenheit mit der Trennungssituation, auch weil das soziale Netz und die Unterstützung dadurch größer sind. Damit hilft eine neue Partnerin dem Mann, die Scheidung besser durchzustehen, den Kindern hilft es jedoch weniger, da geschiedene Väter in neuer Partnerschaft die Tendenz haben, weniger Verantwortung für sie zu übernehmen (Kölling 1997).

Geschiedene Erwachsene und ihre Eltern

Mit steigenden Scheidungszahlen werden immer mehr Eltern mit der Scheidung ihrer erwachsenen Kinder konfrontiert. Für die Väter und deren Eltern betont Moch (1996), dass die Kinder (Enkel) in der Beziehung zwischen dem geschiedenen Vater und seinen Eltern eine wesentliche Rolle spielen. Wie die Praxis zeigt, trifft das auch heute noch zu. Zum einen erleichtern die Eltern dem geschiedenen Vater den Umgang mit seinen Kindern, indem sie ihm Betreuungs- und Versorgungsaufgaben abnehmen, und zum anderen dadurch, dass sie finanzielle und/oder räumliche Mittel anbieten. In der Regel erleben die Großeltern ihre Enkel (ungeachtet der Scheidung) als Nachkommen. Sie sind dann hilfreich für die Kinder, wenn sie nicht Partei für einen Elternteil ergreifen und die Kinder gegen den anderen negativ beeinflussen. Außerdem können sie positives Vorbild für Ehe- und Familienleben sein und den Kindern (und Erwachsenen) helfen, Verlustgefühle zu mindern. So vermitteln sie ein Gefühl von Sicherheit und Beständigkeit. »Es wird davon ausgegangen, dass das Wohlergehen der von Scheidung betroffenen Kinder entscheidend von Art und Qualität der Einbindung der geschiedenen Eltern in einen generationsübergreifenden Beziehungskontext abhängt. Zufriedenheit und Entwicklungsfähigkeit in den Beziehungen zur eigenen Herkunftsfamilie werden als wesentliche Grundlagen für die Erziehungsfähigkeit geschiedener Eltern gesehen« (Moch 1996, S. 268–269). Geschiedene Mütter erfahren während einer Trennung weitgehend eine Stärkung der Beziehung zu den eigenen Eltern. Dies gilt besonders dann, wenn minderjährige Kinder zu versorgen sind. Im Gegensatz dazu zeigt sich bei den Vätern ein eher widersprüchliches Bild in Bezug auf elterliche Kontakte und Hilfeleistungen. Hinsichtlich des Kontaktes zu den Enkeln befinden sich die Großeltern väterlicherseits eher in einer ›defensiven‹ Lage. Moch beschreibt für die geschiedenen Väter je nach der Art der Herkunftsfamilie unterschiedliche Beziehungsqualitäten im Erleben der elterlichen Unterstützung:

Geschiedene Väter und ihr Erleben elterlicher Unterstützung

»Ein Zufluchtsort, wenn alles von außen einstürzt« – Rückzug in die Herkunftsfamilie

Elterliche Unterstützung für den geschiedenen Vater ist besonders hoch, wenn es einen engen Familienzusammenhalt (gepaart mit normativen Erwartungen) gibt. Dieser Rückzug in die Herkunftsfamilie kann zwar als hilfreich erlebt werden, erschwert jedoch die Entwicklung einer von der Herkunftsfamilie abgegrenzten ›Nachscheidungsfamilie‹. Das wiederum kann hinsichtlich der Enkelkontakte zu Konflikten mit der Ex-Schwiegertochter führen.

»Es liegen immer noch Welten zwischen uns« – Abgrenzung von der Herkunftsfamilie

Ist die Sozialisation des geschiedenen Vaters in seiner Herkunftsfamilie sehr leistungsorientiert, haben sich diese Väter und ihre Eltern oft zunehmend voneinander entfernt. Diese zentrifugale Entwicklung wird durch die Scheidung nicht verändert, sondern eher noch verstärkt. Der Sohn geht eine neue Partnerschaft ein, engagiert sich aber trotzdem für die Beziehung zu seinen Kindern, während er gegenüber seinen Eltern eine deutliche Grenze zieht. Diese Konstellation gestattet beiden Generationen einerseits größere Freiräume zur individuellen Lebensgestaltung, erschwert aber andererseits die Übermittlung familialer Ressourcen von den Großeltern an die Enkelgeneration.

»Meine Eltern, das ist so eine Sozialstation« – Herkunftsfamilie als Ressource

In diesem Herkunftssystem hat der geschiedene Vater erfahren, dass seine individuellen Entscheidungen akzeptiert werden. Sohn und Eltern verstehen die Herkunftsfamilie als Ressource, die den von der Scheidung betroffenen minderjährigen Kindern (Enkeln) unabhängig davon, bei wem sie wohnen, zugute kommen soll. Der ehemaligen Schwiegerfamilie werden Offenheit und positive Emotionen entgegengebracht. Beides unterstützt den geschiedenen Vater in seiner individuellen Gestaltung der Beziehungen zu seinen Kindern.

»Wie wenn das Fremde wären« – Verstrickung mit der Herkunftsfamilie

Innerhalb einer traditionellen, streng normorientierten Herkunftsfamilie haben Familienkonflikte schon früh zu einer Belastung der Generationenbeziehung geführt. So kann es dazu kommen, dass sich die Eltern nach der Scheidung von ihrem Sohn distanzieren, sich aber gleichzeitig darum bemühen, die Beziehung zu ihren Enkeln aufrechtzuerhalten. Indem der Sohn dieses Verhalten als Ausgrenzung deutet, fördert es nicht nur seine Distanz zu den Eltern, sondern indirekt auch die Entfernung zu seinen Kindern.

Zusammenfassend bedeutet das für die intergenerationalen Scheidungsfolgen für Väter und deren Kinder, dass es auf die familiäre Beziehungsdynamik und Tradierung in der Herkunftsfamilie ankommt, wie viel positive Beziehungsfortsetzung es gibt bzw. es nicht gibt. »Im Vergleich der analysierten Deutungsmuster erweist sich diejenige Rekonstruktion für die generationsübergreifenden Beziehungen am förderlichsten, in welcher die Beteiligten ihre Familienbeziehungen als freiwillig und offen und zugleich als emotional nah und vertraut interpretieren. Sowohl die Festlegung auf normative Vorgaben als auch der Rückblick auf einen misslungenen Ablösungsprozess erhöhen die Wahrscheinlichkeit eines Bruchs in der Drei-Generationen-Beziehung« (Moch 1996, S. 282).

Wertekonflikt

Trennung und Scheidung sind mit existenziellen unausweichlichen Schuldgefühlen verbunden. Gerade wenn ein Paar Kinder hat, entsteht die Frage, ob den Kindern die Trennung oder Scheidung zugemutet werden darf, denn eine moralisch-ethische Forderung an die Eltern lautet, nur das Beste für die eigenen Kinder zu tun. Getrennte Eltern sind mit Gefühlen des Versagens, des Scheiterns, mit Scham- und Schuldgefühlen konfrontiert. Moralisch-ethische Konflikte können besondere Bitterkeit erzeugen, weil hochgehaltene Werte verletzt gesehen werden. Wertekonflikte können sich verschärfen, wenn das Paar oder einer der Partner einer Religionsgemeinschaft angehört, welche Trennung und Scheidung verurteilt (Sieder 2008). In der Regel werden Paare durch eine Scheidung polarisiert. Da eine Ehe meistens mit einem hohen Wert verbunden wird, erzeugt eine Scheidung ein Sinnproblem. »Weil die meisten Menschen, die heiraten, davon überzeugt sind, dass ihre Ehe Bestand haben wird, werden sie mit einem schwierigen Deutungsproblem konfrontiert, wenn sie erklären wollen und müssen, warum ihre Ehe endet. Um dieses Problem zu lösen, revidieren sie Bedeutungen, die sie zuvor ihrer Ehe zugeschrieben haben. Dann sind Ehepartner, die sich scheiden lassen wollen, plötzlich davon überzeugt, dass ihre Ehe von Anfang an keine ›richtige‹ Ehe war; deshalb müssen ihnen Bemühungen, über eine Scheidung zu verhandeln, als absurd erscheinen. Hingegen glauben Partner, die nicht Initiatoren der Scheidung sind, plötzlich, sie seien getäuscht worden. Deshalb erscheinen Bemühungen, über eine Scheidung zu verhandeln, als ziemlich sinnlos« (von J. Hoppers zitiert in Marquardt 2007, S. 198).

2.3 Scheidungsfolgen und Bewältigungsanforderungen für die Kinder

»Meine Mutter sagt, dass es früher auch ein paar normale Papas gab. Die kamen nach Hause, guckten Fernsehen und tranken Bier. Solche Väter gibt's, glaub' ich, nicht mehr. Du kannst zum Beispiel einen Vater haben, der nicht dein Vater ist. Oder einen Vater, der zwar dein Vater ist, aber woanders wohnt. Oder einen Vater, den es zwar gibt, aber du hast keine Ahnung wo. Oder einen Vater, den du nicht kennst. Oder einen Vater, den du zwar kennst, zu dem du aber nicht Papa sagst, weil du zu dem Mann deiner Mutter Papa sagst. Oder einen Vater, zu dem du Papa sagst, obwohl er nicht der Mann deiner Mutter ist. Oder einen Vater, von dem du weißt, wo er ist, zu dem du aber nicht hin darfst…« (Kuijer 2006, S. 20–21 in Auszügen)

Sowohl Experten wie auch Laien sind überwiegend der Auffassung, dass Kinder durch eine Trennung auf jeden Fall zumindest kurzfristig Schaden nehmen. Sander (2006) stellt fest, dass der Großteil der von ihr angeführten Untersuchungen aus den Jahren 1983–1991 durchschnittlich ungünstige Effekte von Ehescheidung auf die Entwicklung der Betroffenen aufweisen. Das bezieht sich zum Beispiel auf den Ausbildungsstand junger Erwachsener (Krein, S. 1986), auf die Schulleistung von Kindern (J. Guidibaldi, H.K. Clemenshaw, J.D. Perry & C.S. Mc Claughin, 1983), auf das Wohlbefinden und das Selbstwertgefühl sowie auf das soziale Verhalten.

Walper (2003) und Lehmkuhl (1991) gehen davon aus, dass das

nicht zwangsläufig der Fall sein muss. Nach Walper (2003) entsprechen die bisherigen deutschen Scheidungsstudien den amerikanischen Einschätzungen, dass die Trennung der Eltern für die Entwicklung der Kinder keine schlimmen Nachteile bringt und dass kein einheitliches Muster von Scheidungsfolgen für Kinder zu finden ist. Wenn es problematische Entwicklungen gibt, dann in den ersten zwei bis drei Jahren nach der Trennung, die danach deutlich nachlassen. Daraus ist zu sehen, dass sich Scheidungskinder auf längere Sicht stabilisieren und in der Regel keine langfristigen Schäden davontragen. »Es zeigte sich, dass die psychische Entwicklung eines Kindes nach der Trennung/Scheidung seiner Eltern vor allem von der Qualität seiner Beziehung zu einer konstanten Bezugsperson abhängt. Im Besonderen sind von diesem Faktor Kinder bis zum Schuleintritt betroffen. Das Alter spielt im Hinblick auf die besondere Störanfälligkeit und Empfindlichkeit eine Rolle. Für ältere Kinder und Jugendliche ist es wichtig, wie gut und stabil ihre Beziehung zu einer Bezugsperson im Kleinkindalter war. Sogenannte typische Scheidungsfolgen sind in den von uns untersuchten Familien nicht erkennbar« (Lehmkuhl 1991, S. 5). Diese Forscher folgern, dass bezüglich der Scheidungsfolgen die alte Broken-Home-Sicht nicht aufrechterhalten werden kann, da die Langzeitfolgen für die überwiegende Zahl der Scheidungskinder nicht traumatisierend sind. Es gibt sogar Untersuchungsergebnisse, die positive Effekte insofern nachweisen konnten, dass manche Scheidungskinder sozial kompetenter und weniger sozial auffällig sind als Kinder aus Zweielternfamilien (Gutschmidt 1986). Nicht alle Scheidungsforscher teilen diese optimistische Sicht. Untersuchungen von Wallerstein & Blakeslee (1989) und Marquardt (2007) entwerfen ein negativeres Bild, was die Langzeitwirkungen der elterlichen Scheidung auf die Kinder angeht. Besonders für Kinder hochstrittiger Eltern, die ihre Konflikte offen und feindselig austragen, bedeutet die Trennung zunächst Entlastung. Meistens gehen jedoch bei diesen Paaren die Streitigkeiten nach der Trennung weiter und schädigen die Entwicklung der Kinder und deren Beziehung zu den Eltern mehr als die Trennung selbst. In der bisherigen Scheidungsforschung über die kurzfristigen und langfristigen Auswirkungen der Scheidung der Eltern auf die Entwicklung von Kindern zeichnen sich folgende Tendenzen ab:

- Entwicklungsverläufe von Scheidungskindern hängen von vielen individuellen Faktoren ab wie Entwicklungsstand und Bindungs-

verhalten, Alter, Konstitution und psychische Stabilität, kognitive und soziale Kompetenzen sowie bisherige Anpassungs- und Bewältigungsmuster bei normativen Übergängen. Die Qualität der Beziehung des Kindes zu seinen Eltern vor und nach der Trennung sowie die Möglichkeiten der Eltern, die äußere und innere Trennung zu bewältigen und in der Erziehung zu kooperieren, haben entscheidende Bedeutung für die weitere kindliche Entwicklung (Schmidt-Denter & Beelmann 1997). Auch die sozioökonomische Situation der Fortsetzungsfamilien und die zur Verfügung stehenden Ressourcen spielen für die Entwicklungschancen von Trennungskindern eine Rolle.
- Vorübergehende Störanfälligkeiten der Kindes und Jugendlichen sind normal und vorhersehbar.
- Problematische Entwicklungen in der Zeit vor und nach der Trennung lassen mit den Jahren deutlich nach. Scheidungskinder stabilisieren sich auf längere Sicht und tragen in der Regel keine langfristigen Schäden davon (Hetherington & Kelly 2003, Walper 2003, Lehmkuhl 1988/1991, Schmidt-Denter 2001, Fthenakis 1997). Im Weiteren werden einige wichtige Anforderungen und Bewältigungsfaktoren für Scheidungskinder beschrieben:

2.3.1 Bisherige Entwicklungserfahrungen des Kindes

Bauers (1997) weist darauf hin, dass die Vorerfahrungen eines Scheidungskindes, wie seine Entwicklung bis zum Zeitpunkt der Scheidung verlaufen ist, wesentlich mit darüber entscheidet, ob das Erlebnis der Scheidung – also Trennung und Verlust – traumatisch erlebt wird und wie die Nachscheidungsphase verarbeitet werden kann. In allen Entwicklungsphasen muss das Kind lernen, Grundkonflikte zu lösen, bei denen es immer auch um Trennungen und Auflösungen von (intrapsychischen) Bindungen geht. Erst dann sind neue Bindungen auf einer höheren Ebene möglich:

- Der Säugling muss sich aus der Dualunion mit der Mutter lösen und erreicht so allmählich die Differenzierung von Subjekt und Objekt.
- In der Trennungs- und Individuationsphase muss sich das Kind aus der absoluten Abhängigkeit zur Mutter lösen, um eine autonome

Entwicklung beginnen zu können. Das heißt, es hat nun die schwierige Aufgabe, Bindungen einzugehen und gleichzeitig selbstständig zu bleiben.

- In der dritten, der ödipalen Phase muss es sich endgültig von einer ausschließlichen dyadischen Beziehung zugunsten einer Dreierbeziehung verabschieden. Dieser Entwicklungsschritt bietet neue Möglichkeiten der Befriedigung und trägt zur Entwicklung einer reifen Objektliebe bei.
- In der Latenzzeit lernt das Kind, seine Interessen über den engen Familienrahmen hinaus zu richten und seine Abhängigkeit von der Primärgruppe zu lockern. Damit wird es selbstständiger und entwickelt soziale Kompetenzen in der Gruppe der Gleichaltrigen.
- Schließlich muss der Jugendliche in der Adoleszenz die Trennung von seinen infantilen Bindungen an seine Eltern bewältigen. Damit ist er auf dem Weg zur eigenen Identitätsfindung und zu einer reifen, heterosexuellen oder homosexuellen Bindung an einen Partner seiner Generation (Mentzos 1994).

Je nachdem, wie das Kind bisherige Entwicklungsschritte vor der Trennung der Eltern bewältigen konnte und wie es im Trennungsprozess der Eltern mehr oder weniger gestört/ungestört seine psychischen Entwicklungsaufgaben weiter lösen kann, entscheidet nicht unerheblich über seine weitere Entwicklung. Bauers definiert den zentralen intrapsychischen Konflikt des Scheidungskindes als »den Konflikt zwischen Wünschen nach einer überwiegend liebevollen, sicherheitsgebenden Objektbindung, die auch entwicklungsangemessene Befriedigung von Triebbedürfnissen ermöglicht, und Wünschen nach Autonomie, Selbstbehauptung und Selbstverwirklichung« (Bauers 1997, S. 59).

Hierbei spielen das Verhalten der Eltern und die Hilfe, die sie ihrem Kind bei der Angst- und Konfliktbewältigung geben können, eine entscheidende Rolle. Wichtig ist, dass die Eltern sich um die Kinder kümmern, sich selber Unterstützung holen und ein Netz von Helfern mobilisieren können. Trennungseltern und auch Berater sollten nicht nur darauf lauern, ob sich beim Kind Symptome zeigen, sondern viel mehr darauf achten, ob die Bedürfnisse und die Entwicklungsaufgaben des Kindes wahrgenommen und beantwortet werden. Auch Kinder, die nicht von einer Trennung ihrer Eltern betroffen sind, müssen sich neben ihren ureigensten Entwicklungsaufgaben mit Problemen und Schicksalsschlägen auseinandersetzen und können nicht mit perfekten Eltern rechnen.

2.3.2 Alter und Geschlecht

Das Maß der Belastungsfolgen für Scheidungskinder ist zu einem großen Anteil vom Alter der Kinder abhängig. Die wichtigsten altersspezifischen Folgen (Schmidt-Denter & Beelmann 1997, Fthenakis 1995, Bauers 1997, Wallerstein u. a. 2002, Hetherington & Kelly 1980):

- **Kleinkinder (1 – 3 Jahre)**

Kleinkinder sind in besonderer Weise darauf angewiesen, mit ihrer Umgebung in Kontakt zu treten und sich allmählich als eine eigenständige Person wahrzunehmen. Psychische Sicherheit eines Kindes wird u. a. durch Kommunikation und Feinfühligkeit der Bindungsperson erreicht (sichere Bindungsorganisation). Nach Bowlby (1997) ist für die Entwicklung einer widerstandsfähigen Persönlichkeit die kontinuierliche und emotionale Verfügbarkeit der Eltern Voraussetzung (vgl 3.2, S. 55). Kleinkinder reagieren auf Trennung häufig irritiert und weinerlich, wenn die Kontakte mit dem abwesenden Elternteil zu lange unterbrochen werden. Ist ein Elternteil plötzlich und zu lange aus der Umgebung des Kindes abwesend, erlebt es das Kind als Beziehungsabbruch und ist zutiefst verunsichert in seinem Bedürfnis, eine stabile Umwelt zu erfahren. Je jünger die Kinder bei der Scheidung sind, umso weniger können sie die Motive und Emotionen ihrer Eltern sowie die eigene Rolle im Trennungsprozess verstehen. Das größte Risiko bei sehr kleinen Kindern ist, dass die Eltern aufgrund ihrer eigenen Belastungen die Bedürfnisse des Kindes nicht wahrnehmen und angemessen beantworten. Indem das Kind durch die Trennung den Vater zudem als triangulierendes Objekt verliert, kann die Loslösung von der Mutter erschwert sein. Gerade in der sogenannten Wiederannäherungsphase ab dem 18. Lebensmonat ist die Präsenz des Vaters als ›Dritter‹ wichtig, um dem Kleinkind aus der Dyade mit der Mutter herauszuhelfen (vgl 3.3, S. 57). Schon während der Ehekrisen oder später im Trennungsprozess der Eltern kann sich eine dyadische Beziehung zwischen dem Kind und einem Elternteil durch die gemeinsame Ablehnung des anderen Elternteils (Dritten) verfestigen. Dadurch wird beim jungen Scheidungskind die Triangulierungsfähigkeit behindert. »Die verinnerlichte Beziehungsstruktur bleibt auf vorwiegend dyadischem Niveau, häufig mit dem Bedürfnis nach einer exklusiven Zweiersituation, verbunden mit narzisstischer Sehnsucht nach Vollkommenheit und Harmonie« (Bauers 1997, S. 45). Die ausschließlichen Beziehungswünsche tauchen in allen weiteren späteren Beziehungen auf, sodass Beziehungen zu Dritten als »Verrat« (Rotmann 1978) erlebt werden. Häufig anzutreffende Loyalitätskonflikte bei Scheidungskindern können somit auch als Entwicklungskonflikte erklärt werden (Bauers 1997). Die Folge kann eine anklammernde Beziehung zur Mutter sein. Aus Angst, auch noch die Mutter zu verlieren, will das Kind sich immer wieder vergewissern, ob die Mutter noch da ist. Viele Kinder entwickeln regressives Verhalten, wie exzessives Daumenlutschen, Wiedereinnässen, Einkoten oder/und häufiges Weinen. Sie reagieren vermehrt mit Ängsten und psychosomatischen Symptomen (Bauchweh, Übelkeit, Schlafstörungen). Manche Trennungseltern beobachten auch gesteigerte Aggressivität und Trotz oder auffälliges Rückzugsverhalten ihres Kindes.

Kinder im Kindergarten- und Vorschulalter

Kinder im Kindergarten- und Vorschulalter registrieren die familiären Veränderungen genauer als jüngere, verstehen es aber nicht und sind emotional hoch betroffen. Ihr Zeiterleben und Raumverständnis ist noch unzureichend, sodass sie sich zum Beispiel nicht vorstellen können, wie weit der ausgezogene Elternteil wegwohnt und wann sie ihn wiedersehen. Wie bei den jüngeren Kindern können Trennungs- und Verlustängste vorübergehend zu regressivem Verhalten führen. Die Untersuchungen von Lehmkuhl (1988), Wallerstein u. a. (2002), Fthenakis (1995), Bauers (1997), Schmidt-Denter & Beelmann (1997) bestätigen eine besondere Störanfälligkeit bis zum Schuleintritt, besonders für Einzelkinder. Passiert die Trennung der Eltern in der ödipalen Phase, wird die Identifizierung mit dem gleichgeschlechtlichen Elternteil erschwert, besonders dann, wenn die getrennten Eltern sich gegenseitig abwerten. Viele Kinder dieser Altersstufe neigen aufgrund ihres magischen Denkens und egozentrischen Weltbildes dazu, sich selbst die Verantwortung für das Trennungsgeschehen zuzuschreiben, besonders dann, wenn das Kind sich den die Familie verlassenden Elternteil schon öfter in der Fantasie weggewünscht hat. Dann entwickeln sie unbewusste Schuldgefühle und bemühen sich aufgrund von Wiedergutmachungsbestrebungen, die Eltern wieder zusammenzubringen oder den Eltern in der Krise zu helfen. Trennt sich der Elternteil eines Kindes, den es gerade ödipal als Rivalen ablehnt, »kann die Fantasie, ihn besiegt zu haben und für den anderen Elternteil ein gleichwertiger Partner zu sein, zur bedrohlichen Realität werden« (Bauers 1997, S. 50). Als Reaktion auf die dadurch entstandenen unbewussten Ängste und Konflikte kann regressives oder pseudoerwachsenes Verhalten entstehen.

Latenzkinder

Erst ab acht bis zehn Jahren können Kinder die elterliche Trennung realitätsgerechter interpretieren. In diesem Alter können sie bereits die Perspektive des anderen (hier der Eltern) übernehmen. Die Folgen sind mehr Differenzierung und Verständnis für die Sichtweise der Eltern und weniger eigene Schuldzuschreibung. Die Grundschulkinder (›Latenzkinder‹) neigen dazu, besondere Schamgefühle bezüglich der Scheidung ihrer Eltern zu entwickeln, die manche Kinder durch Leistung kompensieren. Kinder dieser Altersstufe beginnen Partei zu ergreifen, sind leicht irritierbar und reagieren oft mit aggressivem Verhalten oder auch Rückzug und Verweigerung. Die Auflösung der Familie wird bewusster wahrgenommen und kann als Bedrohung der eigenen Existenz erlebt werden. Einsamkeitsgefühle, Trauer und Zorn auf den verlassenden Elternteil bleiben oft im Verborgenen und können sich in Schulproblemen niederschlagen. Insgesamt zeigen Jungen offensiver, dass sie mit der Trennung der Eltern und der damit verbundenen Umstrukturierung der Beziehungen und familiären Rollen Schwierigkeiten haben (vgl. Napp-Peters 1988, Kardas & Langenmayr 1996). Jungen können sich schwerer an die neue Nachscheidungssituation anpassen als Mädchen. Während Jungen eher externalisieren, Defizite in der sozialen Entwicklung, Konzentrations- und Leistungsprobleme entwickeln, reagieren Mädchen häufiger mit Angst- und Rückzugsverhalten bis zu Depressionen und pseudoerwachsenem, angepassten Verhalten (Hetherington & Kelly 2003). Mädchen leiden anders als Jungen. Sie sind aufgrund ihrer Empathiefähigkeit geneigt, sich besonders hilfsbereit und altruistisch gegenüber den Eltern und anderen zu verhalten. »Eine Gefahr liegt nach wie vor darin, dass die Reaktionsweisen der Mädchen weniger auffällig und in belasteten familialen Situationen auch ›bequemer‹ sind, wenn ihr unauffälliges Stillsein nicht sogar als wünschenswert und angenehm erlebt wird« (Niesel 1995, S. 166). Die Kölner Langzeituntersuchung (Schmidt-Denter & Beelmann 1979) hat dagegen hinsichtlich des Beziehungserlebens und Leidensdruckes keine signifikanten Unterschiede bei Mädchen und Jungen gefunden.

Pubertät und Adoleszenz

Pubertät und Adoleszenz sind Zeiten von Reifungs- und Entwicklungskrisen. Der zentrale innerpsychische Konflikt des jungen Menschen in dieser Entwicklungsphase liegt zwischen »regressiven Abhängigkeits- und progressiven Autonomiewünschen« (Bauers 1997, S. 47). Es ist eine Zeit großer Verunsicherung, da sich die psychischen Strukturen verändern und das Ich besonders labil ist. Der junge Mensch muss sich von seinen Eltern (primäre Liebesobjekte) lösen und sich den Peers zuwenden, um später eine Partnerwahl treffen zu können. Sind die Eltern mit eigenen ehelichen Konflikten oder Scheidung belastet, können sie ihrem adoleszenten Kind oft nicht ausreichend Halt und Orientierung geben. Wut, Hass, Trauer, Angst und das Gefühl, vom verlassenden oder von beiden Elternteilen im Stich gelassen worden zu sein, sind emotionale Antworten auf die elterliche Trennung und die damit verbundenen Verluste. Jugendliche reagieren emotional heftig auf die Scheidung ihrer Eltern, weil die vertraute Familienstruktur und materiellen Verfügbarkeiten verloren gehen, die ihnen Rückhalt für die Ablösung geben. Oft werden neue Partner oder Stiefeltern bekämpft und abgelehnt. Beginnende Liebesbeziehungen sind häufig mit der Angst verbunden, die Fehler der Eltern zu wiederholen. Vorübergehende Folgen können regressiver Rückzug unter Vermeidung anstehender Entwicklungsaufgaben sein oder auch ein beschleunigtes Selbstständig- und Erwachsenwerden. Durch den Verlust bisheriger Werte und Kontrollen kann es zu sexueller Frühreife kommen. Gerade für den Individuationsprozess von Jugendlichen führt eine dauerhaft konflikthafte, feindselige Beziehung zwischen den Eltern zu einer vorzeitigen Ablösung und zu einer Verunsicherung in der Bindung an die Eltern (Walper & Gerhard 1999). Eigene Bedürfnisse können zugunsten von Fürsorge für die regredierten Eltern vernachlässigt (Parentifizierung) oder in Partnerersatzfunktionen umgewandelt werden. »Scheidungen verwandeln zwar nicht alle Kinder in kleine Erwachsene. Aber sie machen es sehr viel wahrscheinlicher, dass wir uns so fühlen« (Marquardt 2007, S. 67). Pubertierende Jungen tendieren verstärkt zum Risikoverhalten. Sie haben eher ein Problem damit, beim Elternteil des anderen Geschlechts (Mutter) aufwachsen zu müssen (Dümmler, Schmidt-Denter & Beelmann 1997). Sie fühlen sich nicht selten widersprüchlichen Erwartungen ausgesetzt: Einerseits geraten sie in die Rolle des Partnerersatzes, andererseits sind sie damit auch Repräsentant des abgelehnten ehemaligen Partners der Mutter, das heißt, sie dienen als Projektionsfläche der ›schlechten‹ Eigenschaften des Vaters, sodass die Entwicklung beeinträchtigt wird (Krause & Klopp 2008, S. 251). Jungen fühlen sich durch das Hinzukommen eines Stiefvaters demnach eher entlastet, während Mädchen durch eine neue Partnerbeziehung der Mutter die Beziehung zu dieser gefährdet sehen (Walper 1995). Junge Mädchen internalisieren eher und ziehen sich zurück bis zur Depressionsentwicklung.

Scheidungskinder sind in der Regel selbstständiger und übernehmen früh Verantwortung. Sie entwickeln aber auch bald eine realistische Sicht und leisten konstruktive Beiträge zur Bewältigung der neuen Lebenssituation. In der Scheidungsforschung gibt es Hinweise, »dass bei Mädchen die problematischen Reaktionen auf die elterliche Trennung erst in der Pubertät oder im jungen Erwachsenenalter deutlich werden können« (Niesel 1995, S. 166). Hat der junge Mensch in der Spätadoleszenz eine relative intrapsychische Autonomie erreicht, erlebt er das Trennungserlebnis nicht mehr als Verlust eines Elternteils, der die Beziehung zu den Gleichaltrigen beeinträchtigt (Bauers 1997). Was für jeden Jugendlichen eine Aufgabe bedeutet, ist die Auseinandersetzung mit den Werten der Eltern. Während es in einer bestehenden Ehe die Aufgabe der Eltern ist, mögliche unterschiedliche Wertvorstellungen in Einklang zu bringen, geht nach der Trennung der Eltern diese Aufgabe auf die Kinder/Jugendlichen über. »Wir reagierten auf diese Herausforderung teilweise durch Entwickeln besonderer Wachsamkeit. Wir beobachteten unsere Eltern – ihre Überzeugungen, ihre Wertvorstellungen, ihre Arten zu leben – sehr sorgfältig. Manchmal investierten wir unsere gesamte Energie in unser Bemühen, unsere beiden Eltern zu verstehen – herauszufinden, was sie verletzlich machte, was sie über ihren früheren Partner dachten, was sie über uns selbst dachten. Außenstehenden gegenüber wirkten wir möglicherweise besonders sensibel und aufmerksam oder auch rebellisch und distanziert, doch in Wahrheit beobachteten wir einfach sehr genau« (Marquardt 2008, S. 46).

2.3.3 Persönlichkeitsfaktoren

Kinder reagieren sehr individuell und unterschiedlich auf Trennung oder Scheidung ihrer Eltern, und doch gibt es bestimmte Gemeinsamkeiten. Grundsätzlich zeigt sich, dass Kinder, die vor der elterlichen Trennung psychisch stabil waren, auch hinterher stressresistenter sind und bessere Anpassungsleistungen in der veränderten Lebenssituation aufweisen. In der Kölner Untersuchung (Schmidt-Denter & Beelmann 1995/1997) über einen Zeitraum von sechs Jahren (Kinder sind bei der ersten Untersuchung 4 – 10 Jahre alt) finden sich unterschiedliche Belastungsgrade bei den Scheidungskindern. Die kleinste Gruppe der ›Hochbelasteten‹ zeigt über den gesamten Untersuchungszeitraum (sechs Jahre) starke Verhaltensauffälligkeiten. Die ›Belastungsbewältiger‹ zeichneten sich dadurch aus, dass sich die Symptombelastung stark reduzierte und die ›Geringbelasteten‹ von Anfang an wenige Verhaltensauffälligkeiten zeigten und unverwundbar erschienen. Je nach Resilienzfähigkeiten entwickeln Scheidungskinder individuelle Strategien, um mit der elterlichen Trennung umzugehen. Hetherington und Mitarbeiter (Hetherington & Kelly 2003) fanden fünf Verhaltensstile, wie Kinder sich bei Scheidung der Eltern nach einer ersten sehr kritischen Zeit sechs Jahre später an die neue Situation angepasst haben:

- **Kompetent-opportunistisch**

Diese Kinder (nur 8 % der untersuchten Kinder, überwiegend Jungen) stellten sich gut auf die Lebensveränderungen nach der Scheidung der Eltern ein. Sie kamen gut in der Schule zurecht, waren reif, selbstbeherrscht und kaum verhaltensauffällig. Sie kamen meist aus konfliktbeladenen Familien und hatten schon früh gelernt, wie man Verbündete findet und manipuliert. Als junge Erwachsene förderten ihre sozialen und strategischen Fähigkeiten ihren beruflichen Erfolg.

- **Kompetent-verantwortungsbewusst**

Zu dieser Gruppe gehörten mehr Mädchen. Sie waren sozial begabt, neugierig, voller Energie, unabhängig und flexibel, aber nicht manipulativ. Diese Kinder verfügten über viel Geschick in der Bewältigung der neuen Realität. Sie waren sensibel für die Gefühle und Bedürfnisse anderer und halfen gern Schwächeren. Sie kamen aus weniger konflikthaften Trennungsfamilien, wo die Mütter liebevoll und unterstützend waren. Die Mütter waren berufstätig und ermunterten ihre Kinder zu verantwortungsbewusstem und eigenständigem Verhalten. Im Erwachsenenalter ergriffen viele einen helfenden Beruf.

- **Kompetent-belastet**

Auch in dieser Gruppe waren mehr Mädchen vertreten. Diese Kinder fühlten sich meistens schon vor der Scheidung der Eltern eher ängstlich und hilflos. Sie brauchten mehr Unterstützung und Trost. Auch sie waren außerordentlich sensibel und hilfsbereit, fühlten sich aber schnell überfordert. Als Erwachsene hatten sie einen sehr hohen Anspruch an sich, waren beruflich und in Beziehungen sehr erfolgreich, litten aber chronisch unter mangelndem Selbstwertgefühl und leichten Depressionen.

- **Genügsam**

Hier fand sich etwa die Hälfte aller untersuchten Scheidungskinder wieder. Ihre Probleme waren selten langfristig oder lähmend.

- **Aggressiv-unsicher**

Diese Kinder (etwa 20 %) kamen aus schwierigen und konflikthaften Familien. Sie hatten früh Zurückweisung und Vernachlässigung erfahren. Die Eltern hatten viele Probleme u. a. mit Sucht und Depressionen. Diese Kinder waren oft voller Spannung, mürrisch, jähzornig und unausgeglichen. In der Adoleszenz neigten sie zu Suchtproblemen, Delinquenz, frühen Schwangerschaften und Suizidalität.

2.3.4 Zeitlicher Verlauf

Bezüglich des zeitlichen Verlaufes der Trennungsbewältigung von Kindern gibt es heute in der Scheidungsforschung ziemliche Übereinstimmung. So wird die erste Zeit unmittelbar vor und nach der räumlichen Trennung der Eltern als eine hochbelastete und konfliktreiche Phase angesehen. Kinder werden in dieser Zeit emotional destabilisiert. Die Kölner Untersuchung von Schmidt-Denter und Mitarbeitern (Schmidt-Denter & Beelmann 1995/1997) zeigte, dass sich die Symptombelastung der Kinder im Laufe der Jahre vermindert, dass es jedoch sehr individuelle Entwicklungen gibt. Während die Kinder sich unmittelbar nach der Trennung verstärkt an die Mutter binden und feindselige Gefühle gegen den ›verlassenden‹ Vater hegen, distanzieren sie sich etwa 30 Monate nach der Trennung wieder mehr von der Mutter. So ergibt sich nach dem ersten Zorn über den weggehenden Vater nun eine Möglichkeit der aktiven Bewältigung. Je länger die Scheidung zurückliegt, umso geringer wird der Kontakt mit dem von dem getrennt lebenden Elternteil (in der Regel der Vater). Ein Drittel der Kinder hatte bereits bis zu zwei Jahre nach der Scheidung keinen Kontakt mehr zum Vater (Seltzer 1998 in Weinmann-Lutz & Lutz 2006, S. 196).

Nach zwei bis drei Jahren hat sich bei den meisten Kindern (ausgenommen die ›Hochbelasteten‹) die Symptombelastung deutlich verringert. Auch wenn Scheidungskinder besonders am Anfang der elterlichen Trennung mehr soziale und psychische Probleme als andere Kinder haben, findet sich auch die übergroße Mehrheit sechs Jahre nach der Trennung gut im Leben zurecht (Hetherington & Kelly 2003, Schmidt-Denter & Beelmann 1997).

2.3.5 Familienklima und Erziehungskompetenz der Eltern

Eltern, die ihren Kindern trotz der Trennung Halt und Liebe geben können, fördern im Kind seelisch strukturbildende Prozesse wie Ich-Stärke, Bindungs- und Konfliktfähigkeit. Da für die identitätsbildenden (besonders der Geschlechtsidentität) Prozesse das Geschlecht der Eltern wichtig ist, braucht das Kind beide Eltern.

»Für die weitere psychosoziale Entwicklung der betroffenen Kinder und Jugendlichen ist es weniger entscheidend, dass, sondern wie die Eltern sich trennen« (Hötker-Ponath 2006, S. 103). Somit haben ungelöste Partnerschafts- und Trennungsprobleme und eine misslungene Neudefinition der Beziehung zwischen den Eltern großen Einfluss darauf, wie sich die Kinder weiterentwickeln werden. Eltern verhaltensauffälliger Kinder kritisieren sich oft gegenseitig hinsichtlich des Verhaltens gegenüber den Kindern und sind ängstlich um ihr seelisches und körperliches Wohl besorgt, wenn diese sich beim jeweils anderen Elternteil aufhalten (Wallerstein & Blakeslee 1989, Schmidt-Denter & Beelmann 1997). Die während und nach der Trennung/Scheidung zu beobachtenden Verhaltensauffälligkeiten stehen demnach in Zusammenhang mit dem vorherrschenden Familienklima, aber auch mit den Persönlichkeitsmerkmalen der Kinder und Jugendlichen vor der Trennung der Eltern (Hetherington & Kelly 2003). So gilt es als erwiesen, »dass in vielen Fällen die Verhaltensprobleme und emotionalen Störungen der von Scheidung betroffenen Kinder nicht primär auf die Scheidung ihrer Eltern zurückgehen, sondern im Zusammenhang mit einem längerfristigen Unglücklichsein und Kummer der Kinder im Zuge der andauernden Konflikte der Eltern und des ungünstigen Familienklimas stehen. Die Längsschnittstudien von Cherlin et al. (1991) zeigen, dass, selbst wenn die Kinder aus Scheidungsfamilien mehr Verhaltensprobleme aufweisen als die Kinder aus intakten Familien, diese Probleme bereits vor der Scheidung vorhanden waren, insbesondere, was die Jungen anbelangt« (Heinrichs u.a. 2008, S. 16). Fortgesetzte Konflikte der Eltern, besonders die, die das Kind betreffen, gefährden Scheidungskinder wie auch Kinder in Kernfamilien. Die bisherigen Untersuchungsergebnisse deuten darauf hin, dass die Belastungen von Scheidungskindern nicht größer sind als von Kindern aus dauerhaft disharmonischen Ehen. Besonders für den Individuationsprozess im Jugendalter trägt eine chronisch konflikthafte Beziehung der Eltern in Zweielternfamilien zu einer vorzeitigen Ablösung und zu einer vermehrten Bindungsunsicherheit der Kinder an die Eltern bei (Walper & Gerhard 2003, 1999).

Während des Trennungs- und Scheidungsprozesses sind Eltern vielen neuen Anforderungen ausgesetzt. Vermehrter Stress reduziert in der Regel die Erziehungskompetenz der Eltern, besonders des Elternteils, mit dem die Kinder überwiegend zusammenleben. Gerade in der Trennungsphase und in der ersten Zeit nach der Scheidung sind Mütter aufgrund der eigenen Belastungen geneigt, zwischen Strenge und Nachgiebigkeit hin- und herzuschwanken (Schmidt-Denter 2005). Auch können sie den Kindern in dieser Zeit nicht die Zuwendung geben, die sie eigentlich dringend brauchen. Diese Defizite im Erziehungsverhalten durch Überforderung der Mütter sind ein weiterer Faktor für die Verhaltensauffälligkeiten der Scheidungskinder. Dennoch gilt die Mutter-Kind-Beziehung in Scheidungsfamilien als widerstandsfähiger als die Vater-Kind-Beziehung. Dies könnte darin begründet sein, dass Väter bei Partnerschaftsproblemen eher zum Rückzug von den Kindern neigen und die geringere innere und äußere Beteiligung an der Erziehung der Kinder später die Qualität der Beziehung zu den Kindern beeinträchtigt. Krause und Klopp fanden in ihrer Projektuntersuchung heraus, dass Scheidungskinder sich selbst und dem Vater höchst signifikant seltener einen fröhlichen Gesichtsausdruck als Nichtscheidungskinder geben (Krause & Klopp 2008, S. 264). Ein Grund für eine mangelhafte Beziehungsentwicklung zwischen Vater und Kind nach der Scheidung ist paradoxerweise eine hoch involvierte Vaterschaft vor der Trennung. Dies lässt sich mit einer starken Identifizierung als Vater und den negativen Effekten des Verlustes durch Abwesenheit des Kindes erklären (Staub & Felder 2004). Der Identitätsverlust ist mit starken Verlust- und Trauerreaktionen verbunden – oft auch mit Kränkung. Narzisstisch gekränkte Väter mit ausgeprägten Schamgefühlen sind besonders gefährdet, den Kontakt zu den Kindern abzubrechen. Identifizieren sich diese Väter mit den Verletzungen ihrer Kinder und wehren gleichzeitig diese unangenehmen Gefühle ab, kommt es dazu, dass diese Väter ihre Kinder herabsetzen oder demütigen, um ihr eigenes fragiles Selbstwertgefühl zu schützen. Während vorher hoch engagierte Väter in ihrer Identifikation mit der Vaterrolle nach Trennung und Scheidung eher desillusioniert und entmutigt werden, gewinnen vorher weniger engagierte Väter infolge eines Identitätszuwachses an Bedeutung. Demzufolge bemühen sie sich mehr um die Beziehung zu ihren Kindern. Dies wird von den Müttern im Vergleich zu früheren väterlichen Erziehungsbemühungen oft kritisiert und abgewertet *(»Jetzt spielt er plötzlich den guten Vater«)*.

Schmidt-Denter bestätigt die gängige Annahme, dass eine positive Vater-Kind-Beziehung indirekt die Qualität der Mutter-Kind-Beziehung beeinflusst und dem Kind die Bewältigung der Scheidungsfolgen erleichtert. »Kinder mit häufigem Vater-Kontakt erlebten ihre Familie insgesamt als zugewandter«, und viele nannten trotz räumlicher Trennung beide Eltern als zur Familie gehörig (Schmidt-Denter 1991, S. 44, Schmid-Denter 2000). Wichtiger als die Quantität des Kontaktes zum getrennt lebenden Vater ist die Qualität der Beziehung vor allem des väterlichen Erziehungsstils. Ein konsequentes Erziehungsverhalten mit Regeln und entsprechenden Kontrollen sowie hoher Zuwendung und Unterstützung zählt mehr für die Entwicklung des Kindes als die Zahl der Besuchskontakte. Auch wenn der getrennt lebende Elternteil den Kontakt zum Kind nach der Scheidung abbricht, d. h. physisch abwesend ist, kann er in der Restfamilie mental präsent bleiben. Über die Geschichten, die vom abwesenden Elternteil erzählt werden, bleibt er im Kind innerlich vorhanden. Da der Inhalt solcher ›Vater- oder Muttergeschichten‹ nicht wertfrei ist, wirken diese, je nachdem, als Kraftquellen oder Beschädigung. »Je nach Repräsentation können diese Geschichten in ihrer emotionalen Intensität die Qualität von realen Beziehungen erreichen und die Gefühle eines Kindes ebenso beeinflussen wie seine Normen, Einstellungen oder Handlungen« (Staub & Felder 2004, S. 107).

2.3.6 Geschwisterbeziehungen

Grundsätzlich kann davon ausgegangen werden, dass Geschwisterlichkeit für Trennungskinder eine Entlastung und damit eine Ressource ist. Werden (zumeist die ältesten Kinder, besonders Mädchen) als Ersatzeltern eingesetzt, untermauert diese Rollenzuweisung die geschwisterliche Kooperation. Jüngere Geschwister können sich selten gegenseitig stützen oder entlasten, da sie oft durch Koalitionsbildungen mit den Elternteilen gespalten werden. Geser (2001) fand in seiner Studie über geschwisterliche Beziehungen junger Erwachsener aus Scheidungsfamilien heraus, dass in Trennungsfamilien mit einem oder mit drei Geschwistern die Scheidung positive Auswirkungen auf die Geschwisterbeziehungen hat. Es kann vermutet werden, dass Beziehungsdefizite zum Vater durch Verstärkung der geschwisterlichen Beziehungsebene kompensiert wird. Allerdings relativieren sich diese positiven Folgen dann, wenn Eltern nach der Trennung konflikthaft verstrickt bleiben. Dann verschlechtert sich nicht nur das psychische Wohlbefinden der Kinder, sondern auch die Qualität der geschwisterlichen Beziehung als junge Erwachsene. Problematische und konfliktreiche Beziehungen zwischen den Trennungseltern erhöhen nicht nur die psychischen Belastungen für die Kinder, sondern haben auch negative Konsequenzen für die Geschwisterbeziehung.

2.3.7 Sozioökonomische Rahmenbedingungen

Die finanziellen und materiellen Ressourcen, die der Nachscheidungsfamilie zur Verfügung stehen, beeinflussen die Bewältigungsprozesse aller Beteiligten. So erhöht extreme finanzielle Not die Wahrscheinlichkeit eines inkompetenten Erziehungsverhaltens (Sander 2002). Regelmäßige Unterhaltszahlungen stehen für die Aufrechterhaltung der Verpflichtung gegenüber den Kindern und wirkt sich zusammen mit einer positiven Beziehung günstig für die Kinder aus – auch wegen der verbesserten finanziellen Ressourcen. Finanzielle Probleme gelten als ein Risikofaktor für die Bildungs- und Entwicklungschancen von Scheidungskindern, da deren Selbstbilder, schulische Leistungen und Sozialbeziehungen belastet sind und zu Problemverhalten führen können. Marquardt (2007) weist darauf hin, dass viele sozialwissenschaftliche Untersuchungen ergeben haben, dass besonders Mädchen nach einer Scheidung durch sexuellen Missbrauch gefährdet sind.

3. Schutzfaktoren für die Kinder

Mit den dargestellten Ergebnissen der Scheidungsforschung und meinen Praxiserfahrungen gehe ich davon aus, dass Trennung und Scheidung der Eltern für Kinder und Jugendliche ein krisenhaftes Lebensereignis ist, welches entsprechend unterschiedlicher Voraussetzungen und Bedingungen gut oder weniger gut bewältigt wird. Ähnlich wie bei den Eltern erfordert die neue Lebenssituation bei den Kindern Anpassungsleistungen, die viel Kraft kosten. Trotzdem gibt es durchaus Entwicklungsverläufe für Kinder in Scheidungsfamilien, die zwar kurzfristig krisenhaft, aber insgesamt nicht traumatisierend sind. Sind die Risikofaktoren bekannt, lassen sich daraus Bedingungen ableiten, die Scheidungskindern Schutz ermöglichen.

3.1 Beziehungsgestaltung

Grundsätzlich gilt es als günstig, wenn die Kinder in der gewohnten Umgebung mit Schulbesuch und allen sozialen Kontakten bleiben können, da Kontinuität in außerfamilialen Bezugssystemen den Kindern Halt und Sicherheit gibt.

Wie zuvor erwähnt, ist es wichtig, dass der betreuende Elternteil gut für das Kind und dessen Bedürfnisse sorgt, dass er zugewandt, verlässlich und warmherzig ist, jedoch auch Grenzen setzt und Disziplin einfordert. Der ›autoritative Erziehungsstil‹ als Kombination aus Lenkung und Zuwendung erweist sich grundsätzlich als günstig. So wird vermieden, dass es zu einer Parentifizierung, d. h. zu einer vertauschten Fürsorgerolle, kommt. Versprechen müssen jetzt besonders eingehalten oder dürfen nicht gegeben werden. Gefühle der Trauer, Wut und Enttäuschung der Eltern sind in der Trennungssituation unausweichlich und lassen sich nicht vor den Kindern verbergen. Die Gefühle sollten jedoch klar als die eigenen und von den Kindern unterschiedlich benannt werden.

Als protektiv gelten ein gleichbleibend positiver und konsequenter

Erziehungsstil der Eltern, eine positiv erlebte Beziehung zum getrennt lebenden Elternteil und zu den Geschwistern sowie eine Konsensbildung zwischen den Eltern. Damit vergrößert sich die Chance, das Kind vor Loyalitätskonflikten und einseitigen Allianzen zu bewahren. Das gilt für jüngere, aber auch für ältere Kinder. Eine positive Beziehungsgestaltung der getrennt lebenden Eltern zum Kind gehört zu den wichtigsten Bedingungen kindlichen Wohlergehens (»elterliche Verantwortungsgemeinschaft«, Schmidt-Denter & Beelmann 1997). Kinder, die einen guten, regelmäßigen Kontakt zum Vater haben, sehen ihn als zur Familie gehörend und sind weniger auffällig. Als günstig gelten Familienkonstellationen, in denen Eltern in der Erziehung kooperieren (kooperative Elternschaft). In diesen Trennungsfamilien bleiben beide Eltern nach der Scheidung in hohem Maße mit den Kindern verbunden und haben auch untereinander eine grundsätzlich positive Beziehung, ohne die veränderte und getrennte Beziehungssituation zu leugnen. Es gibt nicht wenig getrennte Eltern, die sich weiterhin gegenseitig ablehnen und Kontakte sowie eine Einmischung in das Leben des anderen vermeiden. Bieten diese Eltern ihren Kindern separat positive Zuwendung und verlässlichen Kontakt, ermöglichen sie den Kindern vergleichsweise gute Entwicklungschancen (Schmidt-Denter 2001). Diese Form der Elternschaft wird auch ›parallele Elternschaft‹ genannt.

3.2 Bindungsqualität

Familienbeziehungen sind in der Regel enge emotionale Beziehungen zwischen Eltern und Kindern. Bowlby (1988) erachtet gelungene Bindungsbeziehungen in der Kindheit als einen Grundbaustein für ein effektives Funktionieren der Persönlichkeit und der geistigen Gesundheit eines Menschen. Damit meint er eine sichere und flexible Balance zwischen den Grundbedürfnissen von Schutz und Nähe sowie von Individuation und Autonomie. Aus vielen Untersuchungen ist bekannt, dass ein sicheres Bindungsmuster ein Schutzfaktor für die kindliche Entwicklung ist (Brisch, Grossmann & Grossmann, Köhler 2002). So ist es gerade für Trennungseltern von Klein- und Kleinstkindern notwendig, auf diesen Schutzfaktor aufmerksam zu machen, um trotz Trennung möglichst den Bindungsbedürfnissen der Kinder gerecht zu werden. Feinfühlige Unterstützung von beiden Eltern ist tragend für die

Entwicklung von Bindungssicherheit. Das gelingt, wenn sie auf die kindlichen Bedürfnisse nach Sicherheit, Schutz und Nähe (sichere Basis) und nach Exploration angemessen reagieren. Wichtig ist die Dialektik von Bindung und Exploration. »Kinder mit liebevoller Fürsorge und Kompetenzförderung entwickeln unter Stress weit weniger Anpassungsprobleme als Kinder ohne solche Unterstützung. Die Balance zwischen Unterstützung und unterstützenden Herausforderungen, das reibungslose Wechselspiel zwischen Bedürfnis nach Nähe und Hilfe beim Kennlernen der Welt ist genau das, was Kinder von Erwachsenen brauchen und was Erwachsene Kindern schulden« (Grossmann & Grossmann 2008, S. 254).

Die beiden Forscher differenzieren: Mütterliche Feinfühligkeit zeigt sich eher in der unmittelbaren Beantwortung der Bindungsbedürfnisse durch liebevolle Nähe und Trost. Feinfühlige Väter fordern beim Spielen eher die kognitive und soziale Kompetenz des Kindes heraus. So fördern sie die Entwicklung von Autonomie innerhalb sicherer Beziehungen und achten gleichzeitig auf die kindlichen Bedürfnisse nach Beruhigung und Sympathie (ebd. 2001). Es wird deutlich, dass beide Eltern die Bindungsentwicklung gleichwertig, aber unterschiedlich unterstützen können. Das, was zusätzlich in Bindungsbeziehungen gelernt wird, sind die Fähigkeit zur Emotionsregulierung und ein inneres Arbeitsmodell (innere Repräsentation) über sich und andere. Dieses ist entscheidend für die weitere Beziehungs- und Kognitionsentwicklung des Kindes (Seiffge-Krenke 2006). Bindungssicherheit führt zu größerer Zuversicht und weniger Ängstlichkeit sowohl in Beziehungen als auch bei anderen Herausforderungen des Lebens. Damit erhöht sich auch die Chance der Kinder, eine sichere Partnerschaftsrepräsentation zu entwickeln. Bindungserfahrungen während der Kindheit und Jugendzeit beeinflussen die mentale Repräsentation junger Erwachsener in Bezug auf eine liebevolle Partnerschaft (Grossmann u. a. 2002). Werden sicher gebundene Kinder später als Erwachsene mit Scheidung konfrontiert, können sie die Trennung ausreichend verarbeiten, zeigen Empathie für die Gefühle der Kinder und erhalten einen gewissen freundschaftlichen Beziehungskontakt (Brisch 2004).

3.3 Triangulierung und Bedeutung des Vaters

»Mit dem Konzept der frühen Triangulierung von Abelin (1987) richtete sich zum ersten Mal in der psychoanalytischen Theoriegeschichte die Aufmerksamkeit auch auf die Bedeutung des frühen, des präödipalen Vaters als jenen dritten Elementes, das nicht Teil der dyadischen Primärbeziehung ist« (Huber, S. 41). Gerade in der sogenannten ›Wiederannäherungskrise‹ (Mahler) in der Mitte des zweiten Lebensjahres bekommt der Vater eine besondere Bedeutung. Das Kind kann mithilfe des Vaters Nähe und Distanz zur Mutter regulieren und sich dem regressiven Sog der Mutter entziehen. Am Modell des Vaters (oder auch einer anderen dritten Person) lernt das Kind, sich autonom der Mutter gegenüber zu verhalten. Damit erwirbt und verinnerlicht es die Fähigkeit zur Drei-Personen-Beziehung (wenn die Mutter es zulässt). Der Vater bietet dem Kind Sicherheit in seinen ambivalenten Gefühlen bezogen auf seine Wünsche nach Loslösung und Abhängigkeit zur Mutter. Er bietet dem Kind Identifizierungsmöglichkeit und lebt ihm bestenfalls in seiner Beziehung zur Mutter ein gefahrloses Getrenntsein vor (Rotmann 1978). Die Hereinnahme des Vaterbildes in den seelischen Innenraum des Kindes ist zentral für die Separationsentwicklung von der Mutter. Triangulierung ist dann gelungen, wenn die triadischen Beziehungserfahrungen internalisiert sind, sodass »aus dem äußeren Beziehungsdreieck ein inneres« geworden ist (Schon 1995, S. 103). Nicht nur die Triade der Gegenwart, sondern auch die triadischen Erfahrungen der Eltern in ihrer Herkunftsfamilie sind von Bedeutung. »War damals Triangulierung möglich, so steht der Mutter und ihrem Kind heute diese innere Struktur der Mutter zur Verfügung. An diesen Erfahrungen kann sie sich auch als alleinerziehende Mutter orientieren und ihrem Kind auch ohne real anwesendem Vater eine Triangulierung ermöglichen« (Grieser 2003, S. 103). Trotzdem ist ein (wenn auch nur zeitweise) anwesender Vater besser als keiner. Ein getrennt lebender, nicht ständig anwesender Vater fördert durch häufige regelmäßige Kontakte in den ersten Jahren die Fähigkeit des Kindes zur Triangulierung. »Beide, Vater und Mutter, müssen als Anwesende auch die Fähigkeit repräsentieren, abwesend zu sein, um nicht mit sich selber das ganze Universum des Kindes auszufüllen. Im Dreieck herrscht also eine Dialektik von An- und Abwesenheit« (Grieser 2003, S. 106). Beides, An- und Abwesenheit, fördert die Entwicklung. Auch die Bindungsforschung zeigt, dass sichere Bindung nicht durch ständige Anwesenheit der Bezugsperson entsteht, sondern durch die Sicherheit, dass die pflegende Person grundsätzlich zur Verfügung steht, auch wenn sie nicht immer anwesend ist. Diese Sicherheit der grundsätzlichen Verfügbarkeit beider Eltern trotz Trennung und damit die Möglichkeit zu dyadischen und triadischen Erfahrungen sind ein hohes Gut für die Kinder jeden Alters in Trennungsfamilien. Besonders für die Ablösung Jugendlicher in der Pubertät und Adoleszenz ist die zur Verfügung stehende Beziehung zum Dritten (Vater) erneut hilfreich. So ist es also von größter Wichtigkeit, auch und gerade bei einschneidenden äußeren Veränderungen, »dass der ›innere Dritte‹ als sichere, stabile Kraft, mit der sich das Kind verbinden kann und darf, erhalten bleibt. Das Kind braucht also den Schutz und die innere Erlaubnis, beide Eltern lieben zu dürfen« (v. Ammon 2003, S. 52).

3.4 Widerstandsfähigkeit des Kindes

Kinder reagieren individuell und altersmäßig sehr unterschiedlich auf Trennung und Scheidung ihrer Eltern. Grundsätzlich zeigt sich, dass Kinder, die vor der elterlichen Trennung psychisch stabil waren, auch hinterher stressresistenter sind und bessere Anpassungsleistungen in der veränderten Lebenssituation aufweisen. Kinder, die über aktive Bewältigungsstrategien verfügen (Puffer gegen ungünstige Auswirkungen der Scheidung der Eltern), bewältigen diese kritische Lebensphase besser. Sie sind weniger ängstlich und bekommen nicht so häufig Depressionen, während solche mit wenig aktiver Bewältigung mehr Verhaltensprobleme aufweisen (Sander 2002, S. 282). Resiliente Kinder sind ›Aktiv-Bewältiger‹. Sie haben die innere Gewissheit, dass sie geliebt und wertgeschätzt werden, d. h., sie haben eine positive Selbsteinschätzung. Sie kennen ihre Stärken und Schwächen und wissen, was sie sich zutrauen können und was nicht. Außerdem sind sie in der Lage, schwierige Situationen vorwegzunehmen und sich darauf einzustellen. Sie versuchen zunächst, selbst Lösungen zu finden, können sich aber auch Hilfe holen. Widerstandsfähige Kinder fühlen sich innerlich sicher in ihrer Rolle und sind weniger in Gefahr, parentifiziert zu werden. Je nach Resilienzfähigkeiten entwickeln Scheidungskinder individuelle Strategien, um mit der elterlichen Trennung umzugehen

(Hetherington & Kelly 2003). In unterstützenden Beziehungen ist eine Zunahme an Resilienz wahrscheinlich.

3.5 Sozioökonomische Ressourcen

Finanzielle und materielle Ressourcen sind wesentliche Schutzfaktoren für eine Trennungsfamilie. Finanzielle Not erhöht die Wahrscheinlichkeit von Konflikten, Erschöpfung und Erziehungsfehlern. Die Wiederaufnahme einer beruflichen Tätigkeit kann für die Kinder und eine getrennt lebende Mutter zunächst als Belastung, längerfristig jedoch als Kompetenzerweiterung und Stützfaktor wirken. Für Einelternfamilien sind soziale Netzwerke von großer Bedeutung. Tatkräftige Hilfe und neue Freundschaften sind wichtige Stabilisatoren. Genauso bedeutend für Kinder ist Kontinuität im Wohnumfeld, in Kindergarten und Schule sowie bei Freundschaften und großelterlichen Beziehungen.

4. Formen und Intentionen der Trennungs- und Scheidungsberatung

4.1 Zielvorstellungen

Trennungs- und Scheidungsberatung ist eine spezifische Form psychologischer Beratung, die zumeist in Beratungsstellen freier oder kirchlicher Träger (auch Vereinen) oder freien Praxen durchgeführt wird. Die Klienten kommen direkt mit dem Anliegen, eine Trennungsambivalenz oder Trennungsprobleme zu klären, oder es entwickelt sich eine Trennungsidee innerhalb einer Einzel- oder Paarberatung/-therapie. Willi et al. (2000) beobachten, dass ca. 40 % aller Paartherapien zu Trennungstherapien werden und oft genug als Sprungbrett für die Trennung genutzt werden (»Wir haben doch alles versucht«).

Trennungsberatung unterliegt zunächst den allgemeinen Werten und Zielvorstellungen von Beratung. »Voraussetzung für eine effektive Beratung ist die Bereitschaft der Ratsuchenden, sich auf den Kontakt mit der/dem Berater/in einzulassen und mit diesem aus eigener Einsicht und eigener Motivation ein Arbeitsbündnis einzugehen. Die Freiwilligkeit der Inanspruchnahme ist daher ein konstitutives Mittel von Beratung« (DAKJEF 2001, S. 13). Trennungs- und Scheidungsberatung weist zusätzlich besondere Ziele und Aufgaben auf. Allgemein formuliert und im Sinne des Kindschaftsrechts ist das Ziel, den einzelnen Familienmitgliedern und neu entstandenen familiären Systemen ein möglichst konstruktives Leben in und nach der Trennung und Scheidung zu ermöglichen (SGB VIII, § 17).

Somit ist Trennungs- und Scheidungsberatung unter dem Krisen- und Bewältigungsaspekt zu verstehen. Der Beratungsverlauf ist prozesshaft und spannt den Bogen von der Ambivalenz- zur Trennungs- und Nachscheidungsphase bis zur Gestaltung des Abschieds. Trennungsberatung kann jedoch auch einmalig und punktuell erfolgen. Je nach familialen Erfordernissen ist für die unterschiedlichen Phasen des Bewältigungsprozesses eine problembezogene, eher kurze Beratung oder eine längere, prozessbegleitende Arbeit mit dem Einzelnen, dem Paar oder/und der Familie möglich. Was brauchen die Kinder, was brauchen die Erwachsenen zur Bewältigung der Trennung? Die innere und äußere Situation jedes Einzelnen ist unterschiedlich, und das Getrenntleben sowie ein neues Miteinander müssen gelernt werden. »Die Familienmitglieder sollen in die Lage versetzt werden, aufbauend auf den in der Familie vorhandenen und entwickelbaren Kompetenzen, die unterschiedlichen Aufgabenstellungen in den verschiedenen Phasen des Scheidungsgeschehens zu bewältigen, unter Berücksichtigung der Systeme, in die die Familie eingebettet ist« (Fthenakis u. a. 1991, S. 58).

Daraus ergeben sich erste allgemeinere Zielvorstellungen, die später phasenspezifisch genauer formuliert werden:

- interne und externe Ressourcen erarbeiten und stärken
- Eigenverantwortlichkeit der Betroffenen fördern
- interne und interaktionale Kompetenzen erhöhen und Konflikte mindern
- Bewältigung der emotionalen Folgen der Trennung
- Stressbewältigungsstrategien erarbeiten
- gemeinsame Erziehungsverantwortung zum Wohle der Kinder erhalten und der getrennten Lebensform anpassen
- Perspektiven für eine getrennte Lebensform entwickeln.

Für die emotionale Bewältigung der Scheidung ist es notwendig, den Trennungsschmerz und die Kränkung zu verarbeiten sowie den Verlust zu betrauern. Die in der früheren Ehe gemachten Beziehungserfahrungen können bestenfalls konstruktiv verarbeitet und integriert werden, sodass es möglich wird, »daraus gewinnbringende Erkenntnisse für neue, künftige Partnerschaften zu ziehen und gegebenenfalls neue Kompetenzen für diese neuen Beziehungen zu erwerben« (Heinrichs u. a. 2008, S. 115).

4.2 Abgrenzung zur Beratung hochstrittiger Trennungspaare

Bei Scheidung setzt sich zunächst das bisherige Beziehungsmuster fort, und die Beziehungsdynamik verstärkt sich. Dann zeigt es sich, ob das Paar zur Übernahme von Eigenverantwortung fähig ist (einvernehmliche Scheidung) oder ob es die Eigenverantwortung an Dritte (Anwälte, Gericht) abgibt. Im letzteren Fall kommt es zu einem strittigen oder auch hochstrittigen Scheidungsverlauf.

Für Berater/Therapeuten ist es diagnostisch wichtig, eine Einschätzung über das Konfliktpotenzial des Trennungspaares zu erlangen. Hilfreich sind hier die Konfliktdiagnosemodelle von Glasl (1994) oder Alberstötter (2006). Da Konflikte und zeitweise polarisierendes Denken (Schwarz-Weiß-Denken) sowie gegenseitige Schuldzuschreibungen im Scheidungsverlauf normal sind, gilt es herauszufinden, ob dieses Konfliktverhalten nur punktuell oder chronisch zum Muster geworden ist. Hochstrittige oder hoch konflikthafte Eltern streiten dauerhaft, intensiv und verlustreich. »Der anhaltende Konflikt zwischen den Elternteilen, gegenseitiges Misstrauen und Schuldzuweisungen sowie die Einschränkung bzw. Verweigerung elterlicher Kooperation be- oder verhindern, dass Eltern ihre eigentlichen Aufgaben und Pflichten zum Wohl und Schutz der Kinder wahrnehmen können. Der emotionale Hintergrund hochstrittiger Eltern ist meist ausgesprochen komplex. Abwertende und polarisierende Haltungen gegenüber dem anderen Elternteil sind charakteristisch« (Spengler 2006). Emotionale Instabilität, ein narzisstischer Erlebnis- und Verarbeitungsstil, Versagensängste, nicht verarbeitete Enttäuschungen und geringe Stressbewältigungskompetenzen führen oft zu einer extremen Konfliktdynamik. Ein weiteres typisches Merkmal der Hochstrittigkeit ist das Einbeziehen von Dritten (Herkunftsfamilie, Nachbarn, Freunde usw.), die zu Bündnisgenossenschaften verführt oder gedrängt werden. Masheter (1997) fand heraus, dass die Unfähigkeit der Partner, sich voneinander zu lösen, und nicht die empfundene Feindseligkeit das eigentliche Problem ist. Eine nachhaltig starke emotionale Bindung kann zu eskalierenden Scheidungskonflikten und zum sogenannten Elternentfremdungssyndrom (PAS – Parental Alienation Syndrome) führen. Diese Elternpaare sind einer herkömmlichen Trennungs- und Scheidungsberatung schwer zugänglich und werden in der Regel vom

Familiengericht vor einer richterlichen Entscheidung zur Beratung verpflichtet.

Hat das Trennungspaar noch die Hoffnung und das Vertrauen, Spannungen und Konflikte mithilfe eines Dritten lösen zu wollen und zu können, spricht man noch nicht von einem hochstrittigen Beziehungsmuster. Diese Paare können sich – nach einer Phase der Emotionalisierung – wieder vom Konfliktgeschehen distanzieren und in den Dialog zurückkehren. Sie zeichnen sich nach Alberstötter (2006) dadurch aus,

- dass sie wissen, wie wichtig es für die Kinder ist, zu beiden Eltern eine gute Beziehung zu behalten
- dass das Wohl des Kindes trotz aller Differenzen für beide Eltern ein unbestrittener gemeinsamer Nenner und ein Wert an sich ist (ermöglicht, konflikthafte Eigeninteressen zurückzustellen)
- dass die Unterscheidung von Paar- und Elternebene im Denken der Eltern fest verankert ist und immer wieder hergestellt werden kann
- dass sie die Fähigkeit zur Empathie und Selbstregulierung besitzen
- dass sie sozialkompetente, neutrale Dritte miteinbeziehen ohne Anspruch auf Bündnisgenossenschaft.

Mit diesen Paaren ist durchaus im ›normalen‹ Trennungs- und Scheidungssetting zu arbeiten. Manchmal nehmen diese Trennungspaare zusätzlich und kurzfristig Mediation zur Regelung der finanziellen Angelegenheiten oder der Umgangsregelungen in Anspruch. A 3 Seite 287

4.3 Kompetenz und Motivation des Beraters oder Therapeuten

4.3.1 Voraussetzungen

Grundsätzliche Voraussetzung für die Trennungs- und Scheidungsberatung – analog jeder Beratung/Therapie – ist eine wertschätzende, empathische und verlässliche therapeutische Beziehung zu den Klienten. Welche zusätzlichen Erfahrungen, welches Wissen und therapeutisches ›Handwerkszeug‹ braucht der Berater, um sich den vielfältigen Anforderungen der Trennungs- und Scheidungsberatung gewachsen zu fühlen?

Wie in anderen Beratungs- oder Therapiekontexten ist es in der Trennungs- und Scheidungsberatung notwendig, auf unterschiedlichen Ebenen – der affektiven, kognitiven wie auch auf der Ebene des Verhaltens, der Fantasie und Körperwahrnehmung – zu arbeiten. Berater/Therapeuten haben die Aufgabe, die Trennungsbetroffenen bei der Verarbeitung ihrer Affekte zu unterstützen. Dazu sollten sie in der Lage sein, starke Wut, Trauer und Verzweiflung aufzugreifen und für den Klienten handhabbar zu machen (zeitweise müssen sie ›Container-Funktion‹ übernehmen). Narzisstisches Erleben und entsprechendes Verhalten gehören häufig zum Scheidungsprozess dazu, da tiefe Gefühle der Demütigung, Enttäuschung und Ohnmacht beteiligt sind, die das Selbstwerterleben angreifen. So ist es von Vorteil, wenn Berater Erfahrungen im Umgang mit Selbstwertkrisen haben. Menschen mit einem fragilen Selbstwert sind weniger in der Lage, psychische Schmerzen auszuhalten und Verantwortung für ihren Anteil am Scheitern der Beziehung zu übernehmen. Je nach Höhe des Konfliktpotenzials ist diese narzisstische Dynamik in der Beratung allgegenwärtig und kann zu Abbrüchen oder Wechsel von Abbruch und Wiederaufnahme im Beratungsprozess führen.

A 4 Seite 289 Hilfreich für die Arbeit im Trennungs- und Scheidungskontext sind eine ressourcen- und lösungsorientierte Arbeitsweise sowie die Fähigkeit, die psychische Dynamik des Einzelnen, des Paares, das Familiensystem und vor allem sich selber im Blick zu bewahren. Ressourcenorientiert zu arbeiten setzt als Grundhaltung eine entsprechende Wahrnehmung und Denkweise der Beraterin voraus. Neben der Explorierung der Problembereiche haben Berater die Aufgabe, auch die vorhandenen individuellen Kompetenzen und familiären Ressourcen herauszufinden und zu fördern. Gelingt es, das Potenzial des Einzelnen, des Paares und der Familie zu stärken, hilft es den Trennungsbetroffenen, eine Problemüberflutung zu vermeiden (›Problemtrance‹) und Hoffnung zu nähren. Ressourcenaktivierung zieht sich durch den ganzen Beratungsprozess hindurch, sie ist ein Motor für Veränderungen. Erst in zweiter Linie geht es um Techniken und konkrete Handlungsstrategien. Beides geschieht in einer guten Beziehung. Gelingt es Beratern (besonders am Anfang), die Klientenressourcen wahrzunehmen und zu aktivieren, trägt das entscheidend zum Aufbau einer guten Klient-Berater-Beziehung bei. Der Klient kann sich mit seinen Fähigkeiten einbringen und erlebt eine Verstärkung seines Selbstwertgefühls. Er fühlt sich wohl und vom Berater gesehen, was wiederum die Bereitschaft zur Zusammenarbeit fördert. Zusätzlich zu der Förderung der personalen Ressourcen ist es wichtig, »die Betroffenen zu einer bewussteren Auseinandersetzung auch mit den über die familiären Grenzen hinausreichenden sozialen Beziehungen und deren Dynamik anzuregen, sie zu ermutigen, bestehende Bezüge zu intensivieren, neue Kontakte und Beziehungen aufzunehmen oder frühere Bindungen zu reaktivieren« (Lenz 2003, S. 245). Gerade in der Trennungs- und Scheidungsberatung ist es wichtig, die Bereitschaft, auf soziale Netzwerke zurückzugreifen, zu fördern. Es geht darum, die Klienten anzuregen, Unterstützungsmöglichkeiten in ihrem Beziehungssystem bewusster wahrzunehmen und sie zu ermutigen, diese Ressourcen für sich zu mobilisieren.

Da in Trennungsfamilien Gefühle wie Schuld, Kränkung, Gerechtigkeit und Versagen eine große Rolle spielen, brauchen Berater eine allparteiliche Grundhaltung, d. h., der Blick und das Bemühen gelten nicht nur dem anwesenden Klienten, sondern auch den abwesenden Bezugspersonen. Eine wertneutrale Sicht des Beraters bezüglich Scheidung ist eine der wesentlichen Voraussetzungen für eine gelingende Trennungsbegleitung. Wertneutral heißt, Scheidung nicht moralisch zu konnotieren und das Gehen und das Bleiben gleichermaßen zu tolerieren. Trennung ist eine Lösungsmöglichkeit bei Konflikten, und die geschiedene gilt als eine eigenständige Familienform, die nicht an den Normvorgaben der Kernfamilie zu messen ist. »BeraterInnen müssen bereit sein, auch solche Entscheidungen der Ratsuchenden zu respektieren, die nicht ihrer eigenen Wertauffassung entsprechen« (DAKJEF 2001, S. 9). So gibt es in unserer heutigen Gesellschaft einerseits Normen, die sich mehr an der Kontinuität und Genügsamkeit einer Ehe orientieren. Andererseits gibt es Normen, die mehr zum Ausleben von Leidenschaften (auch parallel zur Partnerschaft), die mehr zum Experimentieren, Grenzen überschreiten ermutigen und die Trennung als eine selbstverständliche Wahlmöglichkeit definieren.

Berater und Therapeuten haben die Aufgabe herauszufinden, wie getrennt das Paar wirklich ist, d. h. in welchem Stadium der Trennung und Auflösung der Beziehung es sich befindet, um mit dem Paar die Chancen eines positiven Veränderungsspielraumes gegenüber einer Trennung abzuwägen. Neutral zu bleiben in Bezug auf die Entwicklungsrichtung des Einzelnen oder des Paares heißt auch, sich nicht auf ein bestimmtes Ergebnis festzulegen. Dazu stellen Berater ihr Wissen zum Trennungsgeschehen, ihre Erfahrungen, ihr Verständnis und Einfühlungsvermögen zur Verfügung. Nur die Betroffenen selbst können entscheiden, was sie davon für die Gestaltung ihrer Zukunft brauchen können. Es gilt, die Autonomie des Einzelnen und der Familie zu bewahren. »Als Person autonom sein heißt für mich, für die eigenen Wünsche, Bedürfnisse, Ziele, Schwierigkeiten und Schwächen die Verantwortung zu übernehmen. Im Scheidungsgeschehen bedeutet das herauszufinden, was ich als Einzelner und ehemaliger Partner mit meiner neuen Lebenssituation anstellen will; es bedeutet, Verantwortung zu übernehmen für meinen Anteil an der misslungenen Ehe und ebenso für meinen vergangenen und zukünftigen Anteil an der Elternschaft für die Kinder, die immer ›unsere‹, niemals nur ›meine‹ Kinder sein werden« (Lederle 1997, S. 253).

Bei Bedarf stellen Berater zusätzlich ihr ›Expertenwissen‹ zur Verfügung und vermitteln Informationen z. B. über Trennungsphasen, entwicklungspsychologische Reifungsvorgänge und Schutzfaktoren für die Kinder usw. »Zu einer richtig verstandenen Kundenorientierung (Schweitzer 1995) gehört auch, Kindern und Familien von einer Ich-Position aus Ratschläge zu geben, die sie im Sinne eines ›Empowerment‹ stärken, ihre Belange selbst zu gestalten« (Retzlaff 2006, S. 18). Für eine angemessene Arbeitsweise sind Flexibilität und Strukturierung notwendig. Beides bezieht sich auf die jeweilige Phase im Trennungsprozess, auf die aktuelle Thematik, auf die individuelle psychische Verfassung der Einzelnen und auf den Wechsel von Beziehungs- und Inhaltsebene. In der Trennungsphase ist immer wieder Strukturierung bis hin zu direkten Empfehlungen notwendig, z. B., dass die Kinder über die Trennung klar informiert werden müssen. Anders als gewohnt wird die Beraterin auch ungefragt anregen, dass juristischer Rat eingeholt werden sollte oder welche Konsequenzen überstürzte Entscheidungen haben könnten.

In der Arbeit mit Trennungsfamilien ist die Arbeit auf der Elternebene gleichwertig zu anderen emotionalen Verarbeitungs- und Wandlungsprozessen im Trennungsgeschehen. »Die Reorganisation der Eltern-Kind-Beziehung und der Wahrnehmung der elterlichen Verantwortung hat Vorrang vor oder zumindest Gleichwertigkeit mit der Bearbeitung der Paardynamik, sodass parallel laufend Unterstützung bei der Bewältigung dieser Aufgabenbereiche geleistet werden muss« (Fthenakis 1997, S. 277). So ist der Berater auch immer wieder Anwalt für die Belange des Kindes und sollte das den Eltern auch mitteilen. Er sorgt dafür, dass Kinder und Jugendliche als Betroffene mit in den Beratungsprozess einbezogen werden und dadurch lernen, sich selber zu vertreten oder sich z. B. bei Geschwistern oder im sozialen Nahraum Unterstützung zu holen.

Aufgrund der Komplexität der zu bewältigenden psychischen, körperlichen, kognitiven, sozialen und lebenspraktischen Herausforderungen von Trennungsbetroffenen kann sich der Berater – ähnlich wie die Klienten – von der Wucht der Problematik überfordert fühlen. Er wird auswählen und mit den Klienten Schwerpunkte finden müssen. Der Berater und die Trennungsbetroffenen einigen sich auf die zentralen Themen, sodass die progressiven Anteile im Klienten gefördert werden. Wichtig ist die Möglichkeit, in einem möglichst interdisziplinären Team zu arbeiten, ressourcenorientiert sowie möglichst schulenübergreifend ausgebildet zu sein. Zusätzliches Verständnis und Wissen über die psychische Dynamik des Einzelnen, des Paares und der Familie in den verschiedenen Trennungsphasen, Erfahrungen im Umgang mit starken Emotionen sowie Grundwissen im Scheidungsrecht sind unerlässlich. Voraussetzung für die Arbeit in der Trennungs- und Scheidungsbegleitung ist die Reflexion eigener Trennungserfahrungen und Glückserwartungen sowie Supervision, um das Eigene von dem des Klienten immer wieder zu unterscheiden.

Zusammenfassend erweisen sich folgende Beraterkompetenzen als förderlich:

- auf unterschiedlichen Ebenen arbeiten können
- Erfahrung im Umgang mit Krisen und starken Affekten
- den Einzelnen, das Paar- und Familiensystem, den Prozess und sich selbst im Blick behalten
- psychoanalytisch verstehen, systemisch denken, ressourcen- und lösungsorientiert arbeiten und gestaltende Methoden verwenden
- Allparteilichkeit und Wertneutralität bewahren
- juristisches Grundwissen zum Familienrecht
- Kenntnisse und Erfahrung im Umgang mit Trauerprozessen
- Flexibilität und Strukturierung
- die Belange der Kinder im Blick haben, unabhängig davon, ob die Kinder an Sitzungen teilnehmen oder nicht
- Wissen über Scheidungsfolgen und Bewältigungschancen für Kinder

- familientherapeutische Grundkenntnisse und Erfahrung mit Familiensitzungen
- Bereitschaft zur Teamarbeit und Supervision
- Reflexion der eigenen Trennungserfahrungen und Glückserwartungen in Beziehungen.

4.3.2 Fragen zur Selbstreflexion

Eigene Beziehungs- und Trennungserfahrungen werden in der Arbeit mit Trennungsbetroffenen aktualisiert und fließen (mehr oder weniger unerkannt) in die Beratung mit ein, z. B. in einseitiger Parteinahme, in Rationalisierungen, um eigene, nicht auszuhaltende Gefühle abzuwehren, oder in der Befriedigung unbewusster Wünsche, ein mütterliches oder väterliches Objekt zu sein.

Die folgenden Fragen (Eckert/Weiß 1985, mit eigenen Ergänzungen) regen zur Selbstreflexion an:

1. Kann ich ›innere Trennungen‹ mit meinem Partner zulassen?

- *Darf er ein anderer sein, als ich ihn mir vorgestellt habe?* »Uns gegenseitig auf ein Bild festlegen ist wie vergessen, im Bilderbuch weiterzublättern und auf der ersten Seite kleben bleiben« … »Unterscheidungen nach außen bedingen Einigung nach innen. Ich nehme etwas von dir zurück und füge es in mich ein« (Duss-von Werdt 1984, S. 86/87).
- *Kann ich Distanzierungsphasen ertragen, ohne leblos zu werden, mich im Stich gelassen oder abgelehnt zu fühlen?* »Einigung und Trennung sind die rhythmischen Atemzüge der Beziehung. Wenn eine Beziehung in Atemnot gerät, ist ihr Rhythmus gestört« (Duss-von Werdt 1984, S. 87).
- *Kann mein Partner Kummer haben, ohne dass ich ihn unbedingt aufheitern muss und ohne dass ich selber meine Freude verliere?* »Sich selbst Halt geben bedeutet nicht, mit dem Partner unterzugehen, wenn er oder sie deprimiert, mutlos und hoffnungslos ist« (Schnarch 2006, S. 382).

2. Wie gehe ich mit eigenen Trennungswünschen oder -ambivalenzen um?

- *Kann ich Enttäuschungen an mir und/oder meinem Partner/meiner Partnerin zulassen und damit leben?* »Selbst ein geliebter, rücksichtsvoller Partner wird Sie gelegentlich bitter enttäuschen. Es sind die guten Beziehungen, die einem das Herz brechen. Eine wirklich gute Beziehung bedeutet auch, dass man umso verletzlicher ist, denn man hat besonders viel zu verlieren« … »Ich werde immer Halt in mir selbst finden. Und obwohl ich damit rechne, verletzt zu werden, will ich um der Liebe willen durchhalten« (Schnarch 2006, S. 472/ 447).

- *Habe ich mich schon mal außerhalb meiner Beziehung verliebt und darüber eine Trennung fantasiert?*
- *Was müsste passieren, dass ich ernsthaft eine Trennung in Betracht ziehen würde?*
- *Was wären für mich die größten Hindernisse?*
- *Was wäre für mich das Schlimmste, was das Beste an einer Trennung?*
- *Habe ich die Erfahrung gemacht oder in meiner Fantasie zugelassen, dass mein Partner/meine Partnerin durch Tod aus meinem Leben geht?*

3. Wie haben mich meine eigenen Trennungs-/Scheidungserfahrungen geprägt?

- *Neige ich dazu, Trennungen zu initiieren oder es dem anderen zu überlassen?*
- *Welche Trennungserfahrungen haben mein Leben besonders mitgeprägt?*
- *Was hat mir geholfen, Trennungen zu bewältigen?*
- *Auf welche persönlichen Ressourcen kann ich in Trennungssituationen sicher zurückgreifen?*

4. Wie gehe ich mit Trennungs- und Distanzierungswünschen sowie mit außerehelichen Liebeserlebnissen in unserer Partnerschaft um?

- *Bin ich für absolut offenen, begrenzt offenen oder geheimen Umgang mit Liebesbeziehungen?*
- *Bin ich tief verletzt und halte nun gar nichts mehr von mir (Selbstwertkrise, depressive Reaktion)?*
- *Beschuldige ich den anderen einseitig (Opfer-Täter-Dynamik)?*
- *Breche ich den Kontakt ab und gehe in den Rückzug, oder presche ich nach vorn und neige zu vorschnellen, emotionalen Entscheidungen?*
- *Manipuliere ich den anderen mit Depression, Krankheit, Drohungen oder Allianzen mit den Kindern?*

- *Nutze ich die Krise als Chance zur eigenen Entwicklung und zur Veränderung der Beziehung im Sinne von: ›Wir müssen etwas mit der Krise tun und nicht dagegen‹?* Das bedeutet, »das Minus vom Plus zu trennen und beides miteinander abzuwägen, miteinander – nicht gegeneinander« … es bedeutet auch »das Unterscheiden zwischen dir und mir« (Duss-von Werdt 1984, S. 85).

4.4 Vielfalt im Setting

»Keine standardisierte Therapiemethode, ganz gleich, wie effektiv sie bei bestimmten Problemen ist, kann erfolgreich mit der großen Therapievielfalt umgehen, die ein Therapeut typischerweise geboten bekommt – Flexibilität und Spontaneität sind notwendig, doch muss jeder Therapeut aus seinen eigenen Erfahrungen lernen und wiederholen, was zuvor erfolgreich war. Eine Kombination aus vertrauten und innovativen Techniken erhöht die Erfolgswahrscheinlichkeit« (Haley 1976, S. 9).

Die hier vorgestellten Formen der Trennungs- und Scheidungsberatung entwickelten sich im Beratungsalltag und beruhen größtenteils auf langjährigem Erfahrungswissen (H. Bernhardt, M. Marshall, S. Riedel 1991, Hötker-Ponath 2006, 2008).

Aufgrund der unterschiedlichen Interessen und Bedürfnislagen der Trennungsbetroffenen ist ein differenziertes, vielgestaltetes und flexibles Beratungssetting angezeigt, das entsprechend der Dynamik die unterschiedlichen Subsysteme mit einschließt. Im Sinne des altbewährten Beratungsmottos, den Klienten dort abzuholen, wo er gerade steht, ist es gerade in krisenhaften Trennungszeiten notwendig, kurzfristig und klientzentrierte Beratung anzubieten. Wie folgt beschrieben, können das Einzel-, Paar-, Eltern- oder/und Familiengespräche, aber auch Gruppenangebote sein. Weiterhin gibt es für Trennungsbetroffene in vielen Städten Informationsveranstaltungen, Selbsthilfegruppen, Tren-
(A) 5 nungsgruppen für Kinder, Mediationsangebote (um nur einiges zu
Seite 291 nennen), auf die Berater hinweisen werden.

Die Vielgestaltigkeit im Setting begründet sich:

- in der unterschiedlichen Bedürfnislage der Trennungsbetroffenen
- in den individuellen inneren/äußeren Konflikten und Motivationen der Klienten

- in den jeweiligen besonderen paar- und familiendynamischen Prozessen
- in den unterschiedlichen phasentypischen Bewältigungsanforderungen.
- in den Kompetenzen des Beraters
- in den institutionellen Rahmenbedingungen.

Da das Trennungs- und Scheidungsgeschehen prozesshaft – oft über mehrere Jahre – verläuft, muss der Berater auf die jeweiligen phasenspezifischen inneren und äußeren Anforderungen des Klienten angemessene Angebote machen können. So kann es im Trennungsgeschehen von der Vor- bis zur Nachscheidungsphase zu langwierigen Beratungen mit oder ohne Unterbrechungen kommen. Üblicher sind jedoch kürzere oder punktuelle Beratungen zu speziellen Konflikten oder Bewältigungsanforderungen mit unterschiedlichen Teilnehmern der Trennungsfamilie. Ich halte es für notwendig, je nach Alter der Kinder, der Situation in der Familie und der zu lösenden Probleme Kinder und Jugendliche punktuell zur Beratung der Erwachsenen hinzuzuziehen. Ihre Gedanken, Gefühle, Ängste, Fragen und Bedürfnisse brauchen Raum – Raum, der zu Hause in den Wirren der Trennung oft verloren gegangen ist.

Die nachfolgende Skizze zeigt einen Überblick über die in diesem Buch beschriebenen Beratungsformen und über weitere Unterstützungsmöglichkeiten im Trennungs- und Scheidungsprozess. Die ober-

Beratungsvariationen im Trennungs- und Scheidungsprozess

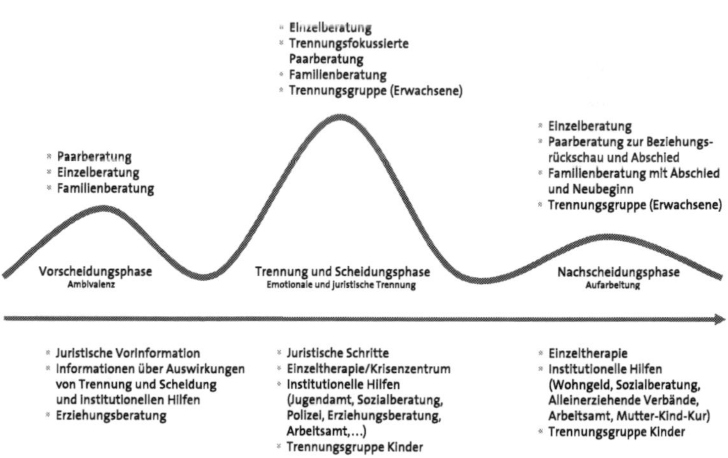

halb der waagerechten Linie genannten Beratungsformen werden im Weiteren beschrieben, die unteren sind notwendige zusätzliche Dienstleistungen, die Trennungsbetroffene in Anspruch nehmen. Dabei ist es für Trennungspaare und -familien durchaus sinnvoll, verschiedene Angebote nacheinander oder auch gleichzeitig wahrzunehmen, um die notwendige Ablösung und Bewältigung zu erreichen.

4.4.1 Einzelsetting

Das Einzelsetting innerhalb der Trennungs- und Scheidungsberatung ergibt sich dann, wenn nur ein Partner die Beratung wünscht. Eine weitere Möglichkeit entsteht, wenn eine Beratung im Paar- oder Familiensetting beginnt und der Berater und das teilnehmende Klientensystem beschließen, für ein bestimmtes Thema oder für eine bestimmte Zeit Einzelsitzungen durchzuführen. So kann es nach Absprache mit den Eltern sinnvoll sein, dass der Berater mit einem Kind oder Jugendlichen allein über dessen Erleben der Trennungssituation spricht. Auf diese Weise ergeben sich entweder dauerhafte oder punktuelle Einzelsitzungen. Wechselt ein Berater von Einzelsitzungen zu Paar- und Familiensitzungen oder umgekehrt, ist sorgfältig auf eine klare und offen kommunizierte Zielsetzung und Themenwahl zu achten, um die Allparteilichkeit zu bewahren. Eine oftmals bessere Alternative ist die kollegiale Kooperation, indem einer die Einzelarbeit und der andere die Paar- und Familiensitzungen übernimmt. Einzelarbeit ist zur Entscheidungsfindung in der Ambivalenzphase, aber auch für die emotionale Verarbeitung und die Bewältigung der Trennungsfolgen angezeigt. Je deutlicher die Trennung voranschreitet, umso mehr Einzel- und umso weniger Paarsitzungen finden statt. Dazu ist es sinnvoll, ganzheitlich auf möglichst allen Ebenen zu arbeiten: der Ebene der Kognitionen, der Emotionen, des Verhaltens sowie des Körpers und der Fantasie.

4.4.2 Paarsetting

Das Paarsetting ist in der Trennungs- und Scheidungsberatung eine wenig kalkulierbare Arbeitsform, da mit der Erhöhung des Konflikt- und Kränkungspotenzials die Abbruchquote steigt. Das Paarsetting ergibt sich, wenn sich aus einer Paarberatung eine Trennungsberatung entwickelt und beide noch punktuelle gemeinsame Sitzungen zur

Bewältigung der Trennungsfolgen wünschen. Dieses ist besonders wichtig, wenn es sich um ein Paar mit Kindern handelt, um beide zu unterstützen, die bestehende Verantwortung als Eltern weiterhin einvernehmlich wahrzunehmen. Erfahrungsgemäß ist diese Kontinuität jedoch eher selten, aber fruchtbar. Eine weitere Variation ergibt sich, wenn aus einer Einzelberatung eine Ambivalenzberatung wird und der zweite Partner hinzukommt, um noch eine andere Lösung als Trennung zu suchen oder um sich mit der Trennung auseinanderzusetzen. Manchmal wird innerhalb einer Familienberatung, die über die Symptomatik eines Kindes beginnt, eine massive Ehekrise deutlich, und dies führt dann zu einer Trennungsberatung. Immer wieder melden sich Paare, die nach der Trennung miteinander einen guten Abschluss für ihre Beziehung suchen. »Interessanterweise beeinflusst die Art der Beziehung, die ein Paar nach der Trennung aufbaut, nicht nur sämtliche Funktionen innerhalb einer Familie, sondern setzt sich auch in später geschlossenen Ehen fort. Eine der wichtigsten Erkenntnisse war, dass Expartner, die freundschaftlich miteinander umgehen, in ihren nachfolgenden Ehen glücklicher waren als feindselige oder unfreundliche Expartner« (Ahrons 1997, S. 289).

Am häufigsten entsteht das Paarsetting innerhalb der Trennungs- und Scheidungsberatung auf der Elternebene, wenn Trennungseltern Unterstützung im veränderten Umgang mit ihren Kindern suchen.

4.4.3 Familiensetting

Familiensitzungen werden in der Trennungs- und Scheidungsberatung eher selten durch das Paar oder die Eltern initiiert. Da die Erwachsenen in ihren inneren und äußeren Anforderungen mit dem Trennenden beschäftigt sind, verlieren sie das Verbindende – ihre Kinder – aus dem Blick. Hier entscheiden die Einstellung, Kompetenz und Rahmenbedingungen des Beraters, ob es für ihn selbstverständlich ist, die Kinder wenigstens zu einer Familiensitzung einzuladen, um weitere Optionen für die Kinder mit den Eltern zu besprechen. Voraussetzung für die Arbeit mit der Trennungsfamilie ist die Bereitschaft aller Beteiligten zu einer Veränderung. In der Regel sind die Kinder und Jugendlichen durchaus bereit, an weiteren Sitzungen oder auch Geschwistersitzungen teilzunehmen, wenn sie feststellen, da ist jemand, der steht hinter mir. Die Kinder können erfahren, dass sie ein Recht darauf haben, wahrgenommen zu werden und eigene Bedürfnisse auch in dieser schwierigen Familiensituation anzumelden. Sie brauchen Unterstützung, um ihre eigenen Ressourcen für die Bewältigung der elterlichen Trennung zu entdecken und zu stärken. Durch die Beteiligung der Kinder an Gesprächen mit den Eltern erleben sich diese wieder wahrgenommen und in ihrem Selbstwertgefühl gestärkt. Schon eine einzige Familiensitzung kann das Verständnis der Eltern für die Bedürfnisse der Kinder und die Geschwistersolidarität stärken. Außerdem können Lösungen erarbeitet werden, die sich konkret auf die Kinder beziehen. Die leidvollen Erfahrungen, die Kinder bei der Trennung ihrer Eltern machen, können durch eine Familienberatung nicht ungeschehen gemacht werden, jedoch bietet sich die Chance, die Ressourcen und Selbstheilungskräfte der Familie zu nutzen und das Leid zu mildern. »Kinder wollen souveräne Eltern, die ihnen Halt und Sicherheit geben. Die Zeit nach der Trennung ist paradoxerweise eine Chance, ihnen zu beweisen, dass Eltern diese Fähigkeit trotz aller Beziehungsunwetter weiterhin besitzen« (Hardych 2006).

BeraterInnen haben aber auch unterschiedliche und ernst zu nehmende Gegengründe, Kinder und Jugendliche mit in die Scheidungsberatung einzubeziehen. Genannt werden öfters: *»zu schwierig, kann ich nicht, kleine Kinder sind oft unruhig, fragen zu direkt, Eltern lassen alles durchgehen, Kinder sind überfordert, fehlende Räumlichkeiten und kindgerechte Umgebung usw.«*. Auch wenn Berater sich entscheiden, die Kinder nicht hinzuzuziehen, können sie die Belange der Kinder im Blick behalten und immer wieder in den Gesprächen mit den Eltern thematisieren. Kontraindiziert ist das Einbeziehen der Kinder, wenn die getrennt lebenden Eltern noch zu sehr emotional verstrickt oder belastet sind, wenn es noch zu viele ungelöste Trennungskonflikte innerer und äußerer Art gibt, wenn Kinder und Jugendliche sich weigern und wenn die Beraterin keinen tragfähigen Kontakt zur Familie aufbauen konnte.

Entscheiden sich Berater für Familiensitzungen, sollten sie sich ihrer fachlichen Kompetenzen, ihres Wissens und ihrer Fähigkeiten, Veränderungen und Entwicklung, bei Familien anzustoßen, bewusst sein. Vorhandene Erfahrungen mit Familiensitzungen sind von Vorteil, da gerade bei Trennungspaaren eine größere Beziehungsdynamik vorhanden ist. Die Beraterin muss wachsam, manchmal direktiv, die Führung in den Gesprächen übernehmen, um auf der Elternebene zu bleiben und die Kinder im Zentrum der Aufmerksamkeit zu behalten. Sie wird ziel- und lösungsorientiert arbeiten, das gesamte System im Blick haben, ihre Allparteilichkeit bewahren und ressourcenorientiert vorgehen. Die Vermittlung von Zuversicht stärkt die Motivation und Veränderungsbereitschaft von Familien. Die verbalen Interventionen sind immer wieder davon geprägt, negative Ziele in positive und Vorwürfe in Wünsche umzuformen und entsprechende Fragetechniken anzuwenden. Wichtig ist, mit Kindern und Jugendlichen altersgemäß sprechen zu können. Es gilt, die Kinder als autonome Gesprächspartner wahrzunehmen. Das setzt »eine offene Aufklärung voraus, die sie in die Lage versetzt, Einsicht in Zusammenhänge zu gewinnen, und ihnen umfassende, verständliche Erläuterungen der Vorgehensweisen und Rahmenbedingungen liefert, die sie in ihren kognitiven und emotionalen Möglichkeiten respektiert und damit mit-entscheidungsfähig macht« (Lenz 2000, S. 777). Neben den verbalen Interventionen sind in der Familienberatung erlebnisorientierte und gestalterische Methoden unabdingbar. Die Beraterin wird sich nicht nur auf die Sprache und den Entwicklungsstand der Kinder und Jugendlichen einstellen, sondern wird ihnen in ihren Interventionen auch andere Ausdrucksmöglichkeiten anbieten. Gemeint sind zum Beispiel: Arbeit mit Bewegung und Entspannung, mit Metaphern und symbolischen Gegenständen, Aktivierung innerer Bilder, Malen, Geschichten, Skulpturarbeit usw. Auch Retzlaff (2002) betont, dass jede gute Familientherapie immer auch spielerische Elemente aufweist. Die Familienmitglieder können ihre kreativen und spielerischen Seiten wiederentdecken und für die Lösung ihrer Probleme nutzen. »So betrachtet kann die Arbeit mit Kindern für (Familien-)Therapeuten eine Chance sein, neben sprachlichen Interventionen auch Spiel, Fantasie und Kreativität in den eigenen Arbeitsstil zu integrieren und eine reichere Palette an Optionen zu nutzen« (Retzlaff 2002, S. 807). Dazu sind entsprechende Räumlichkeiten und verfügbares Material notwendig.

Der Raum muss für Familiensitzungen geeignet sein und auch kleineren Kindern Sitz- und Spielmöglichkeit bieten. Nützlich sind Malutensilien, einfaches Spielzeug, Handpuppen und ein zur Verfügung stehender zweiter Raum für getrennte Aufgaben. Der zweite Raum ist notwendig, um auch aus der Situation heraus mit den Eltern oder Kindern innerhalb der Sitzung allein arbeiten zu können.

4.4.4 Gruppensetting

Das Gruppensetting ermöglicht andere Lern- und Erfahrungsmöglichkeiten als das Einzelsetting. Gemeint sind Gruppenangebote für erwachsene trennungsbetroffene Männer und Frauen. Die Wirksamkeit solcher Gruppen ist bisher noch wenig erforscht (Siewert 1983, Eckert & Weiß 1985) und basiert auf Erfahrungswissen. Die Gruppen finden in der Regel über einen Zeitraum von 10 Sitzungen bis zu einem Jahr oder als Wochenendseminar mit oder ohne Kinder statt. Manche Trennungs- und Scheidungsgruppen betonen den Selbsthilfeaspekt, andere verfolgen therapeutische Ziele. Demnach unterscheiden sich die angesprochene Klientel, die Zielsetzung und Arbeitsweise der Gruppen. Grundsätzlich kann man davon ausgehen, dass längerfristig geplante Gruppen einen therapeutischen Ansatz und kürzere einen edukativen Ansatz verfolgen.

5. Trennung und Scheidung als Prozess

Trennung und Scheidung verlaufen phasenhaft und sind verbunden mit einer Verkettung und Überlagerung vielfältiger Prozesse und Übergänge (Weinmann-Lutz & Lutz 2006). Das Phasenmodell ist als ein Konstrukt zu verstehen, das es zwar in der reinen Form nicht gibt, das jedoch ein besseres Verständnis für den prozessualen Verlauf der Trennungsbewältigung ermöglicht. Weiß der Berater, in welcher Phase sich der Trennungsbetroffene gerade befindet, stellt er sich darauf ein, dass z. B. eine Elternvereinbarung nicht gelingen wird, wenn ein Elternteil noch in der Kränkungswut oder in einer tiefen Resignation steckt.

Die erste Phase, die sogenannte Vorscheidungsphase, dauert von der Ambivalenz bis zur Trennungsentscheidung. Das ist üblicherweise eine Zeit der Unsicherheit und beginnenden inneren und äußeren Frontenbildung. Betroffene berichten, dass sich auch Freunde, Arbeitskollegen und Eltern ebenfalls in zwei Lager aufteilen: Die einen raten zur Trennung, die anderen zur Fortsetzung der Ehe oder Partnerschaft. Der bisherige Schutz der Beziehung und dessen Selbstverständnis bestehen nicht mehr. Ein oder beide Partner haben aufgehört, sich mit der Beziehung zu identifizieren. Bei kürzerer Ehezeit nimmt sie weniger Zeit und Energie in Anspruch als bei langjährigen Beziehungen, besonders dann, wenn Kinder betroffen sind. Um die ursächlichen, aktuellen und zukünftigen Begleiterscheinungen und Bewältigungsaufgaben im Trennungsprozess eines Paares und der Familie umfassend zu verstehen und unterstützen zu können, gehört meines Erachtens die sogenannte Vorscheidungs- oder Ambivalenzphase zur Arbeit der Trennungs- und Scheidungsberatung dazu. Es ist nützlich, wenn der Berater die individuellen Trennungsgründe und das Beziehungs- und Konfliktmuster des Paares kennt, denn »die bis zur Scheidung entstandene Beziehungsgestalt überdauert die Scheidung« (Duss-von Werth 1984, S. 82–84). Gemeint ist damit, dass es bei Ehekrisen in der Regel die wichtigste Arbeit des Beraters ist, das eheliche Projektionssystem (einseitig auf den Partner gerichtete Problemsicht) zu lockern. Die Paardynamik zeichnet sich dann dadurch aus, dass der andere für die gemeinsamen Schwierigkeiten verantwortlich gemacht und die eigene Beteiligung abgelehnt wird. Die eigene Beteiligung am Zusammenspiel wird höchstens reaktiv erlebt. Es entsteht eine Spaltung in Gut und Böse, in Opfer und Täter. Kann das Projektionssystem in der Ambivalenzphase nicht aufgelockert werden, und kommt es zu einer Trennung, bleibt das Muster darüber hinaus erhalten und dient als Abwehr der Wahrnehmung des eigenen Anteils. Daraus ergeben sich oft unerbittliche Trennungskämpfe.

Die Trennungsphase umfasst die Zeit der endgültigen Trennungsentscheidung eines oder beider Partner und die Umsetzung der Trennung (Beginn des Trennungsjahres, Auszug einer der Partner …) bis zur juristischen Scheidung. Die Zeit danach wird als die sogenannte Nachscheidungsphase bezeichnet. Die einzelnen Stadien und die zu leistenden Veränderungs- und Anpassungsaufgaben sind nicht klar voneinander zu trennen. Sie sind fließend, manchmal stockend sowie zeitlich und individuell unterschiedlich. Die emotionale Trennung der Betroffenen gestaltet sich ähnlich wie Trauerprozesse nach dem Tod eines nahestehenden Menschen (Kübler-Ross 1992) und ist doch sehr individuell und nicht gleichzeitig. Jeder Einzelne innerhalb des Familiensystems und jedes System als solches haben eine eigene Entwicklungsdynamik im Trennungsprozess. Deshalb möchte ich noch einmal darauf hinweisen, dass die Beschreibung der einzelnen Phasen mit ihren Verläufen und ihren psychodynamischen und familiendynamischen Entwicklungsprozessen idealtypisch zu verstehen ist. Das Phasenmodell ist nicht eins zu eins übertragbar, weil Menschen unterschiedlich erleben und verarbeiten. Der emotionale Trennungsprozess ist linear beschreibbar, wird jedoch von den Betroffenen zirkulär, d. h. als ein spiralförmiger Verlauf, erlebt. Gerade die zirkuläre Sichtweise hilft dem Berater, sich auf zu erwartende Rückfälle im emotionalen Verarbeitungsprozess einzustellen und die Betroffenen darauf vorzubereiten. Werden bestimmte Reaktionen für wahrscheinlich vorausgesagt, werden sie beim Auftreten eher als normal erlebt.

6. Vorscheidungsphase: von der Ambivalenz zur Trennung

Eine Ent(scheidung) muss her. Nach dem Motto: Muss es sein? Ja, es muss sein. »Aber gerade der Schwache muss stark sein können und weggehen, wenn der Starke zu schwach ist, dem Schwachen ein Unrecht antun zu wollen« (Kundera 2004, S. 71).

Die Vorscheidungs- oder auch Ambivalenzphase kann sich über mehrere Jahre hinziehen. Der Beginn ist meist schleichend und wird in einer fortschreitenden Ehekrise deutlich, in der mindestens ein Partner offene oder verdeckte Trennungsabsichten hegt. Das Leiden aneinander wird größer als das Sichfreuen und Miteinanderwachsen. Die Eheprobleme verfestigen sich, und gegenseitige Angriffe oder/und Rückzug nehmen zu. Es ist eine quälende Zeit zwischen Hoffnung und Resignation. Die ersten Anzeichen einer absterbenden Beziehung sind nicht leicht zu erkennen, denn in allen Ehen gibt es Krisen. So gibt es wenige Verheiratete, die nicht irgendwann einmal an Trennung und Scheidung denken. Die Beziehungsschwierigkeiten können lange verschleiert bleiben, z. B. durch innere und äußere Distanz, durch psychische oder psychosomatische Störungen eines Partners oder/und eines Kindes. Die wenigsten Menschen beenden eine Ehe leichten Herzens. Vielmehr durchleben die meisten zuvor Zeiten zermürbender Unentschlossenheit und des Hin- und Hergerissenseins. Ein Partner oder beide setzen sich mit der Frage auseinander, ob sie zusammenbleiben oder auseinandergehen wollen. Dieser Zustand der quälenden Unentschlossenheit kann sich lange hinziehen oder auch zum Dauerzustand einer Ehe werden. Die Vorscheidungs- und Ambivalenzphase endet, wenn ein Partner sich definitiv trennen will und dem Partner vermittelt: »Meine Beziehung zu dir ist vorbei. Du kannst nichts mehr tun, um mich zurückzuholen.« Für den anderen Partner beginnt häufig erst jetzt die wirkliche Auseinandersetzung mit der bevorstehenden Trennung, da er die Anzeichen der Zerrüttung der Beziehung nicht wahrnehmen wollte oder konnte, besonders dann, wenn eine heimliche Außenbeziehung der Grund zur Trennung ist. Auch, wenn die fortschreitende Krise in der Ehe miteinander kommuniziert wird, sind die wenigsten Paare zur gleichen Zeit am Beziehungsendpunkt angekommen, sodass es neben dem individuell unterschiedlichen Erleben eine Ungleichzeitigkeit im Abschiedsprozess gibt. Die Unterschiede werden besonders spürbar, wenn ein Partner eindeutig die Trennung initiiert und der andere zum ›Erleidenden‹ der Trennung wird. Der trennungsaktive Partner hat sich schon länger offen oder heimlich mit einer möglichen Trennung auseinandergesetzt, Vor- und Nachteile abgewogen, sich mit den Folgen für sich und seine Familie befasst. Er hat begonnen, sich aus der Beziehung zu verabschieden. Der trennungspassive Partner hat sich gar nicht oder eher latent und weniger forcierend mit einer Konfliktlösung durch Trennung beschäftigt. Erst jetzt kann er die Krise nicht mehr verleugnen. »Was dann für den einen Partner ein vermeintlicher Schritt der Befreiung ist, erlebt der andere als einen Schritt der Nötigung. Was der eine für ein Zeichen seiner eigenen Stärke und wachsenden Unabhängigkeit (Autonomie) hält, scheint dem anderen ein Zeichen von Schwäche. Missverständnisse sind hier nicht die Ausnahme, sondern die Regel. Die geführten Gespräche und die sich dabei einstellenden Gefühle, Deutungen und Überlegungen verändern die psychischen Systeme und sind im Grund irreversibel. Oft fügt die verletzende Aufrichtigkeit älteren Verletzungen neue hinzu. Die Trennung durchzuführen wird dann auch für den nicht initiativen Partner eine Frage der Ehre und des Selbstwertgefühls« (Sieder 2008, S. 264). Und doch gibt es genügend Menschen, die auch dann die Trennungsrealität nicht wahrhaben wollen. Es sind gerade die, die sagen, ihre Ehe war gut. In machen Fällen trifft ein Partner innerlich eine Trennungsentscheidung, ohne mit dem anderen darüber zu reden, und verwirklicht die äußere Trennung gleichzeitig mit der Trennungsmitteilung. Dann fühlt sich der plötzlich Verlassene besonders chancenlos und ohnmächtig.

6.1 Psychische Dynamik der betroffenen Erwachsenen

Die psychische Dynamik der Betroffenen ist wie in jeder weiteren Phase individuell und unterschiedlich. Ambivalenzen bedeuten, gleichzeitig positive und negative Gefühle dem anderen gegenüber zu haben. Das gehört zum normalen Beziehungsgeschehen dazu, denn nur positive Gefühle bezogen auf den anderen zu haben oder zu erwarten entspricht einer Illusion und nicht der Realität. Bereits das Kleinkind und auch ältere Kinder müssen sich immer wieder mit ambivalenten Gefühlen ihren Eltern gegenüber auseinandersetzen, indem sie ihre Eltern in ihrer beschützenden und versorgenden Funktion lieben und sie gleichzeitig als verbietende und einengende Instanzen erleben, von denen sich Kinder durch Trotz und Wut abgrenzen müssen (Petri 2005, S. 45).

Treten ambivalente Gefühle bei dem Erwachsenen jedoch dauerhaft und belastend in den Vordergrund des Beziehungserlebens, sind sie meistens mit zunehmender Unzufriedenheit und mit Veränderungs- oder auch Trennungswünschen verbunden. So gilt es für den Betroffenen zu entscheiden, die ambivalenten Gefühle zu ›überhören‹ und zu verdrängen oder sie unausgesprochen für eigene Veränderungsbemühungen in der Partnerschaft zu nutzen. Eine weitere Möglichkeit ist, trennungsambivalente Gefühle vertrauten Menschen oder dem Partner gegenüber auszusprechen und die Krise zu eröffnen. Positive Spannung würde bedeuten, die Krise als Chance zum Aufbruch und zur Erneuerung zu nutzen, wobei das Ergebnis offen ist. Negative innere Spannung entsteht durch die Belastung der Verleugnung oder des Geheimhaltens, durch das innere Hin- und Hergerissensein, durch Zweifel und aufkommende Zukunftsängste. Es entwickelt sich ein Abschiedsprozess auf Raten, und die Gedanken gehen immer mehr in eine vorgestellte getrennte Zukunft. Der Trennungsambivalente betreibt eine ›heimliche Buchführung‹, indem er Beweise und Argumente dafür sammelt, dass seine Trennungsabsicht gerecht und begründet ist. Die Indizien werden beim ›heimlich Ambivalenten‹ jedoch meist erst eröffnet und eingesetzt, wenn die faktische Trennung beginnt (Sieder 2008). Der endgültige Trennungsentschluss braucht meistens den ›Tropfen auf dem heißen Stein‹, sei es eine weitere Enttäuschung, eine plötzlich veränderte Lebenssituation (Tod eines Elternteils, Arbeitslosigkeit …), der Übergang zu einem neuen Lebensabschnitt (runder Geburtstag, Volljährigkeit des jüngsten Kindes, Arbeitsplatzwechsel, Rentenbeginn), um nur einiges zu nennen. In vielen Fällen kommt dann heimlichen Intimpartnern (›Geliebten‹) die Funktion zu, Trennungswillige ›loszueisen‹. »Sie ziehen Projektionen eines künftigen, glücklicheren Paar- und Familienlebens auf sich und geben Mut und Kraft, die Trennung zu initiieren« (Sieder 2008, S. 280). Die unbewusste Inszenierung einer Krise über eine Affäre macht es möglich, die Trennungsschuld zu verlagern. So können nach Aufdeckung einer Außenbeziehung unheilvolle, lang verdeckte gegenseitige Vorwürfe, Kränkungen und Streitereien ›auf den Tisch kommen‹, die letztlich zur Trennung führen. Entweder, der ›betrogene‹ Partner trennt sich ziemlich klar und oftmals schnell, oder er kann seine Kränkung nicht aufgeben und bleibt in der Vorwurfshaltung (Opferposition). Der andere Partner wird früher oder später das Verhalten des ›Betrogenen‹ nicht mehr aushalten und als Sprungbrett zur Trennung nutzen. Es kann aber auch sein, dass ein ambivalenter Partner dauerhaft und unfreiwillig in einer unbefriedigenden oder krankmachenden Beziehung verharrt. Diese Trennungsunfähigkeit kann unterschiedliche psychologische Gründe haben (Stiemerling 2006):

- Unbewusste Schuldgefühls- oder Hassbindung
- Starke Trennungsängste aufgrund unsicherer Bindungserfahrungen
- Wiederholung einer Abhängigkeit aufgrund ungelöster Bindung an die Herkunftsfamilie
- Strukturelle Defizite (wichtige Aspekte des Selbst sind unzureichend ausgebildet und werden vom Partner dringend als Kompensation gebraucht)
- Depressiv strukturierte Persönlichkeit mit aggressiver Gehemmtheit (Anklammerungsbedürfnis)
- Mangel an Gefühlsgewissheit, wie gut oder schlecht die eigene Beziehung ist
- Konservative Einstellung und religiöse Verpflichtung
- Loyalitäts- und Treuebindung.

Die Folgen sind häufig innere Stagnation und Resignation, verbunden mit Antriebslosigkeit und depressivem Reaktionsmuster. Anhaltende verborgene Ambivalenz und Entscheidungsunfähigkeit lähmen vitale Prozesse im Menschen. Längerfristige verborgene, negative innere Spannungen können jedoch auch ein Antrieb sein, das eigene Wohlbefinden wiedererlangen zu wollen und die Beziehung kompromisslos zu beenden, ohne dem anderen und der Beziehung eine Chance zu geben. Das wird vom verlassenen Partner »wie aus heiterem Himmel« und als besonders rücksichtslos und abwertend erlebt.

Das Zerrissensein zwischen der Entscheidung, in der Beziehung zu bleiben oder zu gehen, ist kräftezehrend, denn es ist ja bereits eine Folge von Enttäuschung und Leid, einer Zeit zwischen Hoffen und

Bangen. Werden innere Trennungsambivalenzen mit dem Partner, mit Freunden oder einer Beraterin offen kommuniziert, wird die innere Krise einer Lösung zugänglicher. Ängste und Schuldgefühle treten an die Oberfläche, Verluste und Gewinne werden abgewogen und im besten Fall Verantwortlichkeiten – besonders gegenüber den Kindern – geprüft. Die Betroffenen fragen sich, wie sie und ihre Kinder die Folgen einer Scheidung verkraften würden. Immer wieder tauchen die gleichen Fragen auf: *Wie soll ich mit dem verringerten Einkommen leben? Darf ich dem/der PartnerIn und vor allem den Kindern eine Trennung zumuten? Wie verkrafte ich das Alleinsein? Wo werde ich wohnen? Bei wem werden die Kinder wohnen? Wer ist schuld? Wie komme ich mit dem neuen Status als Geschiedene zurecht? Werde ich wieder einen neuen Partner finden oder für immer allein sein?* Manchmal werden trotz psychologischer Nachteile aufgrund einer Kosten-Nutzen-Rechnung (finanzielle Nachteile, Verschlechterung des Lebensstandards, Kinder oder junges Alter der Kinder oder religiöse/weltanschauliche Gründe) Beziehungen aufrechterhalten (Jellouschek 2006). Das macht für einige Menschen durchaus Sinn, solange die psychische Gesundheit längerfristig nicht beeinträchtigt ist, manchmal auch, um vorschnelle Trennungsentscheidungen zu vermeiden.

Fallvignette:

> Frau und Herr A hoffen mit einer Paarberatung ihre gemeinsame Beziehung zu stabilisieren. Herr A steigt nach kurzer Zeit aus der Beratung aus. Er sehe nicht, was er verändern solle, da seine Frau die ›Unzufriedene‹ sei. Frau A ist enttäuscht, arbeitet weiter an der Veränderung ihrer Beziehung zu ihrem Mann und steckt viel Kraft in das Gemeinsame. Für andere und für das Gemeinsame zu sorgen ist ihr vertrauter, als für sich selber zu sorgen. Indem ihr das bewusster wird, beginnt sie ihre Kraft in ihre persönliche Autonomieentwicklung zu investieren und gerät zunehmend in eine Ambivalenzkrise. Nach einer längeren Zeit der Arbeit an ihren Ambivalenzen und Hintergrundängsten im Zusammenhang mit ihren Verlusterfahrungen in der Kindheit (Trennung der Eltern) folgt eine Phase der Stagnation und leichter depressiver Entwicklung. Sie entscheidet sich, in der Ehe zu bleiben, da sie in der Beziehung für sich Entwicklungsspielräume entdeckt hat (Neuverteilung der Aufgaben im Haushalt nach der Berentung des Mannes, eigene Freunde, Kursbesuche, allein Urlaub machen). Der Preis, die

Sicherheit einer langjährigen und vertrauten – wenn auch nicht wirklich glücklichen – Beziehung für eine unsichere Zukunft im Alter aufzugeben, erscheint ihr zu hoch.

Befindet sich ein Partner in einer trennungsambivalenten Entwicklung im Austausch mit dem anderen, kann es zu einer vorübergehenden oder auch ernsthaften Beziehungskrise führen. Hat das Paar genügend ›Beziehungsressourcen‹ und ausreichend gemeinsame Visionen und Ziele für eine Zukunft miteinander, kann sich die Trennungsambivalenz in eine Entscheidung für eine positiv veränderungsoffene Beziehung wenden. Es kann aber auch sein, dass ausgesprochene Trennungsfantasien des einen für den anderen so verletzend sind, dass dieser sich gekränkt zurückzieht, klammert oder sich so destruktiv verhält, dass der Trennungsambivalente sich bestätigt fühlt und zur Trennungsentscheidung findet. So ist die Krise für den einen als Chance vertan, für den anderen ›das Tor‹ zur Trennungsentscheidung.

Letztlich seien noch die Beziehungspartner genannt, die ihre Beziehungsambivalenz als Trennungsdrohung verwenden. Das kann aus einer Position der erlebten Hilflosigkeit, positive Veränderungen in der Beziehung zu bewirken, aber auch aus einer Position der Macht heraus geschehen, um den anderen zu kontrollieren und Veränderungen zu vermeiden. Macht bedeutet nicht Stärke. Stärke bedeutet nicht nur durchhalten, kämpfen, sich nicht unterkriegen lassen, sondern auch loslassen, aufgeben, scheitern. So gilt es, sich mit dem eigenen Scheitern auseinanderzusetzen und sich mit aller Klarheit einzugestehen, dass ein weiterer Kampf um die Beziehung aussichtslos ist – nach dem Motto von Irmela Brender: »Aber lieber wollte ich ein Versager sein als weiter unglücklich« (Brender 1984, S. 120).

6.2 Beziehungsdynamik des Paares

»Die sozial-sexuelle Bindung des heterosexuellen Paares lockert sich durch die schleichende oder abrupte ›Entleibung‹, verbunden mit der ›Abwertung‹ der anderen Person und zum Teil auch der eigenen Person, der intimen Beziehung und manchmal auch des gesamten Familienlebens. Fast immer gehen damit wechselseitige psychische Verletzungen, manchmal auch physische Verletzungen, psychosomatisches

Leiden und Erkrankungen einher. Dieser erste Teilprozess wird in der Regel von einem Akteur initiiert und vom anderen zunächst gar nicht wahrgenommen, dann eher passiv hingenommen und erlitten, oft auch vergeblich abgewehrt. Eher selten deuten, erleben und handeln die Noch-Partner in der Phase der Entliebung weitgehend simultan, synchron und übereinstimmend« (Sieder 2008, S. 245).

Es wird deutlich, dass der Trennungsprozess für das Paarsystem schon lange begonnen hat, bevor es zum eigentlichen Trennungsvollzug kommt. Zunächst werden Konflikte und Enttäuschungen in Beziehungen häufig verleugnet, sodass ein zerbrechliches Gleichgewicht aufrechterhalten werden kann. Sprechen die Partner ihre Gefühle, ihre Enttäuschungen und Trennungsambivalenzen – mit oder ohne professionelle Hilfe – offen an, können Veränderungsspielräume entdeckt werden, und die Beziehung kann sich restabilisieren. Voraussetzung dazu sind ein ›wirkliches Interesse‹ (Liebe?) aneinander, eine eigene Veränderungsbereitschaft, eine gemeinsame ehrliche Bilanz der bisherigen Beziehung, eine Aufarbeitung möglicher bestehender Kränkungen sowie ausreichend gemeinsame Visionen und Ziele für eine weitere gemeinsame Zukunft. Besteht in dieser Phase noch die Bereitschaft des Paares oder des trennungsambivalenten Partners, ehrlich hinzuschauen, wird oft deutlich, dass es nicht um äußere, sondern um innere Trennungen und um Rücknahme gegenseitiger Projektionen geht. Besteht die Bereitschaft nicht mehr, tauchen vermehrt Streitigkeiten auf, und/oder ein emotionaler Rückzug sowie die Vermeidung von Intimität und Sexualität sind die Folgen. Wer wird jetzt zuerst die Trennungsentscheidung fällen? Wartet jeder auf die Entscheidung des anderen?

Manche Paare bleiben über unlösbare Konflikte und unbewusste Kollusionen im Streit oder in der Verweigerung dauerhaft verbunden. Nicht selten werden die eigenen inneren Trennungsambivalenzen verdrängt und unbewusst an den Partner delegiert. Der eine Partner übernimmt unbewusst die Position der ›Progression‹ (der scheinbare Trennungsaktive), der andere die der ›Regression‹ (scheinbare Trennungspassive). So kann ein Scheingleichgewicht entstehen, indem der eine genauso stark aus der Beziehung herausdrängt wie der andere festhält. In festgefahrenen langjährigen Beziehungen können so die Rollen hin und her wechseln und zu einer pathologischen Stagnation führen. Dieselben dysfunktionalen Interaktionsmuster wiederholen sich in einer rigiden Weise, ohne dass Veränderungen möglich sind.

Lösungsversuche werden entweder nicht ernsthaft in Angriff genommen oder gegenseitig ausgehebelt (besonders bei zwangsneurotischen Kollusionen, Willi 1981). Auf die Dauer kann es zu heftigen Gefühlsschwankungen für und gegen den Partner kommen. Wünsche nach Nähe wechseln ab mit innerer Distanz und Kälte. Resignative Enttäuschung und eine chronische Konfliktspannung breiten sich aus. Die Unfähigkeit zu entscheiden kann zu einer Dauerdefensive führen. Einsamkeit und innere Verlassenheit, Zweifel an der eigenen Attraktivität und Beziehungsfähigkeit breiten sich aus und vermindern die Selbstakzeptanz. Die Betroffenen fühlen sich wie ausgebrannt und leer zwischen Hoffen und Aufgeben. Nicht selten zeigen sich bei diesen Paaren depressive Reaktionsmuster oder Suchtprobleme. Es entsteht ein Gefühl der Stagnation und Aussichtslosigkeit. Befindet sich eine Beziehung in diesem Stadium, wirkt das Paar wie von einem Schleier der Resignation umhüllt – noch zusammen, aber innerlich weit entfernt. So verharrt das Paar in einer quälenden Ambivalenz. Hier ist das unbewusste Zusammenspiel des Paares zum Gefängnis geworden. »Der eine Partner formuliert die Emanzipationsbestrebungen und der andere den beharrenden Aspekt gemäß ursprünglichem Liebesvertrag. Der eine zieht nach vorne, der andere nach hinten, die Entfaltung der Beziehung bleibt blockiert« (Willi 1982, S. 37). Dieser Zustand kann unterschiedlich lange andauern und wird, ähnlich wie oben erwähnt, oft durch Eintritt eines Ereignisses oder eines Dritten von außen beendet. Ereignisse können der Auszug der Kinder, Trennungen im Freundeskreis, ein/e Geliebte/r oder auch eine Paartherapie sein.

Wie oben beschrieben, wird eine Trennungsentscheidung nicht nur von der bewussten, sondern auch von der unbewussten Ebene genährt oder verhindert. So wie bei der Partnerwahl das Ausmaß unbewusster Ängste und deren Abwehrstrukturen eine große Rolle spielt, so auch bei einer Trennung. »Was eine Frau und einen Mann einmal zusammenführte, kann später ein Grund ihrer Scheidung werden« (Duss-von Werdt 1984, S. 82). Ist das Paar in einem neurotischen Paarkonflikt verstrickt, wiederholt es sich in ständigen destruktiven und irrationalen Lösungsversuchen. Neurotisch meint, dass die Partner an unbewusste Konfliktsituationen der Kindheit innerlich fixiert geblieben sind und demzufolge Differenzen nicht zielgerichtet und sachbezogen miteinander bewältigen können. »Zu einer Paarkollusion kommt es erst, wenn gleichartige neurotische Beziehungsbereitschaften beider Partner in

Resonanzschwingung geraten« (Willi 1981, S. 184). Beide hoffen unbewusst, vom anderen »voll akzeptiert, idealisiert und von bisherigen Beziehungsängsten erlöst zu werden. Diese Erwartungen gehören zu den stärksten Motivationen zu Bildung und Ausgestaltung einer Paarbeziehung« (Willi 1981, S. 185). Dahinter verbirgt sich jedoch schon der Konflikt, der zur Trennung führen kann, denn je größer die Bereiche sind, die ein Partner vom eigenen Selbst sowie von der eigenen Verhaltensmöglichkeit ausklammert und stellvertretend vom anderen übernommen werden muss, umso labiler sind das eigene Selbst und die Beziehung. Gelingt es dem Paar nicht, die eigenen, an den Partner delegierten Anteile wieder zurückzunehmen, d. h. sich mit den eigenen verdrängten Persönlichkeitsanteilen und denen des Partners auseinanderzusetzen (Paartherapie), wird das Fehlverhalten des einen zum Alibi für das Fehlverhalten des anderen. »Ich bin nur so, weil du so bist. Wenn du anders wärest, wäre ich auch anders« (Willi 1981, S. 185). Auf diese Weise halten sich die Partner im kollusiven Interaktionszirkel gefangen, oft über die Scheidung hinaus. Sodass Duss-von Werdt fragt: »Wie geschieden sind die Geschiedenen? … Es ist das Konflikthafte, das, woran die Ehe scheitert, was oft die Scheidung überlebt. Und so scheitert auch die Scheidung« (Duss-von Werdt 1984, S. 82). Gerade neurotisch verstrickte Paare bleiben lange in der Ambivalenz oder in heftigen Scheidungs- und Nachscheidungskonflikten gefangen. Denn ist ein Partner zur Stabilisierung seines Selbstwertgefühls oder zur Befriedigung grundlegender Bedürfnisse angewiesen, wird er nicht bereit sein, ihn aus der Beziehung (Kollusion) zu entlassen und mehr und mehr unbewusste Trennungsängste entwickeln. Durch die Angst, verlassen zu werden, ist sein narzisstisches Gleichgewicht bedroht. »Die Formel für die innere Bedrohung heißt: ›Ich bin nicht wert, dass er/sie bei mir bleibt.‹ Die Formel für die äußere Bedrohung lautet: ›Du bist nicht wert, dass ich bei dir bleibe.‹ Dabei verstärkt die äußere Entwertung die innere Selbstentwertung« (Petri 2005, S. 47). Ein relativ selbstsicherer Partner würde sich gegen eine Abwertung durch den Partner wehren und sich nicht in seiner ganzen Person infrage stellen lassen. Ein Partner, der ohnehin von ständigen Selbstzweifeln geplagt wird, provoziert nicht selten die Trennungstendenzen des anderen. »In diesem Fall bedingt die innere Selbstentwertung die äußere Trennung mit; dies trifft vor allem dann zu, wenn der andere an einer gleichberechtigten und selbstsicheren Beziehung interessiert ist« (Petri 2005, S. 48).

Hier kann es wiederum zu verstrickten Trennungsprozessen kommen, indem der trennungsängstliche Partner in regressiver Weise an der Beziehung festhält, das Ende der Beziehung verleugnet bis hin zur psychischen Dekompensation und direkten oder indirekten Suizidandrohungen. Es entsteht eine Opfer-Täter-Dynamik, und der andere gerät enorm unter Druck, die Beziehung zu verlassen. Für den Trennungsaktiven kann sich die Alternative ergeben, entweder weiterhin unglücklich verheiratet und möglicherweise zu erkranken oder die Trennungsverantwortung zu übernehmen und gesund, aber geschieden zu sein.

Eine andere Reaktion auf die unbewusste Angst vor Trennung kann die ›Flucht nach vorne‹ sein, das prophylaktische Verlassen des Partners nach dem Motto: ›Um nicht selbst verlassen zu werden, ergreife ich die Initiative und verlasse dich.‹ So kann die unerträgliche, meist unbewusste Angst, verlassen zu werden, mit einem eigenen Trennungsschritt (oft mit Rückendeckung durch einen neuen Liebespartner) gebannt werden. Häufig wissen beide, dass ihre Beziehung vorbei ist, jedoch will keiner die Verantwortung für den Trennungsschritt übernehmen. Die ›Schuld‹ für das Scheitern der Beziehung wird in dieser Zeit fast ausnahmslos beim anderen gesehen. Das stärkt das angegriffene Selbstwertgefühl und erhält die aggressiven Anteile, die notwendig sind, um sich vom anderen zu lösen.

Stehen ständige Streitigkeiten im Vordergrund, ist in der Regel eine Negativschleife in der Kommunikation entstanden, die sich immer wieder selbst bestätigt. Dauerstreit fördert die negativen Persönlichkeitseigenschaften ans Tageslicht: Vorwürfe, Schuldzuschreibungen, aggressive Gespanntheit, Abwertungen bis zu psychischer und körperlicher Gewalt. Der Stresspegel ist permanent hoch und verstärkt die Ambivalenz meist eines Partners in Richtung innerem und äußerem Abstand. In dieser Phase der Trennungsentwicklung, in der sich die Partner immer mehr voneinander entfremden oder sich nur noch offen oder verdeckt ›bekriegen‹, hören sie auf, einander zu vertrauen. Sie begeben sich auf die Suche nach Verbündeten bei Freunden, Eltern, Therapeuten und oft auch bei den Kindern. Es scheint so, als ob sie sich rüsten für das, was auf sie zukommt. Wissen beide Partner von der Trennungsambivalenz des anderen, tauschen sich aber nicht mehr darüber aus, sind die Auseinandersetzungen schon weniger konflikthaft und entwertend, da eine gewisse Übereinkunft in der Einschätzung der Beziehungskrise besteht. So geht der Blick immer mehr in Richtung

Trennung und zu den Folgen für die Zukunft. Folglich bleiben wesentliche, auf den Partner gerichtete Bedürfnisse nach Zuwendung, Zärtlichkeit, Wertschätzung, Akzeptanz der Unterschiedlichkeit und emotionalen Austausch chronisch unbefriedigt. »Wenn ein Weg verschüttet ist, wird ein anderer sichtbar und wichtig. Indem ein nicht erreichbares Ziel aufgegeben wird, bleibt die Person in einer Vorwärtsbewegung. Das Leben hat weiterhin Sinn. Die Bereitschaft, einen Wechsel vorzunehmen, wenn die Umstände es erfordern, ist eine wichtige menschliche Stärke« (Carver und Scheier 2003, in: Nuber 2004, S. 23).

6.3 Familiendynamik und Erleben der Kinder

Ein Brief an die Mutter *(Aus: Lena auf dem Dach von Peter Härtling)*

Hallo Mam,
du kannst meinen Brief auch Pap zeigen. Er ist aber an dich. Vielleicht werde ich gar nicht fertig mit ihm. Dann kriegst du ihn nicht.

O Mam. Dauernd kracht ihr euch. Ich finde es grässlich, wenn Pap schreit, dass er dich hasst. Und du ihm seine Trine vorwirfst, die wir überhaupt nicht kennen, zu der er aber immer fährt.

Dabei tut ihr so, als gibt es mich und Lars nicht. Wir sind doch eure Kinder.

Ich werde nicht fertig mit dem Brief. Heute fange ich wieder an. Es ist zwei Tage her. Ich hab ihn eineinhalb Seiten voll geschrieben und dir noch nicht gesagt, was Lars und ich wissen. Ihr wollt euch scheiden lassen. Warum sagst du uns nichts davon, Mam? Bedeuten wir Kinder gar nichts mehr für euch? Wenn ihr so weitermacht, kriegt ihr es mit dem Gericht zu tun oder mit dem Jugendamt. Ihr müsst euch um uns kümmern! Weil es ein Wort gibt, das ziemlich wichtig klingt: Kindeswohl.

Wie beschrieben, pendeln die sich in der Ambivalenz befindlichen Erwachsenen in ihren Gedanken und Gefühlen hin und her und sind oft emotional wenig verfügbar für die Kinder. Das Familienklima ist geprägt von Schweigen, Rückzug und Vereinzelung oder von Dauerspannung und explosiver Gereiztheit. Die Kinder stehen mittendrin und werden häufig Zeugen von heftigen Streitigkeiten oder sprachlosen Rückzügen der Eltern. Sie werden nicht ausreichend in ihren ureigensten Bedürfnissen nach Kontakt, Schutz und Sicherheit wahrgenommen. Dadurch werden sie verunsichert und entwickeln Ängste, dass die Eltern sich trennen könnten und sie selber verlassen werden. So versuchen sie herauszufinden, was mit den Eltern los ist. Sie beobachten und lauschen. Machen die Eltern den Kindern eine heile Welt vor, können sie ihren eigenen Beobachtungen nicht mehr trauen. Sie bringen das, was ihnen gesagt wird, nicht mehr mit dem, was sie selber hören und sehen, unter einen Hut. Doch Kinder hören und sehen gut. In der Regel wissen sie viel besser Bescheid, als ihre Eltern es für möglich halten. Sie können ihrem Wissen aber keine richtige Deutung geben und sind in Gefahr, Symptome zu entwickeln.

Wohl aus einer unbewussten Überzeugung, den Eltern zu helfen, richtet ein Kind über die Entwicklung von Symptomen die Aufmerksamkeit auf sich. Die Trennungsambivalenzen eines oder beider Elternteile können so vorübergehend oder längerfristig durch die Symptome eines Kindes überlagert und verdrängt werden. Familientherapeuten wissen, dass ein großer Teil der als ›Indexpatienten‹ vorgestellten Kinder/Jugendlichen verdeckte Ambivalenz- oder Trennungskonflikte der Eltern auf den Tisch bringen. »Erstaunlich dabei ist, wie früh Kinder/Jugendliche eine anstehende Trennung/Scheidung in ihrem Verhalten signalisieren, obwohl dies davon betroffenen Paaren/Eltern noch gar nicht bewusst ist« (Voß 1991, S. 158). Über die Symptome des Kindes müssen sich die Eltern nicht mehr mit ihrem Ehekonflikt auseinandersetzen, obwohl jeder in der Familie unausgesprochen weiß, dass der ureigenste Konflikt zwischen den Eltern liegt. Es besteht jedoch eine heimliche Übereinkunft in der Familie, dass das Austragen dieses Konfliktes die Eltern überfordert (Willi 1981).

Zudem spüren die Kinder, dass sie für die gemeinsame Lebensplanung der Eltern immer weniger Bedeutung haben – ganz im Gegensatz zu früheren Zeiten. So kann daraus für die Kinder eine weitere Funktionalisierung im Familiensystem entstehen: Sie werden jetzt nicht nur als Symptomträger ›gebraucht‹, um einen offenen elterlichen Konflikt zu vermeiden, sondern auch zur »Separation und Aufrechterhaltung der Spaltung in der Ehe« (Bauers 1997, S. 43). Die Folge ist, dass sich über die Generationsgrenzen hinweg neue Paarkonstellationen zusammenfinden. Es können zum Beispiel Koalitionen entstehen zwischen Vater/Kind und Mutter/Kind oder zwischen einem Elternteil und einem/allen Kind/ern und der andere (oft der Vater) wird ausgeschlossen. So besteht die Gefahr, dass sie schon in der beginnenden

Ehekrise zu Ersatzpartnern eines Elternteils werden oder/und fürsorgliche Aufgaben für die Eltern übernehmen (Parentifizierung). Kinder bemühen sich aus einem unbewussten Bedürfnis heraus um die Rettung der Ehe ihrer Eltern und um die Wiederherstellung des eigenen psychischen Gleichgewichts. Haben die Eltern oder ein Elternteil vorher oder in dieser Zeit dem Kind die Botschaft gegeben, dass sie es sich ja nur um des Kindes wegen so schwer mit der Entscheidung machen, verstärkt sich in dem Kind das Gefühl, dass es selber die Eltern zusammenhält. Trennen sich dann die Eltern, könnte das Kind zu der Annahme kommen, dass ihm die Aufgabe, die Eltern zusammenzuhalten, nicht gelungen ist. Es wird sich unbewusst für das Scheitern der Eltern verantwortlich machen und Schuldgefühle entwickeln.

Während die eine Gruppe Kinder mit Symptomen oder mit verstärktem Zorn und Aggressionen reagieren, ziehen sich die anderen in ihrer Not, nicht die eigenen Bedürfnisse und Entwicklungsaufgaben leben zu können, zurück. Eine dritte Gruppe gibt sich als pseudoerwachsen und angepasst nach dem Motto: »Die Dinge sind schon schlimm genug, also muss ich mich so verhalten, dass sie durch mich nicht noch schlimmer werden.«

Auch wenn die Trennung unwiderruflich ist, werden Kinder von den Eltern oft lange Zeit im Ungewissen gelassen. Dadurch werden die Kinder zusätzlich verunsichert und im Vertrauen zu den Eltern geschwächt.

7. Konsequenzen für die Beratung

Ambivalenzberatung beginnt dann, wenn die Trennungsfantasien des Einzelnen oder des Paares beständiger und deutlicher ans ›Licht drängen‹ und kommunizierbar geworden sind. Entweder entwickelt sich aus einer Einzel-, Paar- oder Familienberatung eine Ambivalenzberatung, oder Klienten kommen in die Beratung mit dem Wunsch, ihre Beziehungsambivalenz zu klären, um zu einer Entscheidung zu finden. Im ersten Fall ist es wichtig, den Übergang zur Ambivalenzberatung mit dem Klientensystem zu kommunizieren und somit einen neuen Beratungsfokus zu ›markieren‹.

7.1 Paarberatung

Wird in dieser Zeit Paarberatung in Anspruch genommen, ist es oft zäh und mühsam, da meistens ein Partner innerlich bereits ›gekündigt‹ hat und oft nur scheinbar ›alles versuchen möchte‹. Droht ein Partner dem anderen im Affekt mit Trennung und kann die Beraterin in diesem eher hilflosen Versuch noch Veränderungschancen beim Paar erkennen, kann sie mit dem Paar eine Vereinbarung treffen, für eine bestimmte Zeit (ca. sechs Monate) auf eine gegenseitige Trennungsentscheidung zu verzichten, um der Paarentwicklung eine Chance zu geben. Damit nimmt sie der wiederholten Trennungsdrohung die Funktion und kann einen offeneren Austausch anregen. Die Beraterin wird darauf achten, dass die Gefühle, die zwischen den Partnern stehen, nicht beiseite geschoben werden. »Sie wird versuchen, die Gesprächssituation so zu gestalten, dass sich das Gesichtsfeld des Paares erweitert und neue Informationen übereinander möglich werden (Arbeit an biografischen Lebensthemen, an der Paargeschichte und den Projektionen). Werden die Trennungsgedanken deutlicher, ist es notwendig, das Empfinden ›uns trennt etwas‹ zuzulassen und anzuschauen« (Koschorke 2003, S. 88).

Das bedeutet (Bernhardt u. a. 1991):

- die Aufmerksamkeit vom Partner weg auf die eigene Person (eigenen Anteil), auf die Erwartungen an den Partner und die Partnerschaft, auf die Partnerwahl und die damit verbundenen Erwartungen sowie auf die biografische Vergangenheit zu verlagern
- Erarbeitung der Unterscheidung von Trennungsabsichten und Veränderungswünschen, von Trennungsabsichten und Entlastungsbedürfnissen sowie von Trennungsabsichten und Distanzierungswünschen, d. h. von äußerem und innerem Abstand.

Wie bereits beschrieben, zeigt sich die Trennungsambivalenz eines Paares oft in Form einer Polarisierung: Der eine übernimmt die Trennungsposition, der andere die Bindungsposition. Bindungsgefühle werden dann besonders aktiviert, wenn Trennung droht. Die schwierige Aufgabe der Beraterin besteht wiederum darin, die Polarisierung bewusst zu machen und zu lockern: *»Ich habe verstanden, dass Sie, Herr A, auf jeden Fall die Ehe fortsetzen wollen und Sie, Frau A, die Trennung wollen. Ich erlebe es öfter, dass Partner bei Trennungsauseinandersetzungen ganz auf die eine Seite rutschen und sich nur noch mit dieser Seite gefühlsmäßig und gedanklich verbinden. Ich vermute, dass es Momente gibt oder gegeben hat, wo es anders war, wo Sie beides, das Trennende und das Verbindende, spüren konnten. Ist das so?«*

Meistens kommt mit dem Trennenden die noch bestehende Verbindung des Paares zum Vorschein. Genau zu fragen, ermöglicht dem Einzelnen oder dem Paar genau hinzuschauen. Negative Gefühle, Polarisierungen, Unterschiede, Verletzungen brauchen Raum. Fragen wie: *»Will ich mich von einem unerträglichen Zustand oder von meinem Partner trennen?«* oder *»Vermeide ich mit der Trennung einen notwendigen Entwicklungsschritt innerhalb der Beziehung in Richtung Autonomie?« »Was bedeutet eine Trennung für mich und meine Kinder?« »Folge ich bestimmten Trennungsmustern in meiner Herkunftsfamilie?« »Habe ich mehr Angst davor, mich zu lösen und auch Wertvolles aufzugeben, oder habe ich mehr Angst vor dem Neuen und der ungewissen Zukunft?«*

Aufkommende Zweifel und Befürchtungen zeigen auf verschiedenen Ebenen:

- psychisch (Ängste vor Trauer, Scheitern, Schuldgefühlen, Einsamkeit, mangelnde Autonomie, Beziehungsunfähigkeit…)

- moralisch (Treueversprechen, dem eigenen Anspruch nicht zu genügen, den Kindern eine ungezwungene Kindheit zerstören …)
- materiell (finanzielle Befürchtungen, berufliche Veränderungen, Verschlechterung des Lebensstandards …)
- rechtlich (juristische Unkenntnisse, Gefahr der gerichtlichen Auseinandersetzung …).

Kann das gegenseitige Projektionssystem nicht verändert werden und verschwinden die positiven Gefühle zueinander immer deutlicher, wird das Ende der Beziehung spürbarer und jeder Partner beschäftigt sich mehr mit dem Trennenden als mit dem, was noch verbindet. Manche Paare probieren so verstärkt das Trennende aus und können darin unterstützt werden, indem sie sich für eine bestimmte Zeit oder für bestimmte Tätigkeiten verabreden, getrennt zu leben (›Trennung auf Zeit‹).

Fallvignette:

Frau M ist 53 Jahre alt und hat mit ihrem Mann zwei erwachsene Kinder. Sie ist 27 Jahre lang verheiratet, lebt seit einem Monat von ihrem Mann getrennt. Nach dem Auszug ihres letzten erwachsenen Kindes verschlechtert sich nach ihren Aussagen die eheliche Beziehung zu einer »bedeutungslosen Zweckgemeinschaft«. Sie suche Beratung auf, um sich über die Fortsetzung ihrer Ehe oder über eine Trennung klar zu werden. Um auch einer möglichen Entscheidung für die Beziehung Raum zu geben, ist sie nach anfänglichem Zögern einverstanden, ihren Mann zu einigen gemeinsamen Beratungsstunden einzuladen. Herr M ist zu keiner Paarberatung bereit, da er die Unzufriedenheit seiner Frau für eine vorübergehende Laune hält und ihr ja schon »das befristete Alleinwohnen gestatte, um ihr die Flausen aus dem Kopf zu vertreiben, da sie früher auch nicht geklagt habe«. Frau M glaubt anfangs an die heilende Wirkung einer befristeten Trennung, da sie vor der Ehe nie allein gelebt hat. Zunehmend entdeckt sie bisher ungelebte Seiten an sich. Sie entwickelt Freude an neuen eigenen Kontakten und belebt frühere Hobbys (Chorsingen). Eine verantwortungsvolle und befriedigende berufliche Tätigkeit trägt zur Stärkung ihres Selbstwertgefühls und ihrer Autonomieentwicklung bei. Ihre Trennungsambivalenz wird für sie deutlicher spürbar, und sie verlängert zum Ärger des Mannes die Auszeit von ihrer Beziehung auf ein Jahr. Ihr Mann versucht vergeblich, sie in das gemeinsame Haus zurückzuholen, wird zunehmend verunsichert und sucht einen Paartherapeuten auf, um seiner Frau eine gemeinsame Therapie vorzuschlagen. Jetzt lehnt Frau M Paartherapie ab, da sie Zeit brauche, für sich selber eine Entscheidung zu finden. Nach einer zunächst euphorisch erlebten »Freiheit« durch die befristete Trennung tauchen bald Schuldgefühle ihrem Mann gegenüber auf, ihn »so hängen zu lassen«. Meine Frage, wie es umgekehrt für sie wäre, ob sie mit einem Partner zusammenleben möchte, der ständig unzufrieden und unglücklich ist, beantwortet sie mit einem klaren Nein. Auch meine Fragen, wie ihr Mann die Trennung ›überleben‹ würde und welche Entwicklungschancen für ihn denkbar wären, beschäftigen sie intensiv. Indem die Schuldgefühle sich relativieren, verstärken sich ihre Ängste vor dem Alleinleben mit allen Konsequenzen. Eine Zeit lang halten sich Schuldgefühle und Ängste vor dem Alleinsein die Waage und blockieren jegliche Entscheidung. Nach einer Phase der Auseinandersetzung mit ihren Schuldgefühlen, die mit Rückkehrtendenzen in die Beziehung verbunden ist, wird ihr klar, dass sie nicht mehr durch Gefühle und Beziehungswünsche an ihren Mann, sondern durch massive Ängste vor dem Alleinsein in ihrer Entscheidung, sich zu trennen, blockiert ist. Diese Ängste, die auch zunehmend in ihren Träumen auftauchen, haben einerseits einen realen Hintergrund in der Unerfahrenheit, allein zu leben, andererseits in Verlassenheitssituationen ihrer frühen Kindheit. Das Verstehen dieser Zusammenhänge und ein zunehmendes Vertrauen in ihre Fähigkeit, allein sein zu können, ohne sich einsam zu fühlen und gegebenenfalls auf freundschaftliche Kontakte zurückzugreifen, mindern die Angst. Zu diesem Zeitpunkt schlage ich ihr eine Imagination vor und biete ihr das Motiv ›Weggabelung‹ an. Frau M sieht einen Feldweg, der immer steiniger wird und in einer Weggabelung mündet. Der Weg teilt sich in zwei Wege, wobei der eine durch einen Wegweiser gekennzeichnet ist. Er ist sehr gepflegt und führt in eine Siedlung. Der andere ist sandig, wild und schlängelt sich durch ein blühendes Heidegebiet mit Kiefern und Latschen, der eine große Anziehung auf sie hat, aber auch ungewiss ist. In der Nachbesprechung ist sie emotional erregt von dem Spannungsgefühl, das ihr Bild mit den gegensätzlichen Wegen in ihr ausgelöst hat. Mit Tränen in den Augen erzählt sie von einer tief empfundenen Sehnsucht, dem unbekannten Weg in die Heide zu folgen. Sie malt zu Hause dieses Bild, und diese Erfahrung wirkt wie ein Schrittmacher für ihre endgültige Trennungsentscheidung sechs Wochen später.

7.2 Einzelberatung

Der Prozess der Entscheidungsfindung braucht Zeit und genaues Hinschauen. Viele junge Paare trennen sich meines Erachtens zu früh. Für manche Menschen ist die Zeit zu knapp oder der Leidensdruck zu groß, um sich den eigenen Ambivalenzen wirklich zu stellen und zu einer gut lebbaren Entscheidung zu gelangen. Sind Kinder betroffen und die Eltern/ein Elternteil vermeidet/en es, über die Folgen einer möglichen Trennung für die Kinder zu sprechen, ist es Aufgabe der Beraterin, dieses Thema geschickt und ohne Vorwurf in die Beratung hereinzuholen. *»Ich kann mir vorstellen, dass es Sie schon öfter beschäftigt hat, wie es im Falle einer Trennung mit Ihren Kindern gut weitergehen könnte. Was meinen Sie dazu?« »Was glauben Sie, bedeutet eine Trennung für Ihre Kinder?«* Besteht der Eindruck, dass ein Partner aufgrund einer hohen narzisstischen Gekränktheit mit einer vorschnellen Trennungsentscheidung ›droht‹, kann das Hereinholen des Kinderthemas eine deeskalierende Wirkung haben. »Ein Weg zur Konfliktentschärfung besteht darin, die Bedürfnisse des Kindes frühzeitig in den Mittelpunkt eines Interventionsangebotes zu stellen« (Fthenakis u.a. 1991, S. 58). Ein weiterer Grund, die Frage nach der Trennungsbedeutung für die Kinder zu stellen, ist angezeigt, wenn die Beraterin noch Veränderungsspielräume wahrnimmt und Zeit für eine ausgewogene Entscheidung gewinnen möchte.

Fallvignette:

> Herr M, vierzig Jahre alt, sucht Beratung auf, da er immer öfter von Trennungsfantasien ›überfallen‹ werde und sich dadurch zusätzlich belastet fühle. Er halte es bald nicht mehr aus und müsse sich deshalb wohl bald trennen. Er arbeite sehr viel und mache gerade eine Zusatzausbildung, um sich weiterzuqualifizieren. Er möchte gut für seine Familie sorgen, aber es ärgere ihn, wenn seine Frau, die nur halbtags arbeitet und den fünfjährigen Sohn versorgt, immer unzufrieden sei und ihn abends auch noch ›im Haushalt anstellen‹ wolle. Für seinen Sohn nehme er sich so viel Zeit wie möglich, (bei Nachfrage) mehr als für seine Frau. Da ich Zeit für eine ausreichende Klärung gewinnen möchte, bringe ich die ›Liebe zu seinem Sohn‹ ins Spiel. »Ich sehe, dass Sie sich sehr verantwortlich für Ihren Sohn fühlen und nehme an, dass Sie sich auch Gedanken darüber gemacht haben, was eine Trennung für

Ihren Sohn bedeuten würde.« Wie nach einer ›Schrecksekunde‹ (mit Tränen in den Augen) platzt es aus ihm heraus, dass er niemals wollte, dass es seinem Sohn so erginge wie ihm selber, als seine Eltern sich getrennt haben (ungefähr im gleichen Alter wie sein Sohn). Er wolle sich eigentlich nicht trennen, wisse aber nicht, wie er anders seinen Druck wegbekommen könne. Ich mache ihm meinen Eindruck deutlich, dass es wohl mehr um einen Wunsch nach Veränderung als bereits um Trennung gehe. Er ist sehr erleichtert und nimmt meinen Vorschlag an, mit seiner Frau über seine ›Not‹ zu reden und die Idee einer gemeinsamen Paarberatung zu überprüfen. Beide beginnen eine Paarberatung, und die Beziehung stabilisiert sich über eine verbesserte Kommunikation und Veränderungen im Umgang mit den Alltagsbelastungen.

In einer fortgeschrittenen Trennungsentwicklung sollte der Fokus auf Einzelsitzungen liegen, da jeder unabhängig vom anderen einen geschützten Rahmen für die eigene Auseinandersetzung mit einer möglichen Trennung braucht. Hier ist es oft sinnvoll, getrennte Sitzungen bei unterschiedlichen Beratern in Anspruch zu nehmen und gemeinsame Sitzungen nur im Bedarfsfall zu bestimmten Themen der bevorstehenden Trennung anzubieten (z. B. Wer zieht aus? Wie sagen wir es den Kindern?). In Einzelsitzungen kann sich der Betroffene mit den Hintergründen der eigenen Beziehungsambivalenzen auseinandersetzen oder Trennendes ausprobieren, zum Beispiel Situationen aufsuchen, in denen ansatzweise das Getrennte/Neue erprobt werden kann (allein essen gehen, ins Kino oder verreisen, getrennte Schlafzimmer …). Manchen Klienten hilft es auch, in kleineren Dingen zu lernen, eigenständige Entscheidungen zu fällen, indem sie mit sich selbst einen Vertrag schließen, bis wann und wie sie bestimmte Dinge regeln werden. Wichtig ist, die Ressourcen des Einzelnen herauszuarbeiten und zu fördern, das wiederum stärkt das Selbstwertgefühl und die Fähigkeit, zu entscheiden.

In vielen Fällen ist es hilfreich, allen Beteiligten (inklusive der Beraterin) einen Entscheidungsdruck zu nehmen, außer es geht um eine Gefährdung körperlicher und seelischer Gesundheit. Das gelingt eher, wenn die Beraterin zunächst bewusst von ›Klärung‹ der Ambivalenzen oder Analyse der Situation und nicht von Entscheidung spricht, denn das ist ja gerade das, was der Klient fürchtet oder vermeidet. Auch müssen alle Beteiligten in dieser Phase damit rechnen, dass bereits getroffene Entscheidungen wieder umgestoßen werden. Da sich Klienten für ihre Widersprüchlichkeit und Entscheidungsunfähigkeit oft selber kritisieren, kann die Beraterin im Vorfeld bereits für Entschleunigung und Entlastung sorgen, indem sie die ambivalenten Gefühle des Klienten gleichermaßen als ›anstrengend‹ und ›kräftezehrend‹, aber auch als ›(not)wendig‹ und bedeutsam konnotiert. Bleibt die Beraterin veränderungsneutral und lässt sich nicht ›verführen‹, die Verantwortung für eine Entscheidung zu übernehmen, ist die Zeit ihre Verbündete. Die Beraterin tut gut daran, es nicht eiliger zu haben als der Trennungsambivalente. So wird der Klient ermutigt, seine ambivalenten Gefühle zu achten und noch eine Zeit lang ›auszuhalten‹, um sie ›gründlich‹ erforschen zu können. Damit treten Hintergründe in den Vordergrund und werden verstehbarer, nicht gelebte Aspekte des Selbst werden deutlicher, Leiden wird spürbarer, aufgegebene Veränderungswünsche an die Beziehung werden betrauert, Trennungsängste und Schuldgefühle kommen ans Licht, Wünsche und Sehnsüchte nach einem der eigenen Identität gemäßen Leben drängen nach Entscheidung. Im Laufe der Zeit beziehen sich die ambivalenten Gefühle nicht mehr auf Lieben/Nicht-mehr-Lieben oder Geliebtsein/Nicht-mehr-Geliebtsein, sondern auf die Frage, Bleiben oder Gehen, und konkretisieren sich gegebenenfalls in Auszugsplänen.

Die Beraterin wird die Betroffenen in dieser Phase unterstützen, sich ausreichende Informationen über die zu erwartenden Trennungsfolgen einzuholen (auch an beratungsexternen Stellen).

7.3 Interventionen

Die folgenden Interventionen dienen der Klärung der inneren Auseinandersetzung der Klienten in der fortgeschrittenen Ambivalenzphase. Die Reihenfolge der dargestellten Interventionen entspricht einer gewissen prozessorientierten Logik, sie sollte jedoch dem Klienten entsprechend ausgewählt und angepasst werden.

Beratungsintervention: Ambivalenz (A/1)
Arbeit mit Skalierung

Setting: Einzel- und Paarberatung

Ziele:

- ambivalente Gefühle zulassen und als notwendig, wenn auch mühsam, für einen Entscheidungsprozess akzeptieren
- Bedeutungen und Hintergrundgefühle der unterschiedlichen Positionen klarer wahrnehmen.

Anleitung: *»Seit einiger Zeit fühlen Sie sich in Ihrer Beziehung hin- und hergerissen zwischen Bleiben und Gehen. Ich schlage Ihnen vor, sich heute noch einmal auf eine etwas andere Art und Weise mit Ihren ambivalenten Gefühlen zu befassen. Dazu stellen Sie sich bitte einen Zahlenstrahl von 0 bis 10 vor. 0 bedeutet Gehen, 10 bedeutet Bleiben.*

- *Welchen niedrigsten und welchen höchsten Wert haben Sie in der letzten Zeit erreicht?*
- *Beschreiben Sie so genau wie möglich, welche Gedanken und Gefühle in Ihnen auftauchen, wenn Sie sich an den Zeitpunkt Ihres höchsten Wertes erinnern.*
- *Versuchen Sie, sich jetzt an den Zeitpunkt Ihres niedrigsten Wertes zu erinnern.*
- *Wo befinden Sie sich momentan auf diesem Zahlenstrahl? Warum nicht weiter unten? Was müsste passieren, dass Sie sich auf dem Zahlenstrahl weiter unten sehen würden? Was müsste passieren, dass Sie sich weiter oben sehen würden?«*

Empfehlung/Hausaufgabe: Für den Zeitraum eines Monats ein Koordinatenkreuz zeichnen und jeden Abend eintragen, wo die heutige Position auf dem Zahlenstrahl ist.

Variation:

Paarsetting: Skalierung wird jeweils in getrennten Einzelsitzungen erarbeitet und nach Wunsch oder in Absprache mit dem Paar in der gemeinsamen Sitzung zum Thema gemacht. Der Berater kann die Klienten bitten, zunächst eine Einschätzung abzugeben, welche Werte der andere auf der Skala abgegeben hat, und dann zur Wahl stellen, ob die eigenen Werte mitgeteilt werden oder nicht.

Befindet sich der einzelne Klient oder das Paar in einer fortgeschrittenen, trennungsambivalenten Entwicklung, kann der folgende Fragebogen zur Bilanzierung des aktuellen Beziehungserlebens eingesetzt werden.

Beratungsintervention: Ambivalenz (A/2)
Fragebogen: Was war in letzter Zeit in meiner Beziehung zu dir verwirklicht, was nicht?

Setting: Einzel- und Paarberatung

Ziele:

- sich rückblickend kognitiv und emotional mit seiner Beziehung auseinandersetzen
- Entscheidung fördern

Anleitung: Fragebogen in der Beratungsstunde oder zu Hause ausfüllen.

Nacharbeit: Die Ergebnisse bleiben beim Klienten, doch sollte darüber gesprochen werden, wie es dem Klienten mit den Fragen gegangen ist und was den Klienten noch beschäftigt. Entweder ergibt sich eine vertiefende Auseinandersetzung, oder der Klient bilanziert rational und trennungsorientiert. Im Paarsetting beantwortet jeder Partner ebenfalls die Fragen als Hausaufgabe. Die Nachbesprechung ist zunächst im Einzelsetting, wobei jeder Partner entscheiden kann, ob und was er dem anderen in der Paarsitzung davon mitteilen will.

Fragebogen
Was war in der letzten Zeit in unserer Beziehung noch verwirklicht?

Bitte nehmen Sie sich Zeit für diese Fragen und kreuzen Sie an, was für Sie momentan zutrifft. Es ist Ihre Entscheidung, ob Sie sich mit Ihren Antworten erweitert auseinandersetzen und aufschreiben, was Sie dazu bewegt. Für spätere Zeiten ist es manchmal hilfreich, auf früheres Erleben und frühere Gedanken zurückgreifen zu können, um Entwicklungen einzuordnen und die eigene Selbstgewissheit zu stärken.

	ja	nein	weiß nicht
1. *Konnte ich dir meine Gefühle mitteilen?*			
2. *Konnte ich dir vertrauen?*			
3. *Fühlte ich mich von dir so akzeptiert, wie ich bin?*			
4. *Konnte ich dich in deiner persönlichen Art so annehmen, wie du bist?*			
5. *Fühlte ich mich in unserer Beziehung noch geborgen?*			
6. *Konnte ich in der Beziehung Einfluss nehmen?*			
7. *Konnte ich mich in unserer Beziehung persönlich weiterentwickeln?*			
8. *Konnte ich mich in kleinen und großen Dingen auf dich verlassen?*			
9. *Fühlte ich mich in der Bewältigung des Alltags von dir unterstützt?*			
10. *Hatte ich in der letzten Zeit Spaß mit dir?*			
11. *Fühlte ich mich sexuell zu dir hingezogen?*			
12. *Konnte ich noch liebevolle Gefühle zu dir entdecken?*			
13. *Fühlte ich mich in der letzten Zeit dir gegenüber schuldig?*			
14. *Bin ich mir häufig etwas schuldig geblieben?*			
15. *Hatte ich dir gegenüber Hass- oder Rachegefühle?*			
16. *Konnte ich dir meinen Ärger mitteilen?*			
17. *Will ich mich für unsere Beziehung noch ›anstrengen‹?*			
18. *War ich in der letzten Zeit öfter traurig?*			
19. *Habe ich das mir Mögliche getan, um unsere Beziehung zu erneuern?*			

Eine alternative oder zusätzliche Intensivierung in der Auseinandersetzung mit der Trennungsambivalenz kann die Beraterin in der Arbeit mit folgenden Fragen erreichen.

☞ **Beratungsintervention: Ambivalenz (A/3)**
Beziehungsbilanz

Setting: Einzel- und Paarberatung
Ziel: die emotionale Auseinandersetzung mit der Trennungsambivalenz fördern

Anleitung: In der Einzelarbeit kann zur Intensivierung ein leerer Stuhl für den nicht anwesenden Partner eingesetzt werden. Der Klient stellt sich seinen Partner auf dem Stuhl vor, die Beraterin bietet die Fragen wörtlich wie unten formuliert an, also so, als würde sich der Klient die Frage selber stellen. Je nach Einverständnis antwortet der Klient direkt wörtlich bezogen auf den vorgestellten Partner (intensivere Wirkung) oder indirekt inhaltlich auf die Fragen.

In der Paararbeit müssen ein beiderseitiges Einverständnis und ein Restvertrauen, dass der andere die eigene Offenheit nicht ausnutzt, vorhanden sein. Ansonsten können diese Fragen in Einzelsitzungen besprochen und das, worüber jeder reden will, in der Paarsitzung behandelt werden.

1. Was bindet mich noch an dich? Was trennt?
2. Welche Werte teile ich mit dir, welche nicht?
3. Auf was will ich in meiner Beziehung auf gar keinen Fall verzichten?
4. Wann und wodurch habe ich angefangen, an meiner Liebe zu dir zu zweifeln?
5. Wodurch fühle ich mich am meisten verletzt?
6. Was ist für mich unverzeihbar?
7. Was fehlt mir am meisten in unserer Beziehung?
8. Was stört mich am meisten an dir?
9. Welche Konflikte bleiben trotz meiner/unserer Lösungsanstrengungen ungelöst?
10. Konnte ich mich in unserer Beziehung sexuell entfalten?
11. Was ist an Gemeinsamkeit geblieben?

12. Wie gehen wir mit unserer Unterschiedlichkeit um?
13. Können wir mit Ärger und Kritik des anderen konstruktiv umgehen?
14. Können wir einander verzeihen und uns versöhnen?
15. Können wir einander nahe sein?
16. Können wir Distanz herstellen und positiv erleben?
17. Wird Geben und Nehmen zwischen uns immer wieder ausgeglichen?
18. Fühle ich mich dir überlegen/unterlegen oder gleichwertig?
19. Haben wir unsere Finanzen gerecht verteilt?
20. Können wir uns bei einer Stressbelastung von außen gegenseitig unterstützen?
21. Haben wir unsere Alltagspflichten gerecht verteilt?
22. Können wir uns als Eltern unserer Kinder wertschätzen und miteinander kooperieren?
23. Was ist mein Anteil an der Beziehungskrise?
24. Welche Metapher, welches Bild oder welcher Satz fällt mir nach all den Fragen und Antworten für mein aktuelles Beziehungsgefühl ein?

Variation:
Eine Auswahl der Fragen kann im Gruppensetting als Anregung für die eigene Auseinandersetzung in Kleingruppen verwendet oder als Fragebogen für eine Hausaufgabe eingesetzt werden.

Geeignete Interventionen in dieser Phase sind auch Imaginationen. Darunter versteht man alle Formen bildhafter Fantasie mit ihren bewussten und unbewussten Anteilen. Imaginationsprozesse haben »auf die zentralen Persönlichkeitsstrukturen eine Rückwirkung, unabhängig davon, ob sie mit dem Therapeuten besprochen werden, und unabhängig auch von den Überlegungen des Patienten« (Klinger 1990, zit. in Hennig 2007, S. 112). Die therapeutische Arbeit mit Imaginationen ist eine tiefenpsychologisch fundierte Intervention und fand in Leuner (Leuner u. a. 1993) einen bekannten Vertreter (KIP = Katathym-Imaginative Psychotherapie). Voraussetzung für die Arbeit mit Imaginationen im Beratungssetting sind aufseiten des Klienten ausreichend Ich-

Stärke, aufseiten des Beraters das Herstellen einer guten therapeutischen Beziehung sowie auf beiden Seiten die Freude und Bereitschaft zum Imaginieren. In der Arbeit mit inneren Bildern werden Neugier und Fantasie geweckt, Ressourcen aktiviert und Probehandeln im angstfreien Raum ermöglicht. Die folgende Intervention regt die Klienten an, in ihrer spontanen Vorstellungswelt einen Blick in die Zukunft zu werfen. Die zeitliche Distanzierung macht sich den Effekt zunutze, dass wir mit größerem Abstand in der Gegenwart genauer spüren, was zählt, oder neue Spielräume entdecken können.

☞ **Beratungsintervention: Ambivalenz (A/4)**
Fantasiereise (Altersprogression)

Setting: Einzel- und Paarberatung
Ziel: auf einer tieferen Ebene der inneren Bilder neue Möglichkeitsräume entdecken

Anleitung: *»Ich schlage Ihnen vor, sich nochmals auf einer anderen Ebene mit Ihren Gedanken und Gefühlen, bezogen auf Ihr zukünftiges Leben, zu befassen. Dazu werde ich Ihnen eine kurze Entspannungsanleitung geben und Sie dann bitten, sich in Ihren Vorstellungen auf meine weiteren Anregungen einzulassen, soweit es Ihnen möglich ist.*

1. Phase: Kurze Entspannungsvorgabe

2. Phase: Kurze Imagination
»Stellen Sie sich vor, Sie sitzen in einem Schnellzug, der Sie in kurzer Zeit in Ihre Zukunft befördert. Sie sind fünf Jahre später angekommen und steigen aus. Nehmen Sie wahr, welche Bilder in Ihnen entstehen. … Es ist fünf Jahre später. … Wie sehen Sie aus?… Wo befinden Sie sich? … Wie leben Sie? … Was tun Sie gerade? … Wie ist Ihre Stimmung? … Möchten Sie in Ihrem Bild noch etwas verändern? … Stellen Sie sich langsam darauf ein, wieder in den Zug einzusteigen und zurück in Ihre Gegenwart zu kommen. … Mit welchen Gefühlen verabschieden Sie sich? … Möchten Sie etwas mitnehmen? … Sie sind wieder in Ihrer Gegenwart angekommen. … Welche Bilder und Gefühle tauchen jetzt in Ihnen auf? … Langsam geht die Reise zu Ende. … Kommen Sie in Ihrem Tempo in diesen Raum zurück und öffnen Sie die Augen.«

3. Phase: Nacharbeit

Der Klient braucht in der Regel etwas Zeit, um die Bilderwelt zu verlassen. Die Beraterin kann zunächst fragen, wie es dem Klienten gerade geht, welche Stimmung oder Gefühle er wahrnimmt, was ihn noch beschäftigt oder ob etwas für ihn Bedeutsames während der Imagination aufgetaucht ist.

Mögliche weitere Fragen zur Nacharbeit: Welcher Entwicklungsschritt steht jetzt für Sie an? Welche positiven Gefühle/welche Befürchtungen könnte diese Entwicklung in Ihnen auslösen? Wer oder was könnte diese Entwicklung begünstigen? Was wäre der erste Schritt? Woran werden Sie merken, dass Sie diesen Schritt getan haben? Welche negativen/positiven Konsequenzen könnte dieser Schritt haben?

Im Paarsetting ist ein deutlicher Hinweis wichtig, dass jeder für sich entscheiden kann, ob er etwas über die aufgetauchten Bilder und Gefühle mitteilen will (Abgrenzung). Es kann zunächst zirkulär gefragt werden, welche Vorstellung jeder beim anderen vermutet, und dann über die Vermutungen und das Eigene gesprochen werden oder auch nicht.

Variation:

Imagination mit dem Motiv »Ein Blick aus dem Fenster« (mündliche Überlieferung: W. Dieter)

Die folgende Intervention kann in der Ambivalenz-, aber auch in der Trennungsphase eingesetzt werden, um die Position oder Entwicklungsschritte zu verdeutlichen. Dieses ermöglicht in der Regel eine intensive Erfahrung in der emotionalen Auseinandersetzung mit der bevorstehenden Trennung oder den ersten erfolgten Trennungsschritten. Befindet sich der Klient in der Ambivalenzphase, wird er mit dieser Intervention angeregt, herauszutreten aus dem Hin- und Herpendeln zwischen Gehen und Bleiben, d.h. für eine kurze Zeit Position im Trennungsprozess zu beziehen. Manche sind überrascht über die Nähe zur tatsächlichen Trennung und irritiert über die auftretenden Gefühle und Ängste. Manche sind enttäuscht, da sie meinten, der endgültigen Entscheidung schon näher zu sein. Hier braucht der Klient empathische Unterstützung durch den Berater, um die auftauchenden Gefühle zu integrieren und für die weitere Entwicklung fruchtbar werden zu lassen.

Beratungsintervention: Ambivalenz (A/5)
Tor der Trennung

Setting: Einzelberatung

Ziele:

- sich von der Ambivalenz distanzieren und für einen Moment Position beziehen
- auftretende Gefühle wahrnehmen und überprüfen

Anleitung: *»Seit einiger Zeit beschäftigen Sie sich mit einer möglichen Trennung, und auch hier in der Beratung haben Sie immer wieder für sich das Für und Wider geprüft. Ich möchte Ihnen vorschlagen, sich heute noch einmal dieser Frage anzunähern. Es ist wie ein kleines Experiment. Ich erkläre es Ihnen, und Sie können sagen, ob Sie es ausprobieren möchten oder nicht.*
Ich stelle zwei Stühle so zueinander, dass man sich symbolisch ein Tor vorstellen kann. Das soll das TOR DER TRENNUNG (Vollzug der Trennung) sein. Ich bitte Sie jetzt, sich bezüglich Ihres aktuellen Trennungsgefühls dem Tor der Trennung nah oder fern zuzuordnen und sich dort hinzustellen. Möchten Sie das ausprobieren?
Nehmen Sie wahr, was in Ihnen passiert? Welche Gedanken und welche Gefühle tauchen auf? Wie fühlt sich Ihr Körper an? Gibt es einen Bewegungsimpuls oder, wenn es einen Bewegungsimpuls gäbe, welcher wäre das am ehesten? Möchten Sie diesen mal ausprobieren?«

Im Weiteren kommt es sehr auf die Bereitschaft und Fähigkeit des Klienten und des Beraters an, Neues in der Als-ob-Position auszuprobieren. So kann es bei einem auftauchenden Bewegungsimpuls des Klienten durchaus hilfreich sein, sich probeweise entweder wieder zurück in die alte Beziehungssituation oder weiter nach vorn zu positionieren. So experimentiert der Klient im Als-ob-Modus mit den Möglichkeiten und den auftauchenden Gefühlen. Die Beraterin kann anregen, eine Position z. B. für den Zeitpunkt des Auszugs, für ein Jahr oder fünf Jahre nach der Trennung einzunehmen oder Schritte zurück in die Beziehung zu gehen und wahrzunehmen, wie es dort nach einem oder fünf Jahren wäre. Die auftauchenden Bilder, Gefühle und Gedanken des Klienten bedürfen einer empathischen Wahrnehmung und Exploration durch die Beraterin.

Variation:
Im Gruppensetting kann diese Intervention (nach Absprache mit den Teilnehmern) ziemlich am Anfang in einer kurzen Einzelarbeit durchgeführt werden, um die Positionen der Einzelnen in ihrem Trennungsprozess zu verdeutlichen. In weiteren befragten oder gestellten Positionsbestimmungen werden die individuellen Entwicklungstendenzen im Trennungsprozess deutlich.

Beratungsintervention: Ambivalenz (A/6)
Imagination: Trennen sich unsere Wege? Kraft tanken für den Weg

Setting: Einzelberatung

Ziele:

- mithilfe der inneren Bilder einen neuen ›Möglichkeitsraum‹ betreten
- noch nicht gedachte, kreative Lösungen bilden sich in der Fantasie ab

Anleitung:

1. Phase: Kurze Entspannungsvorgabe

2. Phase: Imagination (Weggabelung)

»Stellen Sie sich eine Weggabelung vor … wenn sich eine Vorstellung einstellt, lassen Sie diese auf sich wirken und nehmen Sie diese mit allen Sinnen wahr … achten Sie darauf, wie es Ihnen geht und wo Sie sich in Ihrer Vorstellung befinden … wenn Sie sich entscheiden, einen der Wege zu gehen, achten Sie darauf, wie der Weg und die Umgebung beschaffen sind, und was weiter passiert, … auch, wie es Ihnen geht. … Wenn Sie sich entscheiden, an dem Ausgangspunkt zu bleiben, nehmen Sie wahr, was in Ihnen und um Sie herum passiert. … Ich lasse Ihnen jetzt Zeit und melde mich später wieder … Wenn Sie in Ihrem Bild noch etwas verändern wollen, können Sie das tun … nehmen Sie wahr, wie es Ihnen jetzt geht … Stellen Sie sich darauf ein, sich langsam aus Ihrem Bild zu verabschieden, und suchen Sie sich einen Platz, von wo aus das gut geht … Öffnen Sie die Augen und kommen Sie in diesen Raum zurück.«
(Nach einer mündlichen Überlieferung W. Dieter 2002)

Variation 1:
Paarsetting: Im Paarsetting erfolgt die Anleitung anfangs folgendermaßen: »*Lassen Sie die Vorstellung einer Weggabelung auftauchen ... und wenn Sie sich entscheiden, einen Weg weiterzuverfolgen, trennen sich Ihre Wege und jeder geht seinen Weg, ... achten Sie darauf, wie der Weg beschaffen ist*« (s. o.).

Variation 2:
Imagination (Baum): »*Stellen Sie sich einen Baum in einer für Sie angenehmen Landschaft vor ... der Sie vielleicht sogar anzieht. ... Stellen Sie sich vor, wie Sie zu diesem Baum hingehen und Kontakt mit ihm aufnehmen. ... Schauen Sie sich diesen Baum ganz genau an ... wo er steht ... seine Größe ... spüren Sie, wie sich sein Stamm anfühlt und wie er riecht. ... Nehmen Sie wahr, wie der Stamm sich verzweigt ... bis zur Krone ... vielleicht trägt er Blätter. ... Wenn Sie möchten, können Sie sich auch an den Baum anlehnen, ... ihn wirklich spüren ... und wenn es Ihnen angenehm ist, können Sie sich jetzt vorstellen, dass Sie eins werden mit dem Baum. ... Sie können als Baum erleben, was es heißt, Wurzeln zu haben, die sich in der Erde verzweigen und von dort Nahrung aufnehmen, ... Blätter zu haben, die das Sonnenlicht aufnehmen und umwandeln können. ... Wenn Sie nicht mit dem Baum verschmelzen wollen, betrachten Sie ihn einfach. ... Nehmen Sie die nährende Kraft Ihres Baumes von den Wurzeln bis zur Krone wahr ... dabei können Sie sich vorstellen, von den Zehen bis zu den Haarspitzen ein- und auszuatmen, ... achten Sie auf Ihre Stimmung, auf Ihre Gefühle, ... auch wie sich Ihr Körper anfühlt. ... Lösen Sie sich langsam wieder von der Vorstellung Ihres Baumes, ... verabschieden Sie sich mit dem Wissen, das Bild in sich bewahren zu können. ... Kommen Sie langsam, in Ihrem Tempo mit Ihrer Aufmerksamkeit in diesen Raum zurück.*« (Gekürzte Fassung nach Reddemann 2001, S. 44)

Nacharbeit: Zunächst ist es wichtig, dem Klienten Zeit zu lassen und nach seinem Befinden zu fragen (»Wie geht es Ihnen jetzt? Gibt es etwas, was Sie noch besonders beschäftigt?«). Die Stimmung der inneren Bilder wirkt oft nach, sodass es anfangs eher um ein Nachsinnieren als um ein Nachdenken geht. Erst danach kann begonnen werden, einen Bezug vom aufgetauchten Bild zur aktuellen inneren und/oder äußeren Situation des Klienten herzustellen. Zur Intensivierung kann der Klient das Bild zu Hause malen und wieder mitbringen.

Eine bekannte, auch von mir des Öfteren angewandte Intervention der Zwei-Stühle-Technik kommt aus der Gestaltarbeit und eignet sich gut, innere Ambivalenzen deutlicher und spürbarer werden zu lassen. Zunächst gilt es, genau zu klären, um welche unterschiedlichen Gefühle oder widersprüchliche Gedanken es überhaupt geht. Anschließend werden zunächst die eine Seite des ambivalenten Erlebens und danach die andere exploriert. Auf diesem Weg entstehen mehr Ruhe und Genauigkeit, sodass Gefühle und Gedanken nur von einer Seite Raum haben und der ständige innere Wechsel zwischen den Alternativen unterbunden ist. Meistens entsteht mehr Klarheit, oder/und bisher nicht wahrgenommene Ängste und Schuldgefühle werden deutlich und bearbeitbar. Je nach Klient, Intention und Erfahrung des Beraters kann diese Intervention auf der kognitiven Ebene bleiben oder zu einer intensiveren emotionalen Erfahrung werden.

Beratungsintervention: Ambivalenz (A/7)
Arbeit mit dem leeren Stuhl (Exposition)

Setting: Einzelberatung

Ziele:

- die widersprüchlichen Anteile als außerhalb von sich sehen und aus der Identifizierung lösen
- mithilfe der äußeren Abtrennung eine Außenperspektive und innere Distanz gewinnen
- bisher nicht artikulierte Ängste und Schuldgefühle können auftauchen und so einer weiteren Bearbeitung zugänglich werden

Anleitung: *»Sie haben sich ausführlich mit dem Für und Wider einer Trennung befasst und konnten sich bisher noch nicht entscheiden. Das ist normal und macht Ihr Ringen um eine verantwortliche Entscheidung deutlich. Es wirkt so, als ob scheinbar widersprüchliche Anteile in Ihnen um die Vorherrschaft ringen. Ich schlage Ihnen vor, diese inneren Anteile näher kennenzulernen, indem Sie sich etwas von diesen distanzieren und sie sich als zwei Personen, symbolisiert als auf zwei Stühlen sitzend, vorstellen. Hier auf dem einen Stuhl sitzt der Teil von Ihnen, der gehen möchte, auf dem anderen (gegenüber) sitzt der Teil, der bleiben möchte. Können Sie sich das vorstellen? Okay. Jetzt bitte ich Sie, sich zunächst auf einen Stuhl zu setzen. Sie versuchen, ganz diese Seite zu sein, sich* *ausschließlich mit dieser Seite zu identifizieren und sie wie eine Person in der Ich-Form vorzustellen. Etwa so: »Ich bin der Teil, der bleiben möchte, ich bin ziemlich klein, aber zäh…« (manchmal mache ich es kurz vor). Wenn Ihnen nichts mehr auf dieser Seite einfällt, wechseln Sie zum anderen Stuhl und verfahren genauso. Manchen kommt das zunächst ein bisschen komisch vor, das ist normal, ich helfe Ihnen. Haben Sie mich verstanden und möchten Sie das ausprobieren?«*

Anschließend kann die Beraterin dem Klienten vorschlagen, beide Seiten in einen Dialog treten zu lassen. Hier kann sie bei der Herausarbeitung der unterschiedlichen Anteile auf der kognitiven Ebene bleiben, oder sie kann Hintergrundbedürfnisse und Gefühle verstärken, indem sie danach fragt oder mithilfe der Methode des Doppelns (Psychodrama) an die Oberfläche bringt. Oft bilden sich bisher noch nicht angesprochene Trennungsängste oder Schuldgefühle ab, die dann in späteren Sitzungen bearbeitet werden können.

Nacharbeit: Im Nachgespräch kann der Klient eine dritte Position einnehmen und aus der Beobachterperspektive den Prozess betrachten und bewerten.

Empfehlung/Hausaufgabe: Der Klient verhält sich eine Woche lang an den geraden Tagen so, als wäre er getrennt, an den ungeraden Tagen so, als wäre er wieder voll und ganz in der Beziehung, und eine Woche lang beides gleichzeitig, also so wie immer, und beobachtet die Auswirkungen.

Auch Fragen eignen sich in dieser Phase als Intervention. Sie werden nicht nur im Rahmen der Informationsgewinnung am Anfang der Beratung eingesetzt, sondern gelten darüber hinaus als eine wichtige therapeutische Form der Intervention. Jede gut gestellte Frage regt Denkprozesse an, erweitert die Sichtweise und hat eine veränderungsfördernde Wirkung. Frageformen, die die Wirklichkeit im System beschreiben, nennt man reflexive Fragen.

Zirkuläre Fragen im engeren Sinn betreffen die Fragen an ein Familienmitglied, bezogen auf die Beziehung von zwei anderen *(»Was denken Sie, geht in Ihrer Tochter vor, wenn sie sieht, dass ihre Mutter wegen der Trennung weint?«)*. Im Vordergrund steht dabei, wie die Gefühle und Wünsche des einen vom anderen gesehen werden. »Denn die Mitglieder einer Familie reagieren – das kann nicht oft genug wiederholt werden – nicht auf die Gefühle und Gedanken des jeweils anderen, sondern darauf, wie sie denken und fühlen, dass der andere denkt und fühlt« (Simon/Rech-Simon 2000, S. 32). Ich verwende den erweiterten Begriff und nenne die Fragen systemisch, auf das System bezogen. Eine weitere Variante systemischen Fragens stellen hypothetische Fragestellungen dar *(»Angenommen, Ihre Frau würde Ihnen nicht mehr die alleinige Schuld an der Trennung geben, was würde das für Sie bedeuten?«).* Hypothetische Fragen eröffnen einen ›Möglichkeitsraum‹ für Veränderungen oder auch wieder zurückzugehen, denn es war ja nur eine Frage, kein Vorschlag. Klienten bzw. Klientensysteme befinden sich häufig in einem Engpass und haben den Blick für ungelebte Möglichkeiten verloren. Sogenannte Zukunftsfragen erweitern den Blick in die mögliche Zukunft *(»Wie werden Sie in fünf Jahren leben?« »Wie werden Sie eine neue Partnerschaft beginnen?«).*

Die folgenden unsystematisch dargestellten Fragen sollen als Anregung dienen und zur kreativen Erweiterung und Veränderung einladen. Sie entwickelten sich in meiner langjährigen Praxis oder wurden von mir verändert von Kollegen und anderen Autoren übernommen. Rückwirkend sind die Ursprünge nicht mehr auszumachen, außer den Anregungen z. B. von Sprenkle 1989 in Textor 1991, Brentrup 2004, Boscolo u. a. 1997 (weitere Fragen siehe Abschnitt Trennungsphase).

Beratungsintervention: Ambivalenz (A/8)
Hilfreiche Fragen für den Berater/Therapeuten:

Ziele:

- sich kognitiv und emotional mit der Trennungsambivalenz auseinandersetzen
- weiterführende Zusammenhänge verstehen und einordnen

Setting: Einzelberatung

- Welche Folgen erwarten Sie, wenn Sie sich trennen, welche, wenn Sie in Ihrer Beziehung bleiben?
- Was wäre bei einer Trennung das Schlimmste/Beste für Sie/für Ihren Partner?

- Wer würde Ihre Trennungsentscheidung am besten/am wenigsten verstehen?
- Welche Unterstützer/welche Widersacher hätten Sie?
- Was müsste in Ihnen oder außerhalb von Ihnen passieren, dass Sie leichter zu einer für Sie richtigen Entscheidung kommen?
- Angenommen, es würde alles so bleiben, wie es ist. Wie sähe Ihr Leben in einem Jahr, in fünf oder zehn Jahren aus?
- Gesetzt den Fall, Ihre Probleme blieben noch fünf Jahre weiter so, wie sie jetzt sind, wer hätte das nach dieser Zeit am besten überstanden?
- Angenommen, Sie würden zusammenbleiben, wer von Ihren Freunden, Verwandten, Kollegen wäre darüber am meisten erstaunt? Warum gerade er/sie?
- Wie würden Sie gegebenenfalls Ihre Kinder auf eine Trennung vorbereiten?
- Angenommen, Sie würden sich trennen, wie würde Ihr Partner/Ihre Partnerin Ihren Kindern/Eltern/Freunden die Trennung erklären? Wie Sie selber?
- Wer von Ihnen beiden würde zuerst die Trennungsentscheidung fällen?
- Ist es für Sie leichter, wenn der andere die Entscheidung fällt?
- Was bindet Sie, was trennt Sie?
- Was ist für Sie in einer Beziehung unverzichtbar?
- Was würde passieren, wenn Sie das ›Unverzichtbare‹ in Ihrer Beziehung dauerhaft nicht bekommen/verwirklichen könnten?
- Was würden Sie beim Bleiben/Gehen gewinnen? Auf was müssten Sie verzichten?
- Welche Veränderungen müssten eintreten, dass Sie in Ihrer Beziehung bleiben?
- Angenommen, es gäbe einen Zusammenhang zwischen Ihren Trennungsängsten und früheren Trennungserfahrungen, welche ständen dann im Vordergrund?
- Angenommen, einer von Ihnen beiden würde sich auf eine Trennungsentscheidung festlegen, was würde das für die Verteilung von Schuld bedeuten?
- Angenommen, Sie würden sich darüber Gedanken machen, wer Schuld an der Beziehungskrise hat, wie würden Sie momentan die ›Schuld‹ verteilen?

- Welche Erklärungen haben Sie für die Zuspitzung Ihrer Beziehungskrise, welche, vermuten Sie, hat Ihr Partner?
- Angenommen, Ihre Kinder wüssten von Ihrer Trennungsambivalenz, woran könnten sie es gemerkt haben?
- Angenommen, Sie würden mit Ihrem Vater über Ihre Trennungsabsicht sprechen. Was würde er Ihrer Mutter davon erzählen?
- Angenommen, Ihre Mutter/Ihr Vater würden Ihnen in Ihrer jetzigen Lebenssituation einen Rat geben, welcher wäre das am ehesten?
- Angenommen, Ihre außereheliche Liebesbeziehung würde zu Ende gehen, welchen Einfluss hätte das auf Ihre Entscheidungsfindung?
- Was hat Ihnen in wichtigen Lebenssituationen bisher geholfen, eine Entscheidung zu treffen?
- Wie sind Sie bisher damit umgegangen, wenn sich eine für Sie wichtige Entscheidung im Nachhinein als falsch erwiesen hat?

7.4 Familienberatung

Befindet sich ein Paar mit Kindern längerfristig in einer trennungsambivalenten Spannungsphase, leiden nicht nur das Paar, sondern auch die Kinder. Die Atmosphäre in der Familie ist kühl oder ständig gereizt. Die Bedürfnisse der Kinder werden nicht mehr ausreichend wahrgenommen und beantwortet. Im Laufe der Zeit bilden sich Koalitionen und Spaltungen. Die Familie wirkt wie ›unheilvoll verbunden‹ oder wie an einem ›dünnen Faden‹ hängend. Wird zu Hause bereits über eine Trennung gesprochen, kann es Anlass für eine Familienberatung sein. Die Kinder haben dann oft nur den einen Wunsch, dass die Eltern sich wieder vertragen. Das zu erleben, bedeutet für die Eltern einen ›emotionalen Härtetest‹, ihre Entscheidung nochmals zu überprüfen. Bleibt es bei der Trennungsentscheidung, können die gemeinsamen Sitzungen genutzt werden, der Familie zu helfen, Gedanken und Gefühle auszutauschen, wie das Leben mit und nach einer elterlichen Trennung weitergehen kann.

In der Regel wird in Familien jedoch nicht mit den Kindern über eine mögliche Trennung der Eltern gesprochen:

- um die Kinder nicht zu verunsichern, solange nichts entschieden ist
- weil ein Elternteil oder beide es nicht wahrhaben wollen und noch Hoffnung haben

- weil der Schmerz und die Schuldgefühle noch nicht aushaltbar sind.

Bleibt ein Paar dauerhaft in einer stagnierenden ambivalenten Situation, entwickelt sich die Familie zu einer ›Dauerkonfliktfamilie‹, in der Trennung aus intrapsychischen, moralischen oder familiendynamischen Gründen nicht ›erlaubt‹ ist. In diesen ›stabil-instabilen‹, trennungsambivalenten Paarbeziehungen beobachten Familientherapeuten häufig das ›unbewusste Hilfsangebot‹ eines Kindes oder eines Elternteils, Symptome zu entwickeln oder bereits vorhandene zu verstärken. Dahinter verbirgt sich der unbewusste Auftrag, die Familie über Sorge zu binden und ein Auseinanderbrechen zu vermeiden.

Fallvignette:

Frau B, Mutter einer 10-jährigen Tochter, entwickelt innerhalb einer Einzelberatung zunehmend Trennungswünsche, fühlt sich jedoch wegen ihres instabilen psychischen Gleichgewichts nicht in der Lage, die Konsequenzen einer Trennung zu tragen. So bleibt sie über ein Jahr in ihrer Ambivalenz gefangen und entwickelt zunehmend depressive Züge. Ungefähr gleichzeitig verschlechtert sich ihr Kind in der Schule und klagt zunehmend vor Schulbeginn über Bauchschmerzen. Über die Sorge der Mutter um das Kind gelingt es, den Vater und das Kind zur Beratung dazuzugewinnen. Nach einer Einzelsitzung mit dem Mann und zwei Familiensitzungen mit der Tochter (Arbeit an den Grenzen) folgten einige Paarsitzungen, die das Unausgesprochene für beide Eltern deutlich machte: Beide litten unter der Entfremdung und Beziehungslosigkeit, keiner wollte bisher die Verantwortung für den Trennungsschritt übernehmen. Das Paar trennt sich einvernehmlich – ohne besondere Emotionen – und distanziert sich ausgesprochen klar und schnell voneinander. Beide bleiben aus der Distanz heraus als Eltern kooperativ. Der Mutter und dem Kind geht es bald besser, auch wenn beide anfangs unter den Folgen der Trennung auf unterschiedliche Weise leiden: die Mutter unter den ungewohnten Anstrengungen der autonomen Lebensgestaltung, die Tochter unter dem Hin- und Herpendeln zwischen den Eltern.

So kann die Symptomentwicklung eines Kindes auf eine verdeckte Ehekrise hinweisen und zum Anlass werden, das ganze Familiensystem einzuladen. Familiensitzungen ermöglichen der Beraterin, einen diagnostischen Blick auf das Kind und das Familiensystem zu werfen. Die Kinder dürfen jedoch nicht als diagnostische ›Helfershelfer‹ der BeraterIn funktionalisiert werden, sondern müssen in ihren eigenen Belangen und Nöten hinreichend beachtet werden (Haid-Loh 2006). Es ist wichtig abzuklären, ob eine Störungsentwicklung vorliegt, die ärztlicher oder psychotherapeutischer Behandlung bedarf. Darüber hinaus ist das Ziel, das auffällige Verhalten des Kindes im möglichen Zusammenhang mit der Trennungsambivalenz der Eltern zu erfassen und eine Verstrickung von Paar- und Elternebene aufzulösen. Die Eltern erfahren dadurch, wie notwendig es ist, den Paarkonflikt direkt und nicht indirekt über ein Kind als Symptomträger auszutragen. Den Eltern muss außerdem deutlich werden, dass sie mit Einbeziehung der Kinder in den Ehekonflikt die Generationsgrenzen überschreiten.

Indem der Berater den Fokus auf die Elternschaft legt und somit an der Wiederherstellung der Generationsgrenzen arbeitet, können die Erwachsenen den Kindern wieder als Eltern zur Verfügung stehen und nicht umgekehrt (Parentifizierung). Durch die Trennung von Paar- und Elternebene kann dem Paar in der Beziehung etwas klarer werden, und das eheliche Projektionssystem kann bestenfalls gelockert werden. So wird dem Kind geholfen, ›unbewusste Verantwortung‹ für den Erhalt des Familiensystems aufzugeben. Kinder sind oft sehr entlastet, wenn sie in den Familiensitzungen erleben, dass sich jemand um die Eltern und deren Probleme ›kümmert‹. Außerdem ist die schwierige Beziehungssituation der Eltern nun klar benannt, sodass die Kinder mehr Orientierung bekommen. Da die meisten Kinder Trennungsgefühle der Eltern früher erahnen, als die Erwachsenen meinen, ist es wichtig, mit den Kindern über die Beziehungskrise und mögliche Trennungsabsichten zu sprechen *(»Wenn wir uns streiten, auch über euch, haben wir unterschiedliche Meinungen. Das hat nichts mit euch zu tun. Ihr seid nicht schuld«).* Damit übernehmen die Eltern die Verantwortung für die Situation und nehmen auf die Bedürfnisse der Kinder Rücksicht. Ob und wie die Eltern ihre Kinder auf eine Trennung und die damit verbundenen Veränderungen und Nichtveränderungen vorbereiten, hat großen Einfluss auf das Trennungserleben und die Bewältigungschancen für die Kinder. »Wenn es in der Familie möglich ist, dass die Kinder ihre Gefühle, Überlegungen und Fragen zur Trennung der Eltern immer wieder offen äußern können, ohne befürchten zu müssen, die belasteten Eltern umzuschmeißen, dann ist bereits viel gewonnen. Die Situation ist fassbarer und damit weniger ängstigend geworden. Wichtig ist, dass die Eltern deutlich machen können, dass ihre Trennung mit ihnen als Paar, nicht aber mit dem Kind zu tun hat und dass beide Eltern auch nach der Trennung für es zuständig und auch erreichbar bleiben werden« (Lederle 1997, S. 243). Kinder lieben beide Eltern. Wird in der Familie offen darüber kommuniziert, dass die Eltern ernste Probleme miteinander haben, kann die Beraterin mit der Familie besprechen, dass die Kinder sich stets über den Stand bei den Eltern informieren können, um nicht allen möglichen Fantasien ausgeliefert zu sein. Außerdem sind mit dem Kind verlässliche Beziehungen und ›Hilfsquellen‹ zu suchen, die die innere Sicherheit in dieser ›unsicheren Zeit‹ stärken (Nachbarkontakte, Freunde, Großeltern, Hobbys…). Dieses ist mit den Kindern oder dem geschwisterlichen Subsystem in wenigen Einzelsitzungen zu fördern, immer in Resonanz mit den Eltern, denn der Berater darf in seinen Interventionen nicht über das hinausgehen, wozu die Eltern zustimmen oder fähig sind.

Fallvignette:

Frau D und Herr O befinden sich nach einer längeren Außenbeziehung des Mannes in einer ernsthaften Beziehungskrise mit Trennungsgedanken der Frau. Es kommt wiederholt abendlich und nachts zu lautstarken Vorwürfen der Frau gegenüber ihrem Mann. Auch tagsüber ist Frau D emotional instabil und schimpft heftig vor den Kindern (sieben und zehn Jahre alt) über ihren Mann. Das jüngere Kind regiert mit Einschlafstörungen, nächtlichem Erwachen und Anklammerungsverhalten, das ältere ist sehr still und übernimmt ›Beschützerfunktion‹ für den jüngeren Bruder. Die Eltern ›müssen‹ (Aussage der Mutter) die Kinder in die Beratung mitbringen, da sie sie jetzt nicht allein lassen könnten. Die Kinder spielen im Wartezimmer, und ich bemerke, dass sie immer wieder an der Tür horchen, vor allen Dingen, wenn es strittiger zwischen den Eltern wird. Nachdem ich meinen Eindruck den Eltern mitteile, wird deutlich, dass die Kinder zu Hause auch oft horchen, weil der Ältere Angst habe, die Eltern würden wegen ihm streiten. Dieses nehme ich mit Einverständnis der Eltern zum Anlass, die Kinder für drei Sitzungen mit einzubeziehen. Es wird deutlich, dass die Kinder stark verunsichert sind, warum die Eltern, die bislang kaum gestritten haben, jetzt so böse miteinander sind, und dass die Kinder sich irgendwie ›mitschuldig‹ fühlen und Ängste vor einer Trennung der Eltern entwickelt haben (die Eltern des Freundes des älteren Kindes trennen sich gerade). Die Eltern sind stark betroffen, welche Unsicherheiten in ihren Kindern entstanden sind, und gehen fortan kontrollierter mit ihren Auseinandersetzungen um. Die Kinder lasse ich in einer Sitzung ohne Eltern ihre Gefühle und auch ihren Ärger über die streitenden Eltern malen. Diese Bilder werden den Eltern mit Absprache der Kinder gezeigt. In Form eines kleinen mit den Kindern erfundenen Rituals werfen die Kinder im Beisein der Eltern die Bilder in einen Fluss, um spürbar werden zu lassen, dass die ›Streitstimmen aus ihren Köpfen verschwinden und dass es nichts mit ihnen zu tun hat‹. Fortan, so wird es mit den Eltern ausgemacht, dürfen die Kinder immer sagen, wann es ihnen zu laut wird, und fragen, ob die Eltern sich jetzt trennen oder nicht. Die Kinder geben bald ihre ›Störanfälligkeit‹ auf. Nach Aufarbeitung der Verletztheit der Frau und den Hintergrundkonflikten im Paarsystem stabilisiert sich die Paarbeziehung. Zehn Jahre später gerät das Paar in eine erneute Krise, da jetzt die Frau in eine Affäre verwickelt ist und der Mann eine Paarberatung initiiert.

Sehr selten können Eltern gemeinsam oder auch getrennt mit ihren Kindern über dessen Gedanken und Gefühle zu einer möglichen elterlichen Trennung sprechen, da die eigene emotionale Beteiligung zu hoch und die Schuldgefühle zu groß sind. Im Stadium einer offengelegten Trennungsambivalenz der Eltern kann es für Kinder ab dem Schulalter durchaus hilfreich sein, allein mit der Beraterin darüber zu sprechen, welche Gedanken, Gefühle und Befürchtungen sie bezüglich einer elterlichen Trennung haben. Dies kann mit Zustimmung des Kindes den Eltern über die Beraterin mitgeteilt werden. Kommt es nach Familiensitzungen in der Ambivalenzphase zu einer Trennung der Eltern, muss die Beraterin mit einer Enttäuschungswut der Kinder und auch eines Elternteils rechnen, da ›die Beraterin es nicht geschafft hat, die Familie zusammenzuhalten‹. Das kann zum Abbruch der Beratung führen oder/und einen Beraterwechsel notwendig machen. Manchmal kommt es zu einer Wiederaufnahme der Beratung in der Nachscheidungsphase.

7.5 Interventionen

Innerhalb einer Familienberatung in der Ambivalenzphase kann die Arbeit mit der Familienskulptur für alle Beteiligten sehr aufschlussreich und bedeutsam sein. In Anlehnung an die Skulpturtechnik von Satir (1990) werden typische Interaktionssequenzen der Familie symbolisch von einem Mitglied, das nicht im Zentrum des Konfliktes steht, als lebendiges Porträt dargestellt. Das innere Bild des ›Skulpturbauers‹ entspricht mit kleinen Abweichungen meistens dem inneren Bild der anderen Familienmitglieder. Die durch die Skulptur geschaffene symbolische Repräsentation der Familienbeziehungen kommt weitgehend ohne Sprache aus und wird trotzdem in ihrer Botschaft verstanden. Eine Skulpturarbeit umgeht Abwehrmechanismen wie Rationalisieren und Intellektualisieren und führt oft auf direktem Weg zu den wesentlichen Themen der Familie oder des Paares. Damit hat die Skulpturarbeit eine diagnostische und therapeutische Funktion. Die Beraterin hat die Möglichkeit, die Beziehungen zwischen allen Familienmitgliedern sowie Konflikte und Allianzen deutlicher wahrzunehmen *(»Wer steht wem wie fern/wie nah?« »Wer sitzt ganz unten/steht ganz oben in der Familienhierarchie?« »Wer verbündet sich mit wem?«).* So kann sie ihre bisherige Hypothese über die Funktion des Symptoms eines Kindes für die Familie überprüfen. Andererseits entwickeln sich in der Skulpturarbeit spielerische Lösungsideen, die sie für therapeutische Interventionen nutzen kann. Unterschiedliche Sichtweisen der Familienmitglieder, klarere Grenzen im Familiensystem und die Öffnung des Paarkonfliktes werden deutlicher. Durch das Heraustreten einzelner Familienmitglieder aus der Skulptur ist es möglich, eine veränderte Perspektive von außen zu bekommen und dann z. B. mit einer veränderten eigenen Körperhaltung etwas Neues auszuprobieren. So kann die Familie wieder Spielraum für Veränderungen entwickeln und wünschenswertere Beziehungsmuster entwickeln. Um Veränderungsimpulse des Skulpturbauers für das System sicht- und nutzbar zu machen, ist es in der Regel sinnvoll, eine Ist- und eine Veränderungs-Skulptur stellen zu lassen. Befinden sich mehrere Kinder in der Familie, ist es ratsam, nicht den ›identifizierten Patienten‹ als Protagonisten vorzuschlagen. Die Beraterin ermutigt eines der Kinder, seine Sicht und ›Beobachtungsgabe‹ im Familiensystem zur Verfügung zu stellen. Diese Intervention setzt das spätere Schulalter der Kinder, das Einverständnis aller Beteiligten (auch der Kinder) und eine gute therapeutische Beziehung zum Klientensystem voraus.

Intervention Ambivalenz (A/9) Familienskulptur

Setting: Familienberatung

Ziele:

- Bindungen und zentrifugale Tendenzen in der Familie erleb- und kommunizierbar machen
- besondere Positionen, Überschreitungen der Generationsgrenzen und Koalitionen erkennen
- Veränderungsmöglichkeiten ausloten

Anleitung: *»Wir haben bereits über das Leben in eurer Familie und über gegenseitige Wünsche aneinander gesprochen. Heute möchte ich mit Ihnen/euch noch mehr verstehen, wie eure Verbindungen zueinander sind. Ich erkläre Ihnen/euch, wie das geht, und frage dann, ob alle damit einverstanden sind. Dazu brauche ich zunächst die Hilfe von einem von euch Kindern. Anna, magst du mir helfen, ich glaube, du siehst viel in eurer Familie. Ich werde jetzt Anna bitten, eine Art Familiengebilde zu bauen, indem sie jeden dorthin platziert, wie nah oder fern sie ihn zu sich und den anderen empfindet, oder auch, wer setzt sich am meisten durch und steht vielleicht auf einem Podest, wer ganz unten oder wer fasst wen an und schaut wohin. Keiner spricht, das geschieht zunächst alles ohne Worte. Anna wird jeden auf seinen Platz führen, und jeder lässt sich führen und gestalten. Es wird Annas Bild sein, jeder von euch hätte vielleicht ein etwas anderes. Haben es alle verstanden und ist jeder damit einverstanden? Dann bitte ich jetzt, dass alle aufstehen, und du, Anna, beginnst, ein Gebilde von Verbindung und Abstand mit deiner Familie zu bauen. Ich werde dir helfen.«*

Ist eine Skulptur entstanden, wird angeregt, dieses Gebilde für einen Moment zu halten. Jeder spürt nach und sagt in einem Satz, wie genau sich das anfühlt, so zu stehen/sitzen. Die geäußerten Gefühle in Form von komprimierten Sätzen lösen meistens im Nachgespräch eine intensive Auseinandersetzung aus. Im Nachgespräch können Fragen benutzt werden wie: *»Frau X, wie war für Sie das Gefühl, in dieser Position zu sein? Passt das Gefühl zu dem, was Sie öfters in der Familie er-*

leben?« »Herr X, wussten Sie, dass Anna Ihre Familie so sieht?« »Jan, stimmst du mit dem Bild deiner Schwester überein?« »Was würdest du ändern?« »Welche Veränderungen wünschen sich die anderen, um sich besser zu fühlen, und wie würde jeder sie symbolisch darstellen?«

Nacharbeit: Die weiteren Gedanken und Verknüpfungen der Bilder zu der aktuellen Familiensituation sollten in der nächsten Sitzung mit den Eltern und Kindern besprochen werden. Saßen ein Kind oder die Kinder bisher zwischen den Eltern, kann die Beraterin z. B. eine andere Sitzordnung initiieren, in der klare Grenzen symbolisiert werden (an die Eltern: ... »damit Sie weniger abgelenkt sind« ... an die Kinder: ... »und ihr euch besser austauschen könnt«). In der Regel werden innerhalb weniger Familiensitzungen verborgene Paar- oder Trennungskonflikte deutlich. Diese sind jetzt in der Familie offen kommunizierbar, und es kann nach Lösungen auf der Paarebene gesucht werden. Das bedeutet, den Kindern und besonders dem ›Symptomträger‹ für dessen ›Hilfe‹ zu danken und nach einer anderen ›Bedeutsamkeit‹ im System für ihn zu suchen. Jedes Kind wird ermuntert, die Eltern zu fragen, wann immer es sich bezüglich einer möglichen Trennung der Eltern unsicher ist. Den Kindern wird mitgeteilt, dass die Eltern jetzt weiter in der Beratung an einer Lösung ihres Konflikts arbeiten, dass es auch zu einer Trennungslösung kommen kann. Die Kinder werden nach der Klärung des Paarkonfliktes (Zusammenbleiben oder Trennung) noch einmal zu einer Familiensitzung eingeladen. Wichtig ist, den Eltern deutlich zu vermitteln, dass sie nicht über genaue Inhalte ihres Paarkonfliktes mit den Kindern reden (Grenzen). Auch wenn die Kinder in dieser Phase nicht mehr an der Beratung teilnehmen, behält die Beraterin die nicht anwesenden Kinder im Blick, indem sie immer wieder nach ihnen fragt, bei längeren Prozessen die Kinder zu einer Zwischensitzung einlädt oder bei anhaltender Symptombelastung (trotz Entspannung im Paarkonflikt oder Trennung) eine Erziehungsberatung oder Kindertherapie empfiehlt.

Variation 1:
Ein Familienmitglied stellt sein Bild von der Familie oder seine Erfahrungen innerhalb der Familie, bezogen auf eine spezielle Situation, zu einem bestimmten Ereignis wie Geburt eines Kindes, Trennung, Renteneintritt usw. So kann auch eine Skulptur z. B. vor dem Auftreten

eines Symptoms und danach oder vor der Trennung und nach der Trennung gestellt werden.

Variation 2:
Arbeit mit Figuren (Familienbrett), Kissen, Stühlen als symbolische Repräsentanten des Familiensystems

8. Scheidungsphase – von der Trennung zur Scheidung

Aufhebung
Sein Unglück
ausatmen können
tief ausatmen
sodass man wieder
einatmen kann
Und vielleicht auch
sein Unglück sagen können
in Worten
in wirklichen Worten
die zusammenhängen
und Sinn haben
und die man selbst noch
verstehen kann
und die vielleicht sogar irgendwer sonst versteht
oder verstehen könnte
Und weinen können
Das wäre schon
Fast wieder
Glück.

Erich Fried

Die Trennungs- und Scheidungsphase beginnt, wenn ein Partner aus dem gemeinsamen Haushalt auszieht und/oder juristische Schritte einleitet. Dieses fällt meistens mit dem Beginn des gesetzlich vorgeschriebenen Trennungsjahres zusammen und endet mit dem Scheidungsurteil. Nach § 1565, Absatz 1 des Bürgerlichen Gesetzbuches gilt eine Ehe dann als gescheitert, »wenn die Lebensgemeinschaft der Ehegatten nicht mehr besteht und nicht erwartet werden kann, dass die Ehegatten sie wieder herstellen«. Im weiteren Verlauf der Trennung und Scheidung werden Anwälte, Mediatoren, Jugendamt, Familiengericht und Beratungsstellen in unterschiedlichem Umfang bemüht.

Trennung und Scheidung sind bedeutsame Übergänge in eine neue Lebensphase. Übergänge sind bekanntlich beunruhigende Phasen, da etwas Neues, Unbekanntes beginnt und Vertrautes losgelassen werden muss. In diesen Zeiten ist das Ich besonders verletzlich. Deswegen reagieren Menschen sehr unterschiedlich, je nachdem, wie sie bisherige Übergänge gemeistert haben, wie ihre Ich-Stabilität ist und wie schnell und wie viele Veränderungs- und Anpassungsleistungen erforderlich sind. Der Übergang zur Trennung wirft in den Betroffenen viele praktische Fragen auf:

- Wie regeln wir im Trennungsjahr die Finanzen?
- Wie verteilen wir den Hausrat?
- Kann der betreuende Elternteil in der bisherigen Wohnung bleiben?
- Haben die Kinder beim ausziehenden Elternteil Platz zum Übernachten?
- Wie regeln wir den Umgang mit den Kindern?
- Können wir uns einvernehmlich trennen oder brauchen wir Vermittlungshilfe von außen?
- Muss einer oder müssen beide mehr arbeiten?

Trennung und Scheidung ist mit psychischen, sozialen, finanziellen, materiellen, räumlichen und beruflichen Veränderungen verbunden. Viele praktische Dinge sind gerade zu Beginn der räumlichen Trennung zu regeln und helfen manchmal, den Trennungsschmerz zunächst zu verdrängen und die Gefühle zu versachlichen. Die familiäre Situation verändert sich grundlegend, und auch für die Kinder wird die Trennungssituation deutlicher. Eltern und Kinder werden mit veränderten Rollenanforderungen und Beziehungsmustern konfrontiert, die sie oft genug überfordern. Während sich das eheliche Subsystem auflöst, bleibt das elterliche erhalten und muss neu definiert werden. Den meisten Trennungspaaren gelingt es anfangs nicht, klar zwischen der gescheiterten Paarbeziehung und der weiterbestehenden Elternebene zu unterscheiden. Die Zuspitzung der Emotionen in dieser Phase macht es den Eltern noch schwerer, die Kinder in ihren Bedürfnissen nach Schutz und Sicherheit wahrzunehmen als in der Ambivalenzphase.

Auch wenn das Paar schon getrennt lebt, kommt es immer wieder vor, dass von dem einen oder dem anderen unbewusst Gründe konstruiert werden, sich zu sehen, ›zurückzukehren‹. »Eine Scheidung ist nicht Auslöschung einer Beziehung. Sie ähnelt viel eher dem Tod einer Beziehung. Äußerlich ist offiziell die Beziehung nicht mehr existent, innerlich aber lebt sie häufig noch intensiv weiter« (Willi 1982, S. 171). Gerade am Anfang rührt jede Begegnung widersprüchliche Gefühle auf. Besonders für denjenigen, der von der Trennungsentscheidung des anderen überrascht (›genötigt‹) wurde oder/und die Trennung nicht will, beginnt eine krisenhafte Zeit zwischen Aufruhr und Verzweiflung, zwischen Kämpfen und Aufgeben.

War die Beziehung von geringer Dauer und Intensität, wird die Verarbeitung des Trennungsgeschehens weniger Energie und Zeit in Anspruch nehmen. Ist die Beziehung jedoch langfristig, verbindlich und wenig krisenhaft verlaufen, kann die erlebte Sicherheit und Selbstverständlichkeit den emotionalen Austausch einschränken und die Wahrnehmung, das etwas nicht stimmt, getrübt haben. Dann wirkt eine unvermittelte und endgültige Trennungsentscheidung des einen wie *»aus heiterem Himmel«*, als hätte *»der Blitz eingeschlagen«*, *»wie ein Schlag ins Gesicht«* für den anderen. Je nach psychischer Stabilität und sozialer Einbindung kann es zum psychischen Zusammenbruch oder akuter Suizidalität führen. *»Es ist einfach für mich zu viel auf mich eingestürmt, die Angst, allein nicht zurechtzukommen, mit den Kindern überlastet zu sein, finanzielle Probleme, Verlassenheitsgefühle … ich wollte nur noch weg« … (*suizidgefährdete Klientin).

»Stress tritt ein, wenn ein (subjektiv wahrgenommenes oder tatsächliches) Ungleichgewicht besteht zwischen dem, was real geschieht – den Stressfaktoren –, und dem, was ein Mensch bewältigen zu können glaubt. Eine Krise tritt ein, wenn der Stress die Fähigkeit übersteigt, mit den Stressfaktoren erfolgreich fertig zu werden. Wir alle haben unterschiedliche Toleranzschwellen – die Zerreißgrenzen –, jenseits derer wir nicht mehr in der Lage sind, die Situation zu bewältigen. Wenn zu vieles gleichzeitig auf uns einstürmt, wenn die Stressfaktoren sich häufen, beginnt die Systemüberlastung« (Ahrons 1997, S. 136). Nach einer gewissen, oft sehr krisenhaften Zeit der Realisierung der Endgültigkeit müssen alle Trennungsbetroffenen enorme Anpassungsleistungen erbringen. Anpassung bedeutet Wandel und Veränderung. Der Entwurf eines neuen Lebenskonzeptes und dessen Organisation stehen an. Das bedeutet auch, sich von vielem Vertrauten verabschieden zu müssen:

- von gemeinsamen Zielen (als Paar, als Familie, der gemeinsamen Wohnung, der Idee, gemeinsam alt zu werden)
- von gemeinsamen Wünschen, Hoffnungen und Werten (sich gegenseitig zu unterstützen, den Kindern eine ›heile Familie‹ zu ermöglichen …)
- von Ansprüchen aneinander
- von lieb gewonnenen Gewohnheiten und Ritualen
- von Abhängigkeiten und Verstrickungen
- von gemeinsamen Freunden

Die Trennungsbetroffenen fragen sich: »*Wo stehe ich eigentlich in meinem Leben und wie bin ich dahin gekommen? Wer bin ich, wenn ich keine Ehefrau/kein Ehemann mehr bin? Wie konnte das passieren?*« Fragen nach dem ›*Warum?*‹ und ›*Wie geht es weiter?*‹ wollen beantwortet werden und sind begleitet von wechselnden Emotionen. In der Trennungsphase ist das emotionale Geschehen am heftigsten. Das Verlusterlebnis muss durch Trauer bewältigt werden. Das gilt für die Erwachsenen wie für die Kinder und Jugendlichen. Zur Trauer gehören Schuld- und Wutgefühle. Werden Schuldgefühle und Ärger internalisiert, kann eine depressive Entwicklung die Folge sein. Münden depressive Gefühle schließlich in Trauer und verwandelt sich der destruktive Ärger in eine konstruktive Richtung, ist ein wichtiger Entwicklungsschritt in der Verarbeitung geschafft. Indem die Trennungsbetroffenen ihre eigenen Anteile am Scheitern erkennen, können die an diese Beziehung gerichteten Wünsche und Erwartungen zugunsten einer realistischeren Sichtweise aufgegeben werden (psychische Scheidung). Damit ist der Weg frei, die Trennung zur Weiterentwicklung der eigenen Möglichkeiten zu nutzen. Wesentlich für das Gelingen des Neuanfangs ist zudem die Fähigkeit, sich von alten Verhaltens- und Rollenmustern zu trennen, um die Veränderung für eine Verbesserung der eigenen Lebenssituation nutzen zu können. Schließlich ist der Termin der gerichtlichen Scheidung erreicht und wird je nach fortgeschrittener Trennungsentwicklung und Akzeptanz der Scheidung mehr oder weniger als einschneidendes Erlebnis erfahren.

8.1 Psychische Dynamik der Erwachsenen

8.1.1 Trennungsschmerz

»Von allen Trennungen ist wohl diejenige die empfindlichste, die widersinnigste, die schmerzlichste, die das entzweit, was Liebe geeint hatte« (Schultz 1984, S. 10). Die meisten Menschen neigen dazu, Trennungserlebnisse und den dazugehörigen Schmerz zu vermeiden. Ein Leben ohne Schmerz wäre ein Leben ohne Fülle. *»Es zieht mir den Boden unter den Füßen weg«*, *»ich habe das Gefühl, im falschen Film zu sitzen«* oder *»es ist, als wenn man plötzlich in einem Film mitspielt und nicht wahrhaben möchte, dass es das eigene Leben ist«*. Solche und ähnliche Metaphern stehen stellvertretend und verdichtend für das, was für den trennungspassiveren oder verlassenen Partner noch nicht fassbar und in eigenen Worten ausgedrückt werden kann. Andere werden von Angst und Sorgen überwältigt und erleben den Trennungszeitpunkt als den schlimmsten Krisenpunkt. »Der Verlust der in der Liebe gewonnenen Identität durch Trennung kann ein Schock sein, der in der Psychologie als Ich-Katastrophe beschrieben wird« (Schultz 1984, S. 10). Trennung bedeutet nicht nur den Verlust des Partners, sondern auch die Aufgabe positiver Gemeinsamkeiten und Ideale für das Leben zu zweit oder als Familie. Es gibt natürlich Trennungsbetroffene (auch Kinder), die sich zum Trennungszeitpunkt zutiefst erleichtert fühlen, besonders dann, wenn es dauerhaft eskalierenden Streit oder permanente Abwertungen gab. Mitentscheidend für das Trennungserleben ist demnach, ob mit der Trennung eine Verbesserung der Lebenssituation erwartet wird (subjektive Bewertung), aber auch ob bisherige kritische Lebensereignisse erfolgreich bewältigt wurden, d. h. ob ausreichend Copingstrategien zur Verfügung stehen. Der Tag der Trennung (endgültige Trennungsmitteilung oder/und Auszug eines der Partner) ist einer jener Wendepunkte im Leben, die die betroffenen Erwachsenen und Kinder nicht vergessen. Jedes Familienmitglied spürt und erkennt, wie weitreichend die inneren und äußeren Veränderungen sind, auch wenn sie diese schon vorher geahnt oder befürchtet haben. Was bedeutet Trennung für die Betroffenen? Sicherlich hat sie für jeden eine andere Bedeutung und einen anderen Verlauf. Trotz der Unterschiede lassen sich auch in dieser Phase der Trennung gemeinsame psychische Bewältigungsanforderungen und -muster erkennen. Gemeinsam sind die psychische Aufgabe des Loslassens und des Abschieds sowie die Anpassungsleistung an die neue Lebenssituation.

8.1.2 Trauer

Die notwendige psychische Leistung des Loslassens betrifft die Trennungsbetroffenen gleichermaßen, unabhängig davon, ob sie sich als ›Verlassende‹ oder ›Verlassene‹ definieren. Kurzfristige reaktive Depressionen sind im Abschieds- und Trauerprozess normal. Sie wechseln sich jedoch ab mit Phasen der Wut, der Trauer, der Verzweiflung, der Angst, der inneren Leere und Einsamkeit. Anders als in der schweren Depression bleibt eine innere und äußere Bewegtheit weitgehend erhalten. Auch körperliche Symptome wie Schlafstörungen, Erschöpfung, Unruhe, Herzkreislaufprobleme, Appetitlosigkeit oder Essattacken gehören zum normalen Trauerprozess dazu. Es ist eine psychische und physische ›Schwerstarbeit‹, die Realität der Trennung anzuerkennen, den Schmerz zuzulassen, sich an das Leben ohne den Partner anzupassen sowie letztendlich die emotionale Energie abzuziehen und in andere Beziehungen zu investieren.

Trauern heißt, sich von Überholtem, Überlebtem und Vergangenem zu verabschieden und bereit werden für Wandel und Neubeginn. Ohne Trauerarbeit misslingt die Ablösung, da die eigene Wahrnehmung rückwärts gerichtet bleibt. Derjenige bleibt in sich selbst, in seinen Wünschen und Fantasien gefangen. Der Blick nach vorn ist verstellt, und neue Erfahrungen sind nur begrenzt möglich. Ohne Trauer gibt es keine Neuorientierung im Leben und keine kreativen Gestaltungsideen für die Zukunft. Trauergefühle kann man zwar unterdrücken, sie werden dadurch jedoch nicht ausgelöscht, sondern setzen sich als unterdrückte Emotion im Körper fest und drängen in verschiedenster Gestalt bei entsprechender Gelegenheit wieder in Erinnerung. Verdrängte Gefühle folgen dem natürlichen Drang nach Ausdruck und Lebendigkeit. Unterdrückte Trauer wird von Betroffenen entweder als unkontrollierbare Überflutung oder emotionale Erstarrung beschrieben. Canakakis (1990, S. 26/27) nennt es »Explosionsgefahr« oder seelische »Versumpfung«.

Daraus folgt, dass Trauer als eine spontane, normale Reaktion unseres Organismus und unserer ganzen Person notwendig ist, um Verlust und Trennung zu verarbeiten. Die Trauer ist unverzichtbar fürs Loslassen und für die Verarbeitung von Schlusssituationen. Sie hilft den Betroffenen, die Trennung mit der Zeit zu akzeptieren, und fördert später erneut die Kontakt- und Beziehungsfähigkeit.

8.1.3 Schuld und Schuldgefühle

Derjenige, der gegangen ist, hat bereits einen großen Teil der emotionalen Ablösung geschafft. Während für den ›Verlassenen‹ der Abschiedsschmerz, die Trauer und Wut im Vordergrund stehen, tauchen bei demjenigen, der geht, verstärkt Schuldgefühle auf, besonders dann, wenn Kinder im Spiel sind. Die Familie zu verlassen, wird von den meisten Betroffenen als tiefe Schuld gegenüber den Kindern empfunden. Das Gefühl der Schuld entsteht aus einem in jedem Menschen tief verwurzelten Loyalitätsbedürfnis gegenüber der zugehörigen Gemeinschaft (Paarsystem, Familie). Besonders gegenüber den Kindern wird der eigene Trennungsschritt als Verrat am eigenen Eltern-Ideal und der damit verbundenen Loyalitätsverpflichtung als Schuld empfunden (Petri 2005, S. 138). Auch ›Verlassene‹ erleben die Trennung der Familie als Verrat an ihrem Ideal, gute Eltern sein zu wollen und sich den Kindern gegenüber verpflichtet zu fühlen. Damit Schuldgefühle vermieden werden können, besteht fast eine innere Notwendigkeit, dass es dem Kind gut gehen muss. Beides verzerrt die Realitätswahrnehmung erheblich. Den Kindern kein ›heiles Familienleben‹ bieten zu können und ihnen schmerzhafte Veränderungen mit der Trennung zuzumuten, wird als Versagen erlebt und ist oft mit Selbstvorwürfen verbunden. Selbstvorwürfe gehören zu jeder Trennung dazu. Die Erfahrung, an die eigenen Grenzen gestoßen zu sein und den Konflikt in der Beziehung nicht anders als mit einer Trennung lösen zu können, kann nur durch Trauer in das eigene Lebenskonzept integriert werden. Mit der Trauer um das verloren gegangene Elternideal verbindet sich oft eine erneute oder noch nie erlebte Trauer um das Ideal der eigenen glücklichen Kindheit.

Wird eine Frau verlassen oder trennt sie sich, bleiben die Kinder in der Regel bei ihr. Trennt sich ein Mann oder wird er verlassen, verliert er aus seiner Sicht nicht nur seine Frau, sondern auch seine Kinder. Für den getrennten Mann kommen neben dem äußeren Trennungsverlust auch der erlebte Verlust seiner Kinder und damit ein Teil seiner väterlichen Identität hinzu, besonders dann, wenn er ein überhöhtes Vaterideal hatte. »Der entmachtete, entrechtete, äußerlich von seiner Familie getrennte, seiner Vaterrolle und seines väterlichen Ich-Ideals beraubte Mann steht vor einer absoluten seelischen Katastrophe« (Petri 2005, S. 132). Verfügt er nicht über ein reifes Konfliktbewältigungsmuster, reagiert er mit Gegenangriff oder Rückzug. Das sind dann die hochstrittigen Trennungsfälle oder die Familien, in denen der Vater bald den Kontakt zu seinen Kindern abbricht.

Die Anerkennung von Schuld oder eigenen Anteilen am Scheitern der Beziehung ist eine unausweichliche Bewältigungsaufgabe im Trennungsprozess. »Es gehört zu einem normal verlaufenden Trauerprozess, dass Schuldgefühle wach werden, denn wer könnte schon von sich behaupten, eine Beziehung ohne jedes Versäumnis gelebt zu haben?« (Kast 1982, S. 94) Das Thema Schuld oder des eigenen Anteils am Scheitern der Beziehung wird wiederum von demjenigen, der ›verlassen‹ wird, eher vermieden (zumindest am Anfang), grundsätzlich ausgeblendet oder in Schuldvorwürfe umgewandelt. Aus seiner Sicht empfindet der ›Verlassene‹, dass schlecht mit ihm umgegangen wurde, dass er als Person und seine Bedürfnisse missachtet wurden. Er erlebt es als Verrat an den eigenen und den gemeinsamen Lebensidealen. Im Unterschied zur ›moralischen‹ Schuld, bei der wir absichtlich und gewollt handeln, geht es hier um eine existenzielle Schuld, der wir nicht ausweichen können. Diese Art existenzielle Schuld ist immer wechselseitig. In Beziehungen sind beide einander ›Täter‹ und ›Opfer‹. Die erlebten Verletzungen verleiten zu einseitiger Schuldzuschreibung, gespeist aus dem Bedürfnis nach Ausgleich durch Rache. Das *»Du bist schuld!«* entlastet den Betroffenen und wertet ihn wieder auf. So muss er sich nicht mit seiner eigenen Kränkung durch Enttäuschung auseinandersetzen (Brentrup 2004). »Schuldhaftes Handeln jedoch ist eingrenzbar, erkennbar und auch irgendwann annehmbar. Dann wird der eigene Anteil am Misslingen sichtbar und aushaltbar und kann als verantwortete Schuld getragen werden« (Ammon 2003, S. 54). Einander etwas schuldig geblieben zu sein, bezieht sich nicht nur auf das Ungelebte in der Beziehung, zu den Kindern und zum Partner, sondern auch auf das Ungelebte in Beziehung zu sich selbst. *»Was habe ich in Bezug auf meine eigene Entwicklung in der Beziehung versäumt?«* (vgl. Beziehungsrückschau) *»Was bin ich mir selber in all den Jahren schuldig geblieben?« »Warum habe ich für mich nicht rechtzeitiger Verantwortung übernommen und mich getrennt?«*

Trotz der grundsätzlichen Gemeinsamkeit in der Auseinandersetzung mit Schuld und Schuldgefühlen sowie der zu leistenden Trauerarbeit unterscheiden sich die Ablösungsprozesse der Partner aufgrund der erlebten Ungleichheit in den Rollen des Trennungsaktiven (›Verlassenden‹) und des Trennungspassiven (›Verlassenen‹).

8.1.4 Der Trennungsaktive (›Verlassende‹)

Der/diejenige, der/die Trennung initiiert und realisiert (›Verlassende‹), hat entweder schon einen Teil der Trauerarbeit hinter sich oder aber auch verdrängt (z. B. mithilfe einer neuen Liebesbeziehung). Er befindet sich in der Regel in einer besseren psychischen Verfassung als der ›Verlassene‹, da er sich auf die Trennung vorbereiten konnte (neue Zukunftsideen, juristische Informationen, konkrete Auszugspläne …) und sich schon weitgehend aus der Beziehung verabschiedet hat: *»Endlich bin ich durch, endlich kann ich weitergehen.« »Ich fühle mich wie befreit.«* Der/die Trennungsaktive leidet weniger unter Einbußen im Selbstwertgefühl und ist nicht so sehr in Gefahr, sich selbst abzuwerten. Oft ist der Aufbruch mit einem Zuwachs an Selbstvertrauen verbunden (Petri 2005, S. 124). Das innere Erleben ist anfangs von Gefühlen der Befreiung und Entlastung gekennzeichnet. Der ersehnte endgültige Schritt aus einer unbefriedigenden oder leidvollen Beziehung ist geschafft, die Tür zu einem ›besseren‹ Leben (mit oder ohne neuem Partner) steht offen. Es ist wie *»ein neues Kapitel aufschlagen«*. Das Gefühl des Neubeginns und der Freiheit mit einer eigenen Wohnung und unabhängigen Entscheidungen erinnert an die Zeit der Loslösung und Unabhängigkeit von den Eltern. Je nachdem, wie die Ablösung damals von der Herkunftsfamilie gelungen ist, wird in dieser Phase oftmals etwas nachgeholt. Nicht wenige frisch Getrennte fühlen und verhalten sich wie Adoleszente. Manchmal entwickeln sie jedoch regressive Tendenzen und kehren wie selbstverständlich ins Elternhaus zurück, um die eigene Versorgung, manchmal auch die der Kinder, zu sichern.

Unabhängig davon, wie lange und ausgeprägt das befreiende Gefühl anhält, entwickeln sich in dem trennungsaktiven Partner jedoch auch andere Gedanken und Gefühle, mit denen er sich befasst oder die er so weit wie möglich verdrängt. Selbst diejenigen, die entlastet sind, endlich zur eigenen Trennungsentscheidung gefunden zu haben, sind irritiert, wenn Trauer um die verloren gegangene Beziehung auftaucht, und sie sich einsamer fühlen, als sie erwartet haben. Erst jetzt wird die Dimension des wirklichen Abschieds spürbar. So kann es sein, dass sich trotz eines ausreichenden Entscheidungsprozesses nochmals Zweifel an der Trennungsentscheidung bemerkbar machen. Gerade in langjährigen Beziehungen (wenn es nicht schon wieder eine neue Liebe gibt) kann die Trennungsmitteilung nochmals den Kreislauf von Versöhnung und Auseinandersetzung auslösen, besonders dann, wenn die Kinder deutlich unter der Trennung leiden und alle ›Hebel‹ in Bewegung setzen (Symptombildungen), um den verlassenden Elternteil zurückzuholen. Während trauernde und durch die Trennung belastete Kinder im trennungsaktiven Partner Schuldgefühle und nochmals Trennungsambivalenzen auslösen können, bestätigen emotionale Zusammenbrüche oder Suizidandrohungen des verlassenen Partners eher die Trennungsentscheidung des Verlassenden, zumindest langfristig. Auch außenstehende Personen wie Eltern, Freunde, Arbeitskollegen, Lehrer oder Erzieherinnen der Kinder können die Trennungsentscheidung eines Partners moralisch erheblich ins Wanken bringen oder aber auch unterstützen. Oft zeigen sich im sozialen Nahraum Polarisierungen. Die einen stehen auf der Seite: *»Nur die Trennung ist richtig«*, die anderen verurteilen die Trennung.

Bleibt es nach all den Konfrontationen mit dem eigenen Über-Ich und den auftauchenden Gefühlen sowie dem Erleben des Partners, der Kinder und der Eltern bei der eigenen Trennungsentscheidung, ist eine weitere Hürde im Prozess des Trennungsgeschehens geschafft. Der Trennungsaktive hat auf schmerzliche Weise erfahren müssen, dass mit dem Verschwinden der Liebe Bindungsgefühle nicht automatisch ausgelöscht sind. Mit dieser Erfahrung, dass trotz Bindungsgefühlen die Trennung notwendig ist, entwickeln sich mehr Klarheit und Kraft zur Bewältigung der anstehenden Schritte. Trotzdem muss auch der Trennungsaktive immer wieder mit emotionalen Einbrüchen rechnen, denn die eigentliche Lösung und die dazugehörige Trauerarbeit sind noch nicht beendet, wenn auch in einem anderen Stadium als bei demjenigen, der erst jetzt sich mit der Endgültigkeit der Trennung auseinandersetzen muss. Wie beschrieben, ist die zu leistende Trauerarbeit für den Partner, der geht, und für den, der verlassen wird, eher ähnlich als unterschiedlich. Nur werden bei demjenigen, der geht, Trauerreaktionen weniger erwartet und verstanden (besonders bei Männern) als bei demjenigen, der verlassen wird. Wird die Trauerarbeit vermieden (z. B. durch eine neue Liebesbeziehung oder durch die Unfähigkeit zu trauern), stellen sich nicht selten später depressive Entwicklungen oder erneutes Scheitern in Beziehungen ein. »Nicht nur der verlassene und verletzte Partner, auch der Initiator, der die Trennung allein oder deutlich mehr betrieben hat, erleidet einen Verlust, er nimmt ihn nur weitaus weniger wahr. Er handelt ja in der Überzeugung, sich selbst zu befreien, und meint, bald stünde ihm ein Leben in größerer Freiheit und Autonomie offen. So kann auch bei ihm ein Mangel an Trauer entstehen« (Sieder 2008, S. 282).

Derjenige, der die Trennungsentscheidung übernimmt, erlebt in besonderer Weise die Verantwortung für die Trennung. Wie bereits beschrieben, ist das mit einem unausweichlichen Gefühl von Schuld verbunden. Angenommene Schuld, an die eigenen Grenzen gestoßen zu sein und die inneren und gemeinsamen Konflikte nicht besser als mit einer Trennung lösen zu können, führt zu einer verantworteten Schuld, die sich an dem Umgang mit den Folgen misst. Selbstvorwürfe und Schuldgefühle gehören zu jeder Trennungsentscheidung dazu. Manchmal ist es ein langwieriger Prozess, zu der ›narzisstischen‹ Entscheidung, das eigene Wohlergehen (zumindest kurzfristig) über das der Kinder gestellt zu haben, zu stehen. Längerfristige Schuldgefühle höhlen das eigene Selbstwertgefühl aus, verhindern einen Neuanfang nach der Trennung und schmälern die Erziehungskompetenz.

Fallvignette:

> Frau A, eine 60-jährige Frau, zieht eine Woche nach ihrer Trennungsmitteilung aus der gemeinsamen Wohnung aus. Sie beendet damit eine 40-jährige Ehe, in deren Verlauf zwei Kinder gemeinsam erzogen worden sind. Die Trennungsbegründung von Frau A ist knapp und emotionslos: Sie habe es satt, sich von ihm dominieren zu lassen, und beginne jetzt ein eigenes Leben. Der Mann hat bislang geglaubt, seine Ehe sei in Ordnung, da er viel für seine Familie gearbeitet und alle Pläne für den Ruhestand aufgehoben hat. Er versteht die Welt nicht mehr, funktioniert wie »ferngesteuert«. Er brauche – so seine Mitteilung – zum ersten Mal in seinem Leben Unterstützung, da ihn nachts die Fragen nach dem Warum überfallen und er fast nicht mehr schlafen könne. Tagsüber fühle er sich taub und leer.

8.1.5 Der Trennungspassive (›Verlassene‹)

»Lassen Sie mich noch etwas über die Trauer sagen, die nach dem ersten, wortlosen, unmäßigen Schmerz folgt. Der Schmerz ist blind, die Trauer hingegen sehend, sie ist bestimmt durch das Erinnern, das Sich-Vergegenwärtigen des Menschen, dessen Nähe man wünschte, suchte, behalten wollte, dem man sich ganz geöffnet hat, den man liebte« (Timm 2004, S. 21).

Der Trennungspassive (›Verlassene‹) befindet sich psychisch in einer weitaus ungünstigeren Position als der aktive Partner. *»Für mich ist eine Welt zusammengebrochen.« »Es ist, als wenn die Uhr plötzlich stehen geblieben ist.«* Auch wenn die Trennung ›lange vor der Tür stand‹, kann das Ende einer langjährigen Beziehung nur schrittweise innerlich realisiert werden. Besonders dann, wenn die Hoffnung noch nicht aufgegeben ist oder wenn die Trennung ohne Vorbereitungszeit mitgeteilt und vollzogen wird. Dann kann es bei demjenigen, der sich der Situation völlig ausgeliefert fühlt, zu einer psychischen Dekompensation kommen. »Wenn der drohende Verlust ein Objekt betrifft, das für den Patienten im Wesentlichen Liebe, Anerkennung und Bewunderung bietet, dann steht nicht die psychische Existenz des Objekts in Frage, sondern sein eigener Wert. Das Wegfallen der Funktion eines solchen Objektes führt zur Depression« (Mentzos 1994, S. 178/179). Das Erleben ist mit einer starken narzisstischen Kränkung verbunden, und aufgrund der narzisstischen Wut kann es zu einer destruktiven Affektregulierung in Richtung Fremd- oder Selbstgefährdung kommen. »Die Verletzung des Selbstgefühls durch den Verlust des schützenden anderen, wie damals, als die Geburt die Einheit mit der Mutter zerbrach, oder wie später, wenn sie wegging und man noch zu schwach war, das Alleinsein zu ertragen. Die narzisstische Wut dient in erster Linie dazu, die Kränkung ungeschehen zu machen und die Einheit wiederherzustellen. Es ist daher einleuchtend, dass sie umso wilder aufflammt, je mehr der Partner narzisstische Funktionen hatte, d. h. je mehr er dazu diente, die frühe Symbiose der Mutter zu ersetzen« (Petri 2005, S. 59/60). Je fragiler das Selbsterleben ist, umso heftiger werden Gefühle wie Ohnmacht, Panik, Wut und Rachegefühle erlebt. Hat der Verlassene keine klare Vorstellung von sich und dem anderen als selbstständige und unabhängige Persönlichkeit, kann der andere unwissentlich zur Bedrohung und zum Feind für das Selbstwertgefühl werden.

Der Schock der Trennungsnachricht kann aber auch mit Gefühlen von Betäubung und Lähmung beantwortet werden. Dann wirken die Betroffenen wie unbeteiligt und sehr kontrolliert, da sie im Alltag weiterfunktionieren, einen Anwalt aufsuchen und viel organisieren. Es scheint so, als hätten sie die Trennung sehr schnell akzeptiert, doch es ist ein erster psychischer Mechanismus, sich vor noch unerträglicheren Gefühlen zu schützen, wie wir von den als allgemein anerkannten Trauerphasen wissen (Kast 1982).

Kast beschreibt vier Phasen des Trauerprozesses:

1. Phase des Nicht-wahrhaben-Wollens
2. Phase der aufbrechenden Emotionen
3. Phase des Suchens und Trennens
4. Phase des neuen Selbst- und Weltbezuges (Reorganisation).

Die Verleugnung ist eine gesunde Reaktion auf eine Krise, die zu überwältigend und zu plötzlich eintritt. Die Verleugnung schafft Zeit, Kräfte zu sammeln, um sich auf den notwendigen Abschieds- und Anpassungsprozess einzustellen nach dem Motto: ›Was nicht sein darf, ist nicht.‹ Die Trennung darf nicht sein, also nimmt der Betroffene sie nicht oder nur partiell wahr, denn oft erkennt ein Teil der Persönlichkeit die Trennung bereits an. Manchmal beginnt kurzfristig eine aufflammende Idealisierung der Beziehung oder des trennungsaktiven Partners sowie ein Suchen nach Zeichen einer Wiederannäherung und irrealen Hoffnung am Fortbestehen der Beziehung. Der psychische Mechanismus der Verleugnung hilft, nur die Aspekte wahrzunehmen, die die Angst erträglich macht. Häufig wird die Trennung auch noch eine geraume Zeit vor anderen verschwiegen und so getan, als wäre alles beim Alten. Oft klammern sich verlassene Partner an die Hoffnung, dass alles wieder gut wird. Sie bemühen sich, besonders freundlich und attraktiv zu erscheinen, sind im Grunde genommen jedoch wütend und verletzt, voller Angst vor dem Verlassensein. Die Frage »Warum nur?« kreist nicht nur im Kopf herum, sondern wird so oft wie möglich an den trennungsaktiven Partner herangetragen, meist ohne Erfolg, denn wenn es Erklärungen gibt, können sie in dieser Phase der inneren Destabilisierung nicht wirklich aufgenommen werden. Mit der Verleugnung sind jedoch die Emotionen nicht verschwunden, sondern nur im Verborgenen geblieben. Kleinste Herausforderungen können sie ans Tageslicht bringen. Ähnlich wie beim Tod eines geliebten Menschen folgt eine Phase der inneren Auflehnung und des Protests (Petri 2005), die Zeit der »aufbrechenden Gefühle« (Wolf 1985, S. 31). Eine weitere Phase der Trauerarbeit kündigt sich an.

Für die meisten ›Verlassenen‹ ist das Trennungsgeschehen mit heftigen Emotionen wie Trauer, Wut, Schuld- und Versagensgefühlen, Verzweiflung, Einsamkeit, aber auch mit Gefühlen von Befreiung, Erleichterung und Hoffnung verbunden. Das Gefühlschaos entspricht dem Chaos allgemein, wenn Altes verschwindet und das Neue sich noch nicht herausbilden kann. »Der Protest in all seiner dramatischen Ausformung und mit seinen schmerzhaften Zumutungen für alle Beteiligten ist zuallererst eine normale körperliche und seelische Antwort auf das Trennungstrauma. Was wir von Kindern wissen, warum soll es nicht auch für Erwachsene zutreffen: Je wilder, lärmender und länger ihr Protest nach einer Trennung ausfällt, umso gesünder und stabiler entwickeln sie sich im späteren Leben weiter« (Petri 2005, S. 60). Nach dem Aufgeben des inneren Protestes gegen die Trennung wird der Trennungsschmerz besonders spürbar. Verzweiflung und Trennungsschmerz können so stark sein, dass körperliche und seelische Funktionsabläufe empfindlich gestört sind, sodass es zu psychosomatischen Reaktionen und auch zu suizidalen Krisen kommen kann. Menschen, die unfreiwillig oder zum für sie falschen Zeitpunkt ihre Beziehung aufgeben müssen, tendieren in dieser Phase zu polarisierenden Gefühlen und Verhaltensweisen. Auch Neid- und Rachegefühle können in dieser Zeit stark in den Vordergrund treten, besonders dann, wenn derjenige, der gegangen ist, schon eine/n neue/n PartnerIn hat und die Vorteilschancen nach der Trennung als ungleich oder ungerecht erlebt werden. Diejenigen, die starke Wut- und Rachegefühle gegen den Partner entwickeln, wehren sich gegen den erlebten Schmerz mit ›Angriff‹. Indem sie diesen in der Wut innerlich wegstoßen, entwickeln sie innere Aktivität und Abstand zum verloren gegangenen Partner. Wut kann in Hass auf den Partner übergehen, und alles das, was früher geliebt wurde, wird nur noch gehasst. Es scheint in dem Moment so, als ob nicht Gutes mehr übrig bleibt oder jemals da war. Der Hass löscht im Erleben die Liebe aus. »Solange man hassen und den Hass auf eine andere Person lenken kann, so lange wendet er sich nicht gegen einen selbst« (z. B. in selbstzerstörerische Handlungen wie Alkohol, Drogen, Selbsttötung …). »Damit wird er zu einem Prinzip des Überlebens. Die Auffassung vom Hass als einer lebenserhaltenden Kraft steht im Widerspruch zu der allgemeinen Verurteilung dieses Gefühls. Aber die alltägliche Erfahrung über das Ausmaß des entfesselten Hasses aus enttäuschter Liebe drängt eine solche Erklärung geradezu auf« (Petri 2005, S. 98). Bleiben Wut- oder Hassgefühle über eine längere Zeit bestehen, entwickelt sich Feindseligkeit. Diejenigen, die zornig bleiben, d. h. in der Vorwurfshaltung verharren, entwickeln sich zu erbitterten Gegnern und bleiben in der Vergangenheit verhaftet. Feindseligkeit und Zorn sind deutliche Zeichen dafür, dass die Verluste, die mit der Trennung einhergehen, nicht betrauert wurden. »Solange ich mich noch über jemand ärgern kann, so lange ist er irgendwie noch anwesend. Ich verstehe das Ärgern, den Zorn mehr in dem Sinn, dass die Beziehung noch geklärt werden muss« (Kast 1982, S. 67). So bietet die Wut nicht nur Schutz gegen den Kränkungsschmerz, sondern auch gegen die Angst vor der Trauer, denn hinter der Wut verbirgt sich die Trauer. Meistens verzögern längerfristige Aggressionen die Anerkennung des Verlustes. »Wenn der Verlust der Träume an die Oberfläche kommen dürfte, wenn er empfunden und akzeptiert würde, könnte sich die Wut legen und das Leben weitergehen« (Ahrons 1997, S. 141). Dazu ist es notwendig, die Wut im Erleben zuzulassen, sie aber auch wieder aufgeben zu können.

Wird die notwendige, gesunde Wut bei einem Trennungsverlust verdrängt/abgespalten, kann es zu anhaltenden depressiven Reaktionen kommen. Gerade Menschen, die in ihren Aggressionen gehemmt sind und dazu ein strenges, moralisches Über-Ich haben, überspringen häufig die Phase des Protests und der Auflehnung. Dadurch sind sie gefährdet, nach dem Verlust des Partners (Objektverlust) eine Depression zu entwickeln. Die Wut wird nach innen gelenkt. Sie äußert sich verkleidet in Selbstanklagen und Schuldgefühlen, da derjenige sich allein für das Scheitern der Beziehung verantwortlich macht. Fragen wie *»Was habe ich falsch gemacht?« »Warum bin ich nicht mehr liebenswert?« »Was gefällt dir nicht mehr an mir?«* werden zu Endlosschleifen und bleiben unbeantwortet oder unverstanden, da es erstens keine einseitige Verantwortung für das Scheitern einer Beziehung und zweitens in diesem psychischen Ausnahmezustand kein wirkliches Verstehen gibt.

In der Depression nach einem Trennungsverlust werden die eigene Person und das eigene Leben negativ, manchmal als nicht mehr schützenswert, erlebt (Suizidgefährdung). Der Betroffene erlebt sich »wie erstarrt« oder wie »tot«. Petri (2005, S. 99) bemerkt, dass zu dem Selbsterleben *»ich bin wie tot«* mit der Zeit das Gefühl dazukommt *»es ist, als ob der Partner gestorben ist«*. Dieses Gefühl setzt meistens nach der inneren Protest- und Verzweiflungsphase ein. Die Energie wird immer mehr vom Partner abgezogen, und die inneren Bilder vom Partner verblassen und sterben. Bei dem Gefühl ›ich bin wie tot‹ ist ein Stück vom eigenen Selbst verloren gegangen, bei dem Gefühl ›er ist wie tot‹ das verinnerlichte Objekt. »Diese Unterscheidung ist von großer Bedeutung, denn wir wissen, dass die inneren Objekte die wichtige Aufgabe erfüllen, das eigene Ich und das Gefühl von sich selbst zu stärken. Die Trennung löst daher einen zweifachen, schweren Verlust aus – in der Fachsprache ausgedrückt: einen Selbstverlust und einen Objektverlust. Das macht die eigentliche Nähe von Trennung und Tod aus« (Petri 2005, S. 100).

Die Fähigkeit zur Selbstreflexion und zur Regulierung des Selbstwertgefühls ist je nach Strukturniveau mehr oder weniger eingeschränkt. Selbstabwertung fördert die Entwicklung von Schuldgefühlen (»Ich genüge nicht.« »Ich hätte die Beziehung retten können, wenn ich mich nur anders verhalten hätte.«). Schuldgefühle entstehen in der Regel aus Forderungen, die man nicht erfüllt hat oder auch gar nicht erfüllen konnte oder wollte. Sich schuldig zu fühlen heißt noch nicht, tatsächlich schuldig zu sein. Dieses gilt es in der Arbeit mit depressiv reagierenden Trennungsbetroffenen immer wieder zu unterscheiden. Welche Forderungen hat der Betroffene in der Partnerschaft nicht erfüllt – die eigenen oder die des Partners?

Wird es aufgrund der erlebten räumlichen und emotionalen Trennung unausweichlich, die Trennungsrealität anzuerkennen, öffnen sich die Trauer und der Weg zur emotionalen Ablösung. Das zeigt sich oft in kleinen symbolischen Handlungen, wie die Fotos des weggegangenen Partners wegräumen, sich mit anderen Trennungsbetroffenen zusammentun, die Wohnung umräumen, sich juristisch wegen einer Scheidung informieren, um nur einige Beispiele zu nennen. Das deutlichste Anzeichen dafür, dass sich die Trauer dem Ende zuneigt, beschreiben Trennungsbetroffene als ein erleichterndes Gefühl, ›überlebt zu haben‹, und als Zuversicht, es allein zu schaffen. Die Gedanken und Gefühle sind trotz wiederholter Einbrüche nicht mehr rückwärtsgewandt, sondern auf das Hier und Jetzt mit Blick in die Zukunft gerichtet.

Fallvignette:

Herr Z, 43 Jahre alt, hat vor drei Jahren aufgrund von Arbeitslosigkeit die Rolle des Hausmannes übernommen. Er betreut die elf- und neunjährigen Kinder, während seine Frau ganztägig als Sekretärin arbeitet. Seine Frau ist seit einem halben Jahr auf sein Drängen wegen einer Außenbeziehung ausgezogen. Obwohl er die Trennung aktiv initiiert hat, geht es ihm stimmungsmäßig zunehmend schlechter, und sein Hausarzt empfiehlt eine Eheberatung (möglicherweise in der Hoffnung, die depressive Entwicklung durch eine ›Rettung‹ der Ehe zu kurieren). Es wird deutlich, dass Herr Z sich Vorwürfe macht, seine Frau zu früh ›rausgeschmissen‹ zu haben, und dass sie sich ja möglicherweise doch noch für ihn entschieden hätte. Frau Z ist für eine Klärung der Beziehung nicht mehr zu gewinnen, da sie sich sehr eindeutig für das Alleinleben (ohne Ehemann und ohne Geliebten) entschieden hat und aufgrund der Arbeitssituation die Hauptbetreuung der Kinder beim Vater belassen möchte. Erst als Herr Z alle Hoffnung auf eine Rückkehr seiner Frau aufgegeben und seine Kränkung bearbeitet hat, kann er sich mit seinem Anteil an der Trennungsentwicklung auseinandersetzen. Er beginnt, seine ausgesprochene Passivität und Unzufriedenheit in der Ehe als seinen Teil zu sehen, und ist überrascht, wie er mit dem ›Rauswurf‹ zum ersten Mal wirklich klar und eindeutig war. Er beginnt zunehmend, sein Leben und die Suche nach einer angemessenen Berufstätigkeit in die Hand zu nehmen. Die elterliche Zusammenarbeit entwickelt sich nach einer kurzfristigen Konfliktphase als distanziert, aber konstruktiv und verlässlich.

8.2 Beziehungsdynamik

»Ich kenne meine Frau nicht mehr, es ist, als wäre sie eine andere Person, kühl und berechnend.« Oder: *»Es ist alles so wie vorher, nur noch schlimmer.«* Beide Reaktionen beschreiben kontrastierend, wie die Paardynamik verändert oder noch heftiger in der ersten Zeit der Trennung weitergeht. Der Übergang zur Trennung verläuft bei den meisten Paaren entweder sehr kontrolliert, distanziert bis verweigernd oder hoch emotional. In beiden Reaktionsmustern wird die Verunsicherung mit der neuen Beziehungs- und Lebenssituation deutlich. Die Art, wie die Trennungsmitteilung erfolgt, versinnbildlicht in einer verdichteten Form den

jeweiligen Beziehungsstil des Paares und entscheidet mit, wie die weitere Trennung verlaufen wird. Auch wenn der Betroffene das Verhalten des anderen zunächst als völlig fremd und unverständlich erlebt, lässt sich später das Ausgeblendete am Partner, an sich selbst und an der Beziehung mit der Art und Weise der Trennung in Verbindung bringen.

In der ersten Zeit sind die Begegnungen der getrennten Partner sehr spannungsgeladen und je nach emotionaler Betroffenheit und subjektiver Bedeutung schwer auszuhalten. Derjenige, der die Trennungssituation noch nicht wahrhaben kann, sucht häufig jede Möglichkeit des Kontaktes und Zeichen von Nähe, während der Trennungsaktive versucht, so wenig wie möglich zu kommunizieren. Emotionale Auseinandersetzungen, gegenseitige Schuldzuweisungen bis hin zu Bedrohungen finden ihren Höhepunkt, und die Eskalationsgefahr ist gerade am Anfang besonders hoch. Es scheint, als ob die Stärke der Auseinandersetzung dem Prozess der gegenseitigen ›Abstoßung‹ und Loslösung dient. In dieser Phase sind Dritte (Freunde, Berater/Therapeuten) hilfreich, die die Emotionalität aushalten, aber auch für Begrenzung sorgen und den Abstand des Paares fördern. Auch Kinder und Jugendliche kommen vorübergehend und ungünstigerweise auch längerfristig in die Rolle, für Beruhigung zu sorgen. In den meisten Fällen verringert sich das Maß der emotionalen Beteiligung zugunsten einer sachlichen Auseinandersetzung und Klärung der anstehenden Dinge.

Fallvignette:

Frau M und Herr M beginnen eine Paarberatung zu dem Zeitpunkt, als sie bereits Trennungsgedanken ausspricht, er jedoch noch alles tun will, ›die Beziehung zu retten‹. Ich nehme die Beziehungswünsche von Herrn M wichtiger als die Trennungsabsichten seiner Frau (auch stellvertretend für das kleine Kind des Paares) und übersehe die ›Scheinfunktion‹ der Beratung für die Frau. Da Frau M innerlich mehr getrennt ist, als gezeigt werden ›darf‹, bekommt die Beratung die Funktion einer moralischen Rechtfertigungsinstanz (›Ich habe alles versucht‹). Da ich mich mit der Beziehungshoffnung von Herrn M verbündet habe, sind er und ich völlig überrascht, als Frau M nach wenigen Beratungsstunden die Paarberatung für beendet erklärt, da sie sich endgültig trenne und bereits in der nächsten Woche mit der Tochter in die Wohnung ihres Freundes ziehen werde. Bevor ich mich selbst von ›dem Schlag ins Gesicht‹ erholen kann, verlässt Herr M nach einer kurzen

Erstarrung blitzartig, mehr schreiend als weinend, den Beratungsraum und ist nicht mehr einzuholen. Nach dem ersten Schrecken erzählt Frau M, dass sie diese Reaktion bei Auseinandersetzungen kenne, dass das ein Grund ihrer Trennungsentwicklung sei und dass er sich bisher immer nach ein paar Stunden gemeldet habe oder zu einem Freund gefahren sei. Da ich eine suizidale Krise befürchte, vereinbare ich mit Frau M, dass sie versucht, ihn über den Freund zu erreichen, und dass ihr Mann mich auf jeden Fall noch bis zum Abend (auch zur eigenen Entlastung) anrufen solle. Aufgewühlt von dem heftigen Geschehen sowie der eigenen Hilflosigkeit und Sorge, begegnet mir auf dem Heimweg eine zusätzliche Stresssituation: Jemand hat sich vor die U-Bahn geworfen, und Rettungshelfer versuchen den Verletzten (Getöteten?) zu bergen. Die Erlösung kommt eine Stunde später mit dem Anruf von Herrn M. Es wird im Telefongespräch deutlich, dass er sich zu dem Zeitpunkt nicht umbringen wird, dass er emotional bereits ›heruntergefahren sei‹, dass er solche unkontrollierten Reaktionen von sich kenne, dass er beim Freund übernachten und am nächsten Morgen den Krisentermin in der Beratungsstelle wahrnehmen werde. Er hält die Vereinbarung ein, und ich kann mit ihm über die Zuspitzung der Krise und meinen eigenen Anteil, die Trennungsabsicht der Frau zu unterschätzen, reflektieren. Es entsteht eine Vereinbarung, dass er bei künftiger emotionaler Zuspitzung auf Signale achtet und höchstens bis zum Flur ›herausläuft‹ und nach einer für ihn notwendigen Pause wieder in den Beratungsraum zurückkehrt. Auch mit Frau M kann in einem Einzelgespräch geklärt werden, wie sie den Schutz der Beratung gesucht habe, um ihren Mann in der ersten Trennungszeit ›gut aufgehoben zu wissen‹. Sie ist zu keinen weiteren Sitzungen mehr bereit. Er bleibt in der Beratung, will seinen ›Trennungsschock‹ verarbeiten und sich zu den weiteren Trennungsfolgen Rat holen.

8.3 Familiendynamik und das Erleben der Kinder

Für die Kinder ist das Ereignis der elterlichen Trennung normalerweise einschneidender als die juristische Scheidung. Sie sind (wie die Erwachsenen) emotional am meisten gefordert, wenn die Trennung real wird, sprich, wenn ein Elternteil auszieht. »Warum habt ihr uns das angetan?« »Hat der Papa mich jetzt auch nicht mehr lieb?« Fragen über Fragen schwirren den Kindern in dieser Zeit durch den Kopf. Die wenigsten Fragen werden ausgesprochen oder finden eine Antwort, da die Eltern mit ihren eigenen Belastungen beschäftigt sind. Jeder Einzelne in der Familie befand sich schon längere Zeit vor der Trennung in einem Zustand des Mangels und an der Grenze der Belastbarkeit. Am Anfang ist das innere und äußere Chaos für die Kinder groß, gleich welchen Alters. Ein Elternteil zieht aus und steht nicht mehr in dem Maße wie früher als Ansprechpartner zur Verfügung. Die Welt, wie sie dem Kind bisher vertraut war, bricht auseinander. Im Kind entsteht große Angst und Unsicherheit, alleingelassen zu werden. Für Kinder und Jugendliche ist es oft das Schlimmste, dem Auseinanderbrechen der bisherigen notwendigen sicheren Beziehungen, familialen Strukturen und täglichen Abläufen so allein und hilflos ausgeliefert zu sein. Die Eltern, die normalerweise Halt und Orientierung geben, sind selber verunsichert und desorientiert. Die Kinder müssen sich mit den eingetretenen Lebensveränderungen auseinandersetzen und ihre Beziehungen zu beiden Eltern neu ordnen. Die bisherige Möglichkeit, zwischen den Eltern hin- und herzupendeln, wenn es gerade in der Beziehung zum einen Elternteil zu nah oder zu schwierig wird (Triangulierung), ist nicht mehr gegeben, da jede Annäherung an den einen vom anderen Elternteil eher mit Argwohn betrachtet wird.

Das Verhaltensrepertoire, mit dem sie ihren bisherigen Alltag gemeistert haben, reicht nicht mehr aus. Sie müssen sich daran gewöhnen, allein mit einem Elternteil zu leben, den anderen weniger zu erleben sowie hin- und herzupendeln. So lernen sie, sich in zwei getrennten Lebenswelten – der Welt der Mutter und der Welt des Vaters – zurechtzufinden. Um es den Eltern recht zu machen und es selber nicht noch schwerer zu haben, finden sie heraus, welches Verhalten für welchen Elternteil richtig ist. Die Regeln für ein gemeinsames Leben gibt es nicht mehr, und neue, verlässliche Regeln für die getrennten Lebenswelten sind in dem ersten Trennungschaos noch nicht vorhanden. »Wir versuchten, uns auf die gegensätzlichen Wertvorstellungen und Überzeugungen unserer Eltern einen Reim zu machen, und bemühten uns herauszufinden, ob wir diese Sichtweisen übernehmen konnten. Wir hinterfragten die unterschiedlichen häuslichen Regeln unserer Eltern – und zwar nicht nur, um nicht in Schwierigkeiten zu kommen, sondern auch, weil wir uns zugehörig fühlen wollten« (Marquardt

2005, S. 111). Um die Belastungen zu bewältigen, versuchen die Kinder und Jugendlichen, so weit wie möglich das Gefühl von Kontrolle über die Situation zu gewinnen, und besonders Mädchen reagieren mit hoher Verantwortlichkeit und verfrühter Selbstständigkeit (Anpassung).

8.3.1 Trauer

Viele Kinder fühlen sich vom gehenden Elternteil – manchmal auch von beiden – verlassen und reagieren mit Wut und Trauer oder auch mit Depression. Ihre Sicherheit und ihr Selbstwerterleben sind tief erschüttert. Ohnmacht und das Gefühl, dem Schicksal ausgeliefert zu sein, erzeugen Ängste. Auch Loyalitätskonflikte, Schuldgefühle und Verhaltensauffälligkeiten können die Folge sein. »Jedes einigermaßen gesunde und normale Kind muss auf die Scheidung reagieren, selbst wenn sich nach außen hin keine Reaktion erkennen lässt. Wenn sich Eltern dessen bewusst sind und sich darauf einstellen, dann ist wahrscheinlich schon viel gewonnen« (Figdor 1997, S. 24). Kinder und Jugendliche zeigen ihre Trauer über die Trennung der Eltern und den Verlust des Zusammenlebens nicht kontinuierlich und gleichmäßig. Es scheint oft so, als würden sie nichts empfinden. Das wiederum nährt die Illusion der Eltern, ihre Kinder hätten gar keine Probleme mit der Trennung. Doch der Schein trügt, denn ausgelöst durch ein Wort, ein Lied, ein Foto, eine Begegnung, können Trauer und Zorn herausbrechen – eben nicht gerade dann, wenn die Eltern es erwarten oder befürchten. Es wäre gut, wenn die Eltern sich selbst gegenüber eingestehen könnten, dass sie ihren Kindern mit der Trennung wehtun. Je weniger sie verleugnen, dass sie ihren Kindern viel zumuten, umso besser können sie wahrnehmen und akzeptieren, dass ihr Kind jetzt ein besonderes Verhalten oder andere Bedürfnisse entwickelt, um die schwierige Situation zu bewältigen. Manche psychischen Verarbeitungsprozesse der Kinder und Jugendlichen wie zum Beispiel länger anhaltende Realitätsverleugnung, Regression oder Gefühlsabwehr sind für die gesunde Ich-Entwicklung bedenklich und bedürfen therapeutischer Unterstützung. Grundsätzlich ist es jedoch für die erste Zeit vor und nach der Trennung der Eltern normal, dass Kinder Symptome entwickeln. Die Symptome weisen meistens auf Verlust und Einsamkeit hin sowie auf das Bedürfnis des Kindes, gesehen werden zu wollen. Wie bei den Erwachsenen wird auch bei den Kindern in der ersten Umbruchzeit der Trennung das Selbstwertgefühl geschwächt. Indem ein Elternteil bestimmte Verhaltensweisen oder Eigenschaften des anderen ablehnt oder abwertet, fühlen sich auch Kinder hierin abgewertet oder mangelhaft, da sie ja viele Eigenschaften von den Eltern geerbt haben.

Manche Kinder erleben sich auch deswegen weniger wertvoll und bedeutend, da sie glauben, es nicht geschafft zu haben, die Eltern zusammenzuhalten und zu versöhnen. Das erlebte eigene Versagen kann mit kindlicher Depression, aber auch mit Wut und Hass (Protest) angesichts der eigenen Machtlosigkeit und Angst vor einer unbekannten Zukunft beantwortet werden. »Welche Reaktion auf den unmittelbaren Verlust erfolgt, ist aufseiten des Kindes unter anderem abhängig vom Ausmaß seiner Angst, auch den anderen Elternteil zu verlieren, von der Schwere seiner Schuld- und Schamgefühle (nicht liebenswert genug und deshalb verlassen worden zu sein) und seiner Möglichkeiten, den depressiven Affekt abzuwehren, das heißt, das passive Erleben von Hilflosigkeit angesichts von Enttäuschung und Kränkung zu verleugnen oder zu verhindern« (Bauers 1997, S. 49). Die depressive Reaktion auf den Verlust eines Elternteils unterscheidet sich von der normalen Trauer des Kindes dadurch, dass Gefühle wie Hilflosigkeit, Ohnmacht und Resignation überwiegen. Da die Eltern in dieser Zeit selber mit Versagens- und Verlustgefühlen beschäftigt und in ihrer elterlichen Kompetenz reduziert sind, bleibt das Kind mit seinem seelischen Leid allein. Das Gefühl des Verlassenseins kann die Integrität seines Selbstwertgefühls gefährden. »Hier liegt nach meiner Einschätzung eine zentrale und bisher unbegriffene Quelle für die Trauer der Kinder – das deutliche Gespür dafür, im Paardrama für etwas geopfert zu werden, das sie nicht verstehen und womit sie nichts zu tun haben, und das Gefühl, mit jeder Opferung ein Stück eigenen Lebens zu verlieren« (Petri 2005, S. 142).

8.3.2 Schuldgefühle

Zusätzlich entwickeln viele Kinder unbewusste Schuldgefühle (besonders Kinder im Vorschulalter). Verstärkend für die Schuldgefühle sind heftige Auseinandersetzungen zwischen den Eltern über Erziehungsfragen, sodass sich das Kind als ursächlich konfliktauslösend erlebt. So können die Eltern verdeckt oder offen den Kindern die Schuld an den ständigen Streitereien geben und die eigentlichen tiefer liegenden Paarkonflikte überdecken. Manchmal wird auch älteren Kindern und Jugendlichen im Konflikt vorgeworfen, der Heiratsgrund gewesen zu sein (»nur weil ich mit dir schwanger war, haben wir geheiratet«). Eine weitere Variante der Schuldzuweisung ist, die Existenz der Kinder als Trennungshindernis zu bezeichnen (»nur wegen euch sind wir so lange zusammengeblieben«). Petri sieht den eigentlichen Grund kindlicher Schuldgefühle auf einer tieferen Ebene, und zwar in dem unbewussten Enttäuschungshass und der Vergeltungsaggression des Kindes und des Jugendlichen auf die Eltern. Kinder und Jugendliche wollen nicht ihrer Sicherheit beraubt werden und für sie unzumutbaren, ungerechten und bedrohlichen Anforderungen der Erwachsenen ausgeliefert sein. »Wenn wir daran denken, dass wir ein Teil unserer Mutter und ein Teil unseres Vaters sind, ist es vielleicht einfacher, uns vorzustellen, wie widersprüchlich und erschreckend es sein muss, wenn ein Teil unseres Ichs den anderen Teil hasst. Wenn Sie also von Ihren Kindern verlangen, zu glauben, dass Sie der Gute seien, dem Unrecht zugefügt wurde, und der andere sei der böse Verfolger, dann verlangen Sie von Ihren Kindern, einem Teil von sich selbst zu misstrauen. Kinder wollen ebenso wenig Partei ergreifen, wie sie einen inneren Kampf ausfechten wollen« (Ricci 1984, S. 270). Andererseits empfinden sie Mitleid und Verständnis für die ›hilflosen‹ Erwachsenen. »Aus diesem Konflikt zwischen Mitleid und Hass entsteht das Schuldgefühl. In ihm ist der Hass gebunden, weil die Eltern, so hilflos und labil sie in der Situation selbst sind, den Hass gar nicht aushalten könnten; er würde sie noch mehr zerstören. Was liegt also für das Kind in dieser Konfliktsituation näher, als sich die Schuld für die Trennung zu geben? Die Schuld zu ertragen ist noch leichter als den Hass offen auszudrücken und seine Konsequenzen fürchten zu müssen. Die schrecklichste Konsequenz für das Kind in der Trennungssituation wäre es, durch weiteren Liebesverlust für seinen Hass bestraft zu werden« (Petri 2005, S. 83).

8.3.3 Loyalitätskonflikte

Eine weitere unausweichliche psychische Bewältigungsaufgabe für die Kinder und Jugendlichen getrennt lebender Eltern ist der Umgang mit Loyalitätskonflikten. In der ersten Zeit der Trennung und besonders im

Hinblick auf die bevorstehende Scheidung erleben die Kinder die Beziehung der Eltern als besonders kühl oder auch besonders konfliktreich. So geschieht es oft, dass Kinder bei zunehmender Regression der Eltern oder eines Elternteils zur Festigung von Machtpositionen benutzt werden. Sie geraten zwischen die Fronten besonders dann, wenn vor Gericht gestritten wird, und fragen sich: »Wenn ich mich entscheiden müsste, zu welchem Elternteil würde ich ziehen?« »In der Scheidungsphase sind die emotionale und reale Vernachlässigung der Kinder sowie ihre innere Zerrissenheit zwischen den Eltern am größten, weil sie unter den Loyalitätsanforderungen direkt oder indirekt zu ›Richtern‹ im Ehestreit gemacht werden« (Bauers 1997, S. 48). Erfahrungsgemäß lassen sich Loyalitätskonflikte auch bei friedvolleren Trennungen nicht vermeiden, denn Kinder haben beide Eltern gern, die sich untereinander aber nicht mehr gern haben. Kritische Äußerungen eines Elternteils über den anderen lösen Unbehagen in den Kindern aus. Nehmen sie den einen in Schutz, riskieren sie den Ärger des anderen auf sich selber. Als Ausweg erzählen sie manchmal das, was derjenige hören will, und nicht das, was sie empfinden. Sie sind bereit, die Bedürfnisse der Eltern zu bedienen, weil sie sie nicht verletzen oder traurig machen wollen.

Lena sagt dazu: *»Vielleicht geht es Lars wie mir. Er weiß auch nicht mehr, wen er lieb haben soll, Mam oder Pap. Weil Pap ja nicht will, dass wir Mam lieb haben. Und Mam will auch nicht besonders, dass wir Pap mögen.« – »Das kann ich nicht glauben, Lenakind.« – »Doch, Tante Cora. Immer habe ich Angst, etwas falsch zu sagen oder zu machen. Mam ist gleich beleidigt. Und wenn ich Pap mal sehe, dann ist es besser, ich sage kein Wort über Mam. Das ärgert ihn nur. Bloß für mich sind die beiden ja meine Eltern. Nicht Pap alleine oder Mam«* (Härtling 1997, S. 107).

Ein anderer Ausweg für die Kinder ist der Rückzug. Sie äußern keine eigene Meinung mehr, um sich und die Eltern nicht zu belasten. Im schlimmsten Fall verleugnet das Kind seine Beziehungswünsche an den weggegangenen Elternteil auch vor sich selbst und damit einen Teil seines eigenen Wesens. Zusätzlich erlebt es eine Verunsicherung in seiner Identitätsbildung. Identität entsteht über die Identifizierung mit beiden Elternteilen. Ist ein Elternteil abwesend, können positive Narrationen über den fehlenden Elterteil die Bildung eines inneren Bildes ermöglichen. Werden jedoch alle negativen Eigenschaften des abwesenden und abgelehnten Partners auf ein Kind projiziert, wird das Kind sich zu dem abgelehnten Elternteil nicht zugehörig fühlen und einen

Teil von sich selbst ablehnen. Wenn eine Mutter ihrem Kind immer wieder erzählt, wie schlecht der Vater sei, denkt das Kind allmählich, es selbst sei schlecht. Schließlich ist es wie der Vater, denn er ist ein Teil von ihm. »Vielleicht signalisiert nichts in stärkerem Maße Zugehörigkeit als die körperliche Ähnlichkeit mit einem anderen Menschen. Doch stellten wir oft fest, dass ausgerechnet unsere Ähnlichkeit mit einem Elternteil uns zum Außenstehenden machte, zu jemandem, der nicht dazugehört. In einer intakten Familie signalisiert die Ähnlichkeit mit einem Elternteil Zugehörigkeit. Eltern und Kind erfreuen sich einer einzigen starken Familienidentität, die sogar die Form der Nase oder die Beschaffenheit des Haares umfasst. Gleich auszusehen und sich gleich zu verhalten ist der ultimative Anker für das Gefühl, einer Gruppe anzugehören« (Marquardt 2007, S. 111).

8.3.4 Zusammenfassung

Zusammenfassend und in Ergänzung zu Bernhardt (Bernhardt u. a. 1991, S. 172) sind Verhaltensauffälligkeiten des Scheidungskindes in der Trennungsphase der Eltern demnach wie folgt zu erklären:

- mit dem Erleben von Verlust eines Elternteils und der Gemeinsamkeit des Familienlebens
- mit der Angst, selber verlassen zu werden und Vater oder Mutter zu verlieren
- mit der Unsicherheit im Hin- und Herpendeln zwischen zwei ›Welten‹
- mit dem Erleben von Einsamkeit, Wertlosigkeit und Überflüssigsein
- mit Gefühlen von Unsicherheit, Hilflosigkeit, Trauer, Wut und Überforderung
- mit dem Erleben von Verlust an Bedeutung im Ehekonflikt
- mit diffusen Schuldgefühlen, am Scheitern der Beziehung der Eltern beteiligt zu sein
- mit dem Gefühl des Scheiterns im Bemühen, die Eltern zu versöhnen
- mit der Angst vor der Umgestaltung der familialen Beziehungen und der ungewissen Zukunft
- mit der Anstrengung, unausweichliche Loyalitätskonflikte zu bewältigen

- mit der Verunsicherung in der Identitätsbildung
- mit der Sprachlosigkeit der Erwachsenen
- mit der fehlenden Aufmerksamkeit der Eltern für die Grundbedürfnisse des Kindes
- mit der Angst, anders als andere Familien und defizitär zu sein
- mit dem Fehlen außerfamilialer Unterstützungssysteme.

Kindern gelingt die Bewältigung dieser schwierigen Trennungsphase der Eltern besser, wenn sie alte und neue Freundschaften und vertraute Lebensräume als Ressourcen nutzen können. Das gelingt jedoch nicht immer, da kleinere Kinder auf die Unterstützung der Eltern angewiesen sind und ältere Kinder nicht immer mit Freunden oder anderen Ansprechpartnern über die Trennung ihrer Eltern und ihren damit verbundenen Ängsten und Schwierigkeiten reden wollen. Oft empfinden Kinder Scham, weil die eigene Familie im Gegensatz zu anderen Familien nicht mehr funktioniert. Es wird deutlich, wie sehr die eigenen Gedanken, Wünsche und Bedürfnisse des Kindes in Gefahr sind, in den Hintergrund zu treten. Die dadurch verstärkt erlebte Abhängigkeit und Hilflosigkeit des Kindes stellen einen besonderen Belastungsfaktor dar. Deshalb ist es besonders wichtig, die Emotionen des Kindes wahrzunehmen und ihm zu helfen, für sich Stellung zu beziehen. Wenn die Eltern das nicht leisten können, brauchen die Kinder und Jugendlichen dafür andere Unterstützer wie Großeltern, Freunde, Lehrer oder auch Berater und Therapeuten.

Wie anfangs beschrieben, hängt das Maß der Belastung für die Scheidungskinder von vielen Faktoren ab. Es soll erneut darauf hingewiesen werden, dass die Symptomentwicklung von Kindern und Jugendlichen in der Trennungs- und Scheidungsphase ein normales Übergangsphänomen ist und es in der Regel keiner therapeutischen Einzelbehandlung bedarf, wenn die bisherige Entwicklung unauffällig verlief. »Für alle Beteiligten, für Kinder wie für Erwachsene, hat der Trennungsprozess sowohl befreiende, emanzipierende als auch vorübergehend lähmende und einschränkende Wirkungen. Wir haben es dabei – wie im gesamten Familienleben – neben den psychischen Prozessen immer auch mit Kommunikation und Ressourceneinsatz zu tun. Einfach gesagt: Die psychischen Prozesse laufen nicht unabhängig von sozial-ökonomischen und kulturellen Prozessen und umgekehrt« (Sieder 2008, S. 288).

9. Konsequenzen für die Beratung

Trennungsberatung im eigentlichen Sinn beginnt, wenn ein Partner wiederholt und ernsthaft seine Trennungsabsicht kundgetan hat und die Trennung/Scheidung vollzieht.

Entwickelt sich innerhalb einer Paar- oder Familienberatung eine Trennungssituation, gilt es, den Übergang zur Trennungsberatung deutlich zu markieren und herauszufinden, welches Setting für die Klienten und für die aktuelle Problemlage am geeignetsten ist. Die Wahl des Settings richtet sich in erster Linie nach der aktuellen Trennungsdynamik, der psychischen Stabilität und der Motivation der Klienten und den Kompetenzen der Beraterin. Trennungsbetroffene sind vielen Bewältigungsanforderungen gleichzeitig ausgesetzt und geraten häufig unter massiven Stress. So kann sich auch in der Beraterin ein Gefühl von Überforderung und Orientierungslosigkeit abbilden. Sie kann dieses Gegenübertragungsgefühl nutzen, eigene Kapazitäten zu überprüfen und dem Klienten Struktur und Orientierungshilfe anzubieten. Das geschieht im empathischen Verstehen des emotionalen Chaos, in der Strukturierung des Gesprächsablaufes und in Form von Information über die zu erwartenden Veränderungen im Trennungsgeschehen. Indem die Beraterin über Trennungs- und Scheidungsfolgen informiert, öffnet sie den Blick für Fragen und für die zu lösenden Probleme. Effektive Trennungs- und Scheidungsberatung hat auch eine didaktische Komponente. Es ist notwendig, darüber zu informieren, was wahrscheinlich in den nächsten Monaten geschehen wird, dass Trennung phasenhaft verläuft, dass es Höhen und Tiefen geben wird und dass beide entscheidend an einem fairen Verlauf mitbeteiligt sind. Werden bestimmte Reaktionen vorausgesagt, werden sie beim Auftreten eher als ›normal‹ erlebt (Sprenkle in Textor 1989). Die Klienten brauchen eine realistische Einschätzung von einer Scheidung, den juristischen Folgen, den anstehenden Regelungen und Bewältigungsanforderungen für die Kinder und Erwachsenen sowie den möglichen Entwicklungen in der Nachscheidungsphase. Damit wird deutlich, dass das Ende der Beziehung/Ehe und des Familienlebens unter einem Dach nicht das Ende der familiären Beziehung bedeutet.

Wichtig ist, schon jetzt auf die Notwendigkeit von Eltern- und Familiensitzungen sowie auf das Angebot einer gemeinsamen Beziehungsrückschau und Abschiedsgestaltung hinzuweisen. Damit ist die Möglichkeit, nach der Scheidung zu einem guten Ende gelangen zu können, benannt und kann vielleicht später erinnert werden. Außerdem ist es notwendig, auf weitere Möglichkeiten wie zum Beispiel Informationsveranstaltungen für Scheidungsbetroffene oder Gruppen für Scheidungskinder hinzuweisen. Oft verabschiedet sich zum Trennungszeitpunkt einer aus der gemeinsamen Beratung, beginnt eine Einzelberatung/-therapie, will es allein schaffen oder zieht sich gekränkt zurück. In diesem Fall ist die vorherige Information nicht umsonst, sondern kann helfen, den Boden für spätere kurzfristige gemeinsame Beratungen zu bereiten. Dieses ist sinnvoll und notwendig zu Fragen des Umgangs mit den Kindern oder zur Erarbeitung der äußeren Trennung, manchmal auch, um nach der Scheidung zu einem annehmbaren Ende zu kommen.

In der Zeit der aktuellen Trennung sind die betroffenen Menschen auf Empathie, Zuwendung und emotionale Unterstützung angewiesen. Auch eine haltgebende therapeutische Beziehung verhindert nicht immer eine suizidale Krise, auf die der Berater angemessen und mit Empfehlung oder Einleitung psychiatrischer Abklärung reagieren muss. Außerdem gilt es, überstürzte Reaktionen der Betroffenen zu verlangsamen, damit sie in der Krisenzeit keine weitreichenden Entscheidungen fällen. Gerade die ›neuen Väter‹ fühlen sich in Trennungssituationen besonders leicht in ihrer narzisstischen Verwundbarkeit getroffen und sind in Gefahr, einerseits zu knallharten Kämpfern in den Scheidungsauseinandersetzungen zu werden oder sich gekränkt von den Kindern zurückzuziehen. Diese Väter weisen oft schon vor der Trennung eine gewisse Instabilität des Selbsterlebens auf und neigen in der Trennungskrise besonders zu fragmentieren. Wird von diesen Vätern Einzelberatung/Therapie in Anspruch genommen, vergrößert sich die Chance, zu einem späteren Zeitpunkt wieder Elterngespräche aufnehmen zu können.

Trennungsbetroffene brauchen nicht nur Unterstützung bei der emotionalen Ablösung vom Partner, sondern auch für die neuen täglichen Herausforderungen sowie für den Umgang mit den Kindern und dem getrennten Partner. Es geht um die Bewältigung der gewollten/ungewollten Veränderungen durch die Trennung und um Unterstützung bei den großen und kleinen ›Katastrophen‹ im neuen Alltag. Regelmäßige Beratungssitzungen vermitteln Ordnung und Struktur, und die Beraterin übernimmt phasenweise die Rolle eines ›Hilfs-Ichs‹.

Folgende Bewältigungsanforderungen der Trennungsbetroffenen sind Inhalte der Beratung:

1. Die psychische Anforderung der emotionalen Ablösung vom Partner (Trauerarbeit) und der Rücknahme der Projektionen auf den Partner, sodass die eigenen Anteile am Scheitern der Beziehung wahrgenommen, emotional integriert und im eigenen Selbst ausgehalten werden können.
   Um die eigenen Anteile übernehmen zu können, sind Distanz zu sich selbst, Einfühlung in den anderen und Selbstsicherheit notwendig. Oft sind gerade wesentliche Bereiche dem Partner oder der Familie zuliebe aufgegeben worden und müssen jetzt neu aktiviert oder auch erst entdeckt werden. Hierbei geht es um ein schmerzliches, aber auch lohnendes Um- und Neulernen. Frauen benötigen oft Orientierung auf der Ebene der Sachfragen, Männer auf der Ebene der Beziehungskompetenzen. Die Wiedererlangung von emotionaler Stabilität, Kontrolle und Selbstbewusstein ist wichtig, um die Krise für eine persönliche Entwicklung nutzen zu können. Die Erfahrungen vor der Trennung gehen in die Bewertung und Bewältigung der gegenwärtigen Trennungssituation mit ein und beeinflussen die Entwicklungen von Perspektiven für die Zukunft. Die Beziehung zu den eigenen Eltern wird noch einmal hinterfragt und neu integriert.
2. Die Anforderung, zwischen innerer und äußerer Trennung beziehungsweise zwischen der Beziehungs- und Sachebene zu unterscheiden, damit die Beziehungskonflikte sich nicht mit der Auseinandersetzung der Scheidungsfolgen vermischen.
   Die an Intimität und Gefühlen orientierte Paarbeziehung muss sich in eine vorwiegend an der Lösung von Sachproblemen orientierte Beziehung verwandeln. Es geht darum, zum getrennten Partner eine funktionale Beziehung aufzubauen. Bestenfalls kann die Abwicklung der Trennung und Scheidung als letztes gemeinsames Projekt verstanden werden.
3. Die Anforderung zwischen Paarkonflikt und Elternrolle zu unter-

scheiden, sodass es zugunsten der Kinder zu einer kooperativen Elternschaft kommen kann.
Dazu müssen die Erwachsenen die schwierige Aufgabe bewältigen, sich einerseits als Paar zu lösen und andererseits die Verbindung als Eltern aufrechtzuerhalten. So können die Eltern den Kindern bei der Bewältigung der Trennung helfen und weitreichende Störungen verhindern.
4. Die Anforderung, den alltäglichen Belastungen in der veränderten Lebenssituation standzuhalten (Wohnungswechsel, Wiedereintritt in den Beruf, neue Sozialbeziehungen) und eigene Copingstrategien und Ressourcenaktivierung zu nutzen.
5. Die Anforderung, die Bedürfnisse der Kinder und die Erziehungsverantwortung wahrzunehmen.

Für den Berater bedeutet das, einerseits psychologische Hilfe für die emotionale Trennung und die Aufrechterhaltung der notwendigen Kommunikation in der Familie anzubieten, andererseits die psychologische Arbeit zugunsten einer Klärung und Unterstützung der realen Alltagsanforderungen der Klienten zurückzustellen, um Informationen zu Sachfragen und zu weiteren Unterstützungssystemen zu geben. Informationen stärken die Autonomie der Betroffenen und helfen, den eigenen Standpunkt herauszufinden. Zudem kann es hilfreich und strukturbildend für das innere und äußere Chaos des Klienten sein, z. B. die Schritte für den Umzug mit dem Klienten zu planen, ungewohnte Situationen im Alltag zu besprechen und anzuregen, neues Verhalten auszuprobieren (mit Handwerkern verhandeln, allein ins Kino gehen, jemanden um Hilfe bitten, sich von ›allzu hilfsbereiten Eltern‹ abgrenzen …).

Im Folgenden wird die beraterisch-therapeutische Arbeit in der Trennungs- und Scheidungsphase im Einzel-, Paar-, Familien- und Gruppensetting beschrieben.

9.1 Einzelberatung

Das Einzelsetting ist in der Trennungsphase ein notwendiges Beratungsangebot vor allem für diejenigen, die sich unfreiwillig oder/und plötzlich in der Trennungssituation befinden und intensiven und belastenden Gefühlen ausgesetzt sind. Das Trennungserleben und die damit verbundenen Verlustängste sind für viele betroffene Erwachsene und Kinder mit existenzieller Bedrohung (ähnlich wie der Tod) verbunden. So sind die ursprünglich von Kübler-Ross erarbeiteten Trauerphasen auch für den Abschiedsprozess bei Trennung und Scheidung eine hilfreiche Orientierung.

9.1.1 Verleugnungen achtsam begegnen

Die erste Phase (meist unmittelbar nach der Konfrontation mit der Trennung) ist die Phase des Nicht-wahrhaben-Wollen. Diese erste Reaktion der Verleugnung ist, wie bereits beschrieben, ein psychischer Schutzmechanismus und muss von der Beraterin respektiert werden. Zugleich sollte die Beraterin die Trennungsrealität immer wieder behutsam ins Gespräch hereinholen. Den meisten Trennungsbetroffenen fällt es anfangs sehr schwer, sich daran zu gewöhnen, dass es wirklich aus ist. Jede einseitige Positionierung der Beraterin auf die Seite der Trennungsrealität wird vom Klienten sensibel wahrgenommen und kann mit verstärkter Verleugnung, Widerstand oder gar Enttäuschungswut und Beratungsabbruch beantwortet werden. Als Beraterin bekommt man die Botschaft: Wir beide kennen die Wahrheit und ich (Klient) entscheide, wann wir darüber reden. So bleibt der Beraterin die Möglichkeit, von einer wachsenden Fähigkeit, die bevorstehenden Lebensveränderungen zu schaffen, von der Notwendigkeit der eigenen Stärkung innerhalb und außerhalb der Beziehung, von der Chance der inneren Trennung, unabhängig davon, ob die äußere Trennung bleibt, zu sprechen. »*Angenommen, Sie träumen eines Nachts, dass Sie schon seit zwei Jahren getrennt leben, in dem Wissen, das ist alles nur ein Traum und Sie können jederzeit aufwachen. Was fällt Ihnen dazu ein?*« Oder eine Empfehlung/Hausaufgabe: »*Ich empfehle Ihnen, Folgendes auszuprobieren: An den geraden Tagen der kommenden Woche denken und tun Sie das, was Sie im Moment immer tun, an den ungeraden Tagen stellen Sie sich vor, Sie sind ganz klar getrennt, lassen keinen Zweifel mehr zu und denken und verhalten sich ›wie getrennt‹. Achten Sie auf Ihre Wahrnehmungen, notieren Sie Ihre Beobachtungen und bringen Sie die Notizen zur nächsten Beratungsstunde mit.*«

Wichtig ist in dieser Zeit der Realitätsverleugnung, möglichst viel an den Stärken und gelungenen kleinen Dingen im Alltag oder in anderen Beziehungsfeldern zu arbeiten. *»Wie schaffen Sie es, trotz dieser Belastung und Unsicherheit Ihre Arbeit gut zu erledigen?« »Wen erleben Sie im Moment besonders unterstützend?« »Wenn es mal so richtig schwierig geworden ist in Ihrem bisherigen Leben, auf welche Ihrer Fähigkeiten konnten Sie besonders bauen?«* Eine weitere Möglichkeit, die Realität der Trennung hereinzuholen, ist die Intervention ›Tor der Trennung‹ (vgl. S. 106), da sich der Klient entsprechend seines momentanen Realitätserlebens weit weg oder näher zuordnen und eventuell zu kleinen experimentellen Schritten angeregt werden kann.

Fallvignette:

> Frau F kommt auf Anraten einer Arbeitskollegin in die Beratung, da sie sich in der Arbeit nicht mehr konzentrieren und nur noch wenig schlafen könne. Sie denke nur noch daran, wie sie ihren Mann ›zurückholen‹ könne. Seit vier Wochen ist er zu seiner Freundin gezogen. Er sei ›verblendet‹ und sie warte darauf, dass er wieder ›vernünftig‹ werden würde, zwanzig Jahre Ehe könne man ja nicht einfach so ›wegschmeißen‹. Bei genauer Nachfrage stellt sich heraus, dass der Mann schon seit einem Jahr die Außenbeziehung mit Wissen der Frau lebt und immer wieder von seiner Trennungsabsicht gesprochen hat. Nach einigen Gesprächen, in denen wir weniger über eine mögliche Rückkehr des Mannes als mehr über die Beziehungsentwicklung in den letzten Jahren gesprochen haben, wird Frau F ruhiger, aber auch nachdenklicher. Sie habe in den letzten Jahren immer mehr gearbeitet und immer weniger bemerkt, wie weit auch sie sich emotional bereits entfernt hat. Die Stimmung verändert sich spürbar in Richtung Abschied. Nach einem Urlaub wird die Trennung innerlich und äußerlich realer, indem sie erstens den Mann auffordert, seine Sachen aus der Wohnung zu räumen, und zweitens klar wird, dass ihre sechzehnjährige Tochter nicht zum Vater ziehen wird.

Manchmal verzichten Trennungsbetroffene aus der unbewussten Hoffnung, den Partner günstig zu stimmen und zur Rückkehr zu bewegen, auf Unterhalt und Hausrat. Hier kann die Beraterin darauf hinwirken, dass zumindest zu diesem Zeitpunkt keinen weitreichenden Abmachungen oder Verträgen zugestimmt wird. Ist die Trennungsrealität nicht mehr zu verleugnen, folgt eine Zeit der ›aufbrechenden Gefühle‹ oder auch eine Phase der Depression.

9.1.2 ›Aufbrechende Emotionen‹ begleiten

Die Zeit der aufbrechenden Gefühle ist individuell unterschiedlich lang und wechselhaft. In der Trennungskrise verknüpfen sich automatisch alte Erlebnisse von Verlust und Ohnmacht mit dem aktuell gefühlten Schmerz. Wenn Klienten wissen, dass in einer emotionalen Krise die früheren Gefühle sich mit den aktuellen verbinden, wie zum Beispiel Verlassenheitsängste, Feindseligkeit, Hilflosigkeit, Wut …, dann können sie lernen zu unterscheiden: Die Gefühle kenne ich aus der Vergangenheit, ich akzeptiere sie, aber sie müssen mein jetziges Handeln nicht mehr bestimmen, ich kann lernen, mit diesem emotionalen Gemisch, gespeist aus früheren und aktuellen Beziehungserfahrungen, anders umzugehen.

Die Scheidungskrise setzt für alle Betroffenen oft ungeahnte emotionale Energie frei. Die Beraterin ist dann in der schwierigen Situation, einerseits dem Klienten eine Ausdrucksmöglichkeit seiner starken Gefühle zu ermöglichen (und selber auszuhalten) und andererseits für eine Begrenzung und Beruhigung zu sorgen, da sie eine ausgewachsene, destabilisierende Krise vermeiden will. Meiner Erfahrung nach ist es für den Klienten hilfreich, immer wieder zu betonen, dass seine Gefühle ganz normal sind, dass es zwar schmerzhaft und anstrengend ist, sie auszuhalten, dass das innere Chaos der Gefühle mit der Zeit vorübergeht. Zeitweise wirkt ein Klient in der akuten Trennungskrise wie ein Vulkan, und man weiß nie genau, bricht er aus oder nicht. Wut, Trauer, Verzweiflung, Liebesgefühle, Selbstzweifel, Verlustängste und Hilflosigkeit breiten sich aus. Es ist immer wieder erstaunlich, wie Hilflosigkeit und Ohnmacht nachlassen, wenn Gefühle benannt und zugeordnet werden können. »Wenn man weiß, womit zu rechnen ist, welche Entscheidungen sogleich getroffen werden müssen (und welche noch eine Weile verschoben werden können), welche neuen Regeln aufgestellt werden müssen, hat man eher das Gefühl, die eigenen Emotionen im Griff zu haben, weil man Pläne machen kann – und wenn auch nur für den nächsten Tag« (Ahrons 1984, S. 138).

In dieser ersten Zeit der Trennungsphase hat der Berater in erster Linie haltgebende und ordnende Funktion. Ein regelmäßiger und zeitlich dichter Beratungskontakt vermittelt dem Klienten Beziehungssicherheit zum Berater und einen Ort zum Klagen und Trauern. Gleichzeitig bietet die Beraterin Hilfe zur Orientierung im veränderten Alltag an. Um den Alltag zu bewältigen, braucht der Trennungsbetroffene von der Beraterin Unterstützung, seine Ressourcen zu entdecken und zu mobilisieren, zu unterscheiden, was wichtig und weniger wichtig ist, emotionale und Sachebene auseinanderzuhalten und soziale Netzwerke zu nutzen (Institutionen, Eltern, Freunde, Arbeitskollegen, Gruppen, Nachbarn). Viele auftauchende Fragen erzeugen Verhaltensunsicherheit:

- Was will und muss ich mit meinem getrennt lebenden Partner noch besprechen?
- Treffen wir uns innerhalb oder außerhalb der ehemals gemeinsamen Wohnung?
- Wie kann ich vermeiden, dass ich weine, wenn ich ihn/sie sehe?
- Suche oder vermeide ich Situationen, in denen ich ihn/sie treffen könnte, womöglich mit einer neuen Partnerin/einem neuen Partner?
- Was mache ich, wenn ich vor Sorgen und Ängste um meine Zukunft, vor der Angst, immer allein zu sein, nicht schlafen kann?
- Wie gehe ich mit der ständigen Warum-Frage und mit meinen Selbstzweifeln um?
- Wohin mit meiner Wut?
- Wer ist schuld?
- Wo hole ich mir juristische Informationen?
- Wie sagen wir es den Kindern?
- Verliere ich auch noch den Kontakt zu meinen Kindern?
- Wie verteilen wir den Hausrat?
- Welche finanziellen und beruflichen Veränderungen kommen auf mich zu?
- Wie können zwei Haushalte finanziert werden?

Einerseits ist die Vielzahl der zu beantwortenden Fragen und zu bewältigenden Aufgaben eine Belastung, andererseits ist es ähnlich wie beim Tod eines geliebten Menschen psychisch stabilisierend, etwas tun zu können und sich im Alltag als wirksam zu erweisen. Diese Fähigkeiten sind vom Berater immer wieder auch als Ressourcen positiv zu konnotieren, gleichzeitig wird er darauf achten, wie der Trennungsbetroffene auf seine körperliche und psychische Belastbarkeit achtet oder nicht. Die Tendenz, in dieser Zeit ins Agieren zu geraten und über eigene und fremde Grenzen zu gehen, ist groß, da die Selbst- und Fremdwahrnehmung sich in Krisenzeiten verändern. Manchmal gibt es auch eine vorschnelle Übernahme von Schuld. Die Beraterin kann darauf aufmerksam machen und nur zu vorläufigen Regelungen raten, da aus Schuldgefühlen heraus getroffene Vereinbarungen nicht wirklich halten.

9.1.3 Depressive Entwicklungen beachten

Eine andere psychische Reaktion in der akuten Trennungsphase ist, in die Passivität und Depression zu gehen. Es ist wichtig, eine depressive Entwicklung sehr sorgfältig im Auge zu behalten, auch wenn es in Trennungssituationen normal ist, auf diese belastende Situation vorübergehend mit einer depressiven Reaktion zu antworten. »Die Depression wird zum Schutz vor dem als übermächtig erlebten Schmerz« (Stein 2007, S. 15). Manchmal ist eine psychiatrische Abklärung notwendig – auch zur Sicherheit des Beraters. In diesen Phasen leichter und mittelschwerer Verstimmungen hat sich der Berater auf viele Stunden voller Klagen, Resignation, Schuldvorwürfen und Erschöpfung einzustellen. Alles scheint wie ausgestorben und leer wie eine Zeit der Trockenheit und Dürre. Auch die Beraterin ist in Gefahr, energielos und müde oder gelangweilt und zunehmend ärgerlich zu werden. Hilfreich und notwendig ist, rechtzeitig die eigenen Gegenübertragungsgefühle wahrzunehmen, um wieder Boden zu gewinnen und therapeutisch handlungsfähig zu bleiben. So kann der eigene wahrgenommene Ärger auf nicht empfundenen oder nicht erlaubten Ärger im Klienten hinweisen. Ärger oder Wut fördert das Gefühl von Getrenntheit, und das kann im Moment noch nicht ausgehalten werden. Die Beraterin kann dem Klienten ihr Gegenübertragungsgefühl als hypothetische Idee anbieten, sie kann es aber auch in sich aufheben und als Richtschnur für weitere Interventionsschritte nutzen.

So kann sie ihr Augenmerk beim Klienten auf Abgrenzungsschritte und Autonomie legen und nach früheren erfolgreichen Herausforderungen fragen *(»Was war bisher die schwierigste Herausforderung in Ihrem Leben?« »Wie haben Sie das geschafft?« »Was genau hat Ihnen damals geholfen?« »Welche besonderen Stärken haben Sie damals entwickelt«).* Sie kann auch erkunden, was es für den Klienten bedeuten würde, wenn er plötzlich wütend würde *(»Angenommen, Sie wären nicht müde und mutlos, sondern ärgerlich und wütend, was würde das in der jetzigen Situation für Sie bedeuten?«).* Damit signalisiert die Beraterin, dass es auch andere emotionale Reaktionsmöglichkeiten auf Trennung als Rückzug und Unlebendigwerden geben kann.

9.1.4 Trauerarbeit fördern

Die therapeutische Richtung geht immer, egal ob Trennungsbetroffene zu progressiven (agitierenden) oder zu regressiven (Depression, Hilflosigkeit, Ohnmacht) psychischen Reaktionen auf das Trennungsgeschehen neigen, in Richtung Eröffnung und Unterstützung des Trauerprozesses. Trauern heißt, die Hoffnung auf eine weitere gemeinsame Beziehung aufzugeben. Das dauert je nach der Fähigkeit zu trauern und der Bedeutung des erlebten Verlustes unterschiedlich lang und hat einen spiralförmigen Verlauf. Die Trauer taucht im Verlauf des Abschiedsprozesses immer wieder laut und leise in unterschiedlichem Ausdruck (Weinen, Klagen, Wutausbrüche, körperliche Reaktionen, Schuldgefühle, Sehnsucht) auf, bis der Verlust akzeptiert wird und neue Lebensperspektiven entwickelt werden. Trauerprozesse sind individuell unterschiedlich und reichen von der gänzlich vermiedenen bis zur chronischen Trauer. Dann bleibt der Betreffende unfähig, ein neues Leben zu planen. Die Folge ist häufig eine anhaltend depressive Entwicklung in Kombination mit Angst. »Die Trauerarbeit scheint mir da gelungen zu sein, wo dem Finden immer wieder auch der Aspekt des Sich-trennen-Müssens, des Verlassen-Müssens folgt und wo diese Trennung akzeptiert wird« (Kast 1982, S. 70). Das bedeutet, dass der Trauernde nicht mehr gegen den Verlust ankämpfen muss, sondern gelernt hat, mit dem unausweichlichen Getrenntsein zu leben. Bis es so weit ist, ist ein Weg mit unterschiedlichen Schwierigkeitsgraden zu gehen. Im Umgang mit trauernden Trennungsbetroffenen braucht der Berater Geduld und Empathie. So wird er nicht drängen, ›endlich loszulassen‹, also den endgültigen Verlust zu akzeptieren. Zu wissen, dass Trauerprozesse nicht linear verlaufen, entlastet nicht nur den Berater, sondern auch die Trennungsbetroffenen. »Die Freude über den gemeinsam gegangenen Weg gehört ebenso zur Trauerarbeit wie die Probleme, die Unstimmigkeiten, die es gegeben hat. Es ist ebenso falsch, wenn nur die Konflikte, als wenn nur die harmonischen Aspekte einer Beziehung gesehen werden. Der Helfer in dieser Phase muss allerdings damit rechnen, dass der Zorn, der Ärger des Trauernden auch ihn trifft, besonders wenn er etwa im Blick auf das Vergangene oder Gegenwärtiges anderer Meinung sein sollte« (Kast, S. 66). So taucht die Trauer im Alltag und in den Beratungsstunden immer wieder auf, braucht am Anfang mehr Zeit und Zuwendung, muss manchmal auch vorübergehend eingegrenzt oder auch bei Vermeidung gefördert werden. Die von Stein dargestellten »Grundprinzipien der Psychotherapie nach Verlust« (Stein 2007, S. 17) fassen bereits Genanntes zusammen und können auf die Begleitung von Trennungsbetroffenen übertragen werden:

- Herstellung einer tragfähigen therapeutischen Beziehung
- Verständnis des Phasenverlaufes
- Reflexion von Übertragungs- und Gegenübertragungsprozessen
- Balance zwischen Stützung und vorsichtiger Konfrontation
- Gelegenheit geben, möglichst viel über den/die Verstorbene/n (Anmerkung: hier verlorenen Partner) und die Beziehung zu ihm/ihr zu erzählen
- Unterstützung beim Durchleben der begleitenden Affekte.

»Das Suchen und Sich-trennen-Müssen wirft den Trauernden auf sich selbst zurück und legt auch nahe, Eigenschaften und Fähigkeiten, die man an den Partner delegiert hatte, zurückzunehmen« (Kast 1982, S. 68). Darin liegt zugleich die Chance des Abschieds und des Trauerprozesses, nämlich etwas für sich zurückzugewinnen und andere Lebensmöglichkeiten für sich zu entdecken, die mit dem getrennten Partner nicht möglich gewesen sind, denn ›in jedem Abschied wohnt ein Zauber inne‹. Diese im Abschied liegende Chance kann vom Trauernden anfangs nicht gesehen werden und muss zunächst als mitgedachte Möglichkeit im Berater bleiben, da er ansonsten mit heftigem Widerstand zu rechnen hat.

9.1.5 Ressourcen aktivieren

Der Berater muss auch bei heftiger Trauerreaktion bereits an der Ressourcenaktivierung im Klienten arbeiten, d. h. individuelle Fähigkeiten und Stärken explizit zum Gegenstand des Gesprächs machen. Er kann:

- Lebensbereiche ansprechen, wo der Klient aktuell besonders kompetent ist: *»Wenn Sie sich in Ihrem Alltag beobachten, was bekommen Sie trotz der Trauer gut hin? Sie leben jetzt schon seit vier Wo-*

chen getrennt. Wie haben Sie das geschafft? Auf welche eigenen Fähigkeiten konnten Sie bauen? Von wem haben Sie sich zusätzlich unterstützen lassen.« »Wenn ich Ihren Chef fragen würde, was würde er mir über Ihre besonderen Fähigkeiten erzählen.« »Wie schaffen Sie es, trotz dieser schwierigen Zeit, Ihre Arbeit gut zu bewältigen?« »Wer oder was hilft Ihnen dabei?« »Was, glauben Sie, schätzen Ihre Kinder am meisten an Ihnen? Welche Lebensbereiche gibt es, wo Sie sich lebendig und stark fühlen?«

- auf frühere, bereits überstandene oder aktiv herbeigeführte Veränderungen und die zur Verfügung gestandenen Fähigkeiten zurückgreifen: *»In welcher ähnlich schwierigen Situation in Ihrem bisherigen Leben ist es Ihnen schon mal gelungen, aus vorübergehender Aussichtslosigkeit neuen Mut zu finden?« »Auf welche Stärken und Fähigkeiten konnten Sie damals bauen?« »Welche Fähigkeiten und Kompetenzen, die Sie bereits vor Ihrer Ehe hatten, können Sie jetzt besonders gut brauchen?«* Durch die Anknüpfung an frühere Veränderungssituationen können wertvolle Erfahrungen und eigene aktive Handlungsmuster wiederentdeckt und neu ausprobiert werden.
- systemische Ressourcen der Herkunftsfamilie, der vergangenen Partnerschaft, der gemeinsamen Elternschaft, Freundeskreis, Nachbarschaft, Institutionen mit dem Klienten entdecken und nutzen: *»Welche Form der Unterstützung Ihrer Eltern ist Ihnen im Moment besonders wertvoll?« »Wie könnten Freunde Sie jetzt am besten unterstützen?« »Wer hat im Moment am meisten Verständnis für Sie?« »Was hat Ihnen in früheren Krisengesprächen mit Ihrer Frau besonders geholfen, eine Lösung zu finden?« »Welche guten Eigenschaften des Ex-Partners könnten im Verlauf der Trennung noch wichtig werden?« »Welche Kontakte tun Ihnen im Moment besonders gut?«* Sinnstiftende oder/und gewinnbringende Erfahrungen durch Zugehörigkeit zu Gemeinschaften können erinnert und wieder aufgegriffen werden.

9.1.6 Selbstwert stärken

Mit der Wiederentdeckung verschütteter oder nicht mehr gelebter Anteile wächst das Vertrauen in die Vollständigkeit der eigenen Person und in die Fähigkeit, auf ›geliehene‹ oder dringend gebrauchte Anteile vom anderen Stück für Stück verzichten zu können. Viele Trennungsbetroffene haben nach der Trennung ein negatives Selbstkonzept und fühlen sich mit Schuldvorwürfen und Selbstzweifeln beladen. Im Bild ausgesprochen, fühlen sie sich wie ›amputiert‹, wie ›nur noch halb‹, wie ›entwurzelt‹. Das Selbstverständnis für die eigene Person und den eigenen Wert ist ins Wanken geraten und kann zu einer heftigen Selbstwertkrise führen. Das Selbst wird nicht mehr angereichert durch:

- die Anerkennung des Partners
- den Wert der Zugehörigkeit zu einem Menschen
- den Glauben, das Ideal der heilen Familie zu leben
- die einzigartige Bedeutsamkeit für einen Menschen
- die Projektionen des Partners (die ein psychisches Gleichgewicht ermöglichten).

Selbstzweifel und Schuldgefühle versperren zeitweise den Zugang zu den eigenen Ressourcen und zur realitätsgerechten Auseinandersetzung mit dem Scheitern. Hier bekommt die therapeutische Beziehung für den Klienten übergangsweise eine ›haltende‹, ›nährende‹ und ›schützende‹ Funktion für das beschädigte oder verwundete Selbst des Klienten. Der Klient benötigt in dieser psychischen Verfassung verlässlichen Beraterkontakt, Empathie und Wertschätzung und kein konfrontatives Vorgehen. Das Verstehen der eigenen Verletzlichkeit im Selbsterleben wird tiefer und wirksamer, wenn es mit früherem Erleben in der Kindheit verknüpft und das Fehlende betrauert wird. Das Trennungsgeschehen weckt meistens alte Beziehungsenttäuschungen, die bestenfalls nachträglich betrauert werden können. Zusätzlich ist es unentbehrlich, an frühere positive selbstwertstärkende Erfahrungen anzuknüpfen. Das kann durch ressourcenorientierte Fragen und Übungen gelingen. Zusätzlich kann die Beraterin immer wieder mit dem Klienten erarbeiten, wie er im Alltag verstärkt auf eine gute Selbstfürsorge trotz aller Widrigkeiten achten kann.

Nicht jeder Trennungsbetroffene nutzt die Chance oder hat die Fähigkeit, die Trennung als Entwicklungschance zu nutzen. Auch das hat die Beraterin zu akzeptieren und entsprechend den Beratungsprozess im Trennungsgeschehen eines Paares oder einer Familie zu gestalten. Oft wollen Trennungsbetroffene ›erste Hilfe‹ in der kritischen Zeit und verabschieden sich, sobald sie erste Klärungshilfe und Informationen bekommen haben, oder suchen später punktuellen Beratungskontakt. Ist ein von Trennung betroffener Klient fähig oder motivierbar, sich zusätzlich zu den äußeren Veränderungsanforderungen dem emotionalen Trennungsprozess zu stellen, verlaufen die Scheidungsauseinandersetzungen weniger konflikthaft, die Kinder lernen ebenfalls zu trauern und dem Klienten geht es in der Nachscheidungsphase und in folgenden Beziehungsverläufen deutlich besser.

9.1.7 Beziehungskonstanz anbieten

Eine der Trennung inne wohnende Erfahrung ist die der Einsamkeit. Gerade in der ersten Trennungsphase erleben Betroffene – unabhängig davon, ob sie verlassen haben oder verlassen worden sind – Alleinsein als belastend bis bedrohlich. Alleinsein wird mit Einsamkeit gleichgesetzt. Alleinsein kann, muss jedoch nicht mit Einsamkeitsgefühlen gekoppelt sein. »Einsamkeit bedeutet, dass wir uns nach Gesellschaft sehnen und den Wunsch haben, nicht allein zu sein. Wir fühlen uns einsam, weil wir uns mit uns selbst langweilen und uns selbst nicht genug sind. Alleinsein bedeutet, dass wir allein sind und uns dabei entspannt und sogar wohlfühlen« (Wolf 1985, S. 61). Menschen, die gelernt haben, sich mit sich selbst zu beschäftigen und sich selbst zeitweise zu genügen, können Alleinsein besser leben. Viele Menschen haben das Alleinsein entweder nicht gelernt oder zugunsten der Zweisamkeit in der Ehe aufgegeben und verlernt. Trennungsbetroffene, die als Kind zu früh und zu viel alleingelassen wurden und keine Bindungssicherheit entwickeln konnten, reagieren besonders heftig auf das ungewohnte oder auch nicht gewollte Alleinsein. Sie können Einsamkeitsgefühle nicht in einen zufriedenen Zustand des Alleinseins umwandeln. Das ist ein wichtiges zu bearbeitendes Thema in der Trennungsphase und bedarf je nach Hintergrunderfahrung manchmal eines therapeutischen Settings mit viel Beziehungskonstanz zum Berater/Therapeuten.

9.2 Interventionen

Die folgenden Interventionen fördern den therapeutischen Prozess und die psychische Trennungsbewältigung der Klienten. Die meisten Interventionen können auch in abgewandelter Form in der Arbeit mit Gruppen angewendet werden.

Gerade in der Zeit der Trennung treten verstärkt Probleme unterschiedlichster Art und Dringlichkeit auf. Die Kompetenz, anstehende Probleme zu lösen, ist jedoch aufgrund der vielfältigen Belastungen reduziert. So kann die Beraterin die Betroffenen unterstützen, Prioritäten in der Auswahl der anstehenden Probleme zu finden und Lösungsschritte zu erarbeiten. Klienten in der Trennungsphase sind meistens emotional und lebenspraktisch hoch belastet. Die Fähigkeit, zu unterscheiden, was sie auf welche Weise verändern und was sie nicht verändern können, ist eingeschränkt. Sie sehen sprichwörtlich den Wald vor lauter Bäumen nicht. Die folgende Intervention hilft, zu unterscheiden und wieder in eine Balance zu kommen.

☞ **Beratungsintervention: Trennung (T/1)**
Belastungen können erträglicher werden – auch wenn sie nicht zu verändern sind

Setting: Einzelberatung
Ziel: Belastungen unterscheiden und Ressourcen entdecken

Anleitung:

1. **Unterscheiden:** Die Klientin wählt einen symbolischen Gegenstand, z. B. einen Stein, für das ›gefühlte Gewicht‹ der momentanen Belastung. Anschließend werden alle Belastungen identifiziert, benannt und von der Klientin durch jeweils einen kleinen Stein symbolisiert. Im nächsten Schritt sortiert die Klientin die Steine (Belastungen) nach ›nicht veränderbar‹, ›derzeit nicht veränderbar‹ und ›veränderbar‹.
2. **Das Nicht-Veränderbare:** z. B. körperliche Handicaps, chronische Erkrankung, Trennung, frühere Verletzungen … Es gilt, Möglichkeiten zu finden, mithilfe vorhandener oder zu erschließender Ressourcen besser damit zu leben. Welche eigenen oder fremden Ressourcen können das Unveränderbare erträglicher machen, um wieder mehr in eine innere Balance zu kommen? Für die gesammelten Ressourcen wieder jeweils einen Stein (farbige Halbedelsteine) oder andere kleine symbolische Gegenstände auswählen lassen und dazulegen.
3. **Das derzeit Nicht-Veränderbare:** z. B. finanzielle Einschränkung, gewünschte Weiterbildung, eine neue Partnerschaft, Mangel an Frei-

zeit usw. Hier ist deutlich auf die zeitliche Begrenzung der Nichtveränderung hinzuweisen, wiederum nach Ressourcen zu suchen, das derzeit Unveränderliche besser auszuhalten und nach unentdeckten kleinen Veränderungsmöglichkeiten im Hier und Jetzt zu forschen.

4. **Integration im Alltag:** Zum Schluss ist eine konkrete Umsetzung in den Alltag zu erarbeiten. Wie können Sie sicherstellen, dass Sie sich an Ihre Ressourcen erinnern und sie nutzen?

Weitere Sitzung: Jetzt geht es um die veränderbaren Belastungen. Auch hierfür wird wieder mit einer Auflistung und Symbolisierung gearbeitet. Dann erfolgen eine Reihung und Prioritätensetzung. Schließlich wird die wichtigste Belastung identifiziert und nach Ressourcen zur Bewältigung geforscht und konkrete Schritte geplant. Zur Erinnerung kann der Klient einen der ausgewählten symbolischen Gegenstände mit nach Hause nehmen und sichtbar platzieren, bis die Ressourcen genutzt und die Belastung reduziert oder beendet ist. Dann wird das Symbol der Beraterin zurückgegeben.

Selbstbild und Selbstwert erfahren im Trennungsgeschehen zumeist eine tiefe Erschütterung. Die Fähigkeit, das eigene Selbstwertgefühl zu regulieren, ist eingeschränkt und braucht im Beratungsprozess immer wieder (über die genannten Interventionen hinaus) Beachtung und Unterstützung. Gehen wir davon aus, dass sich in einer Person viele Aspekte und Seiten in sich vereinbaren (inneres Team), so sind es in Zeiten eines unsicheren Selbstwertes eher die kritischen, verneinenden und verzagten Seiten, die den Ton angeben und sich immer wieder durchsetzen. Die anerkennenden, wohlwollenden und zuversichtlichen Seiten sind eher verschüttet. »Subjektbezogene Selbstwert-Strategien machen sich diesen Facettenreichtum zunutze, da er jedem Menschen Wahlmöglichkeiten eröffnet, welche Selbst-Facette er in den Vordergrund stellen möchte. Wenn ein bestimmter Selbst-Aspekt bedroht ist, kann eine andere, positiver zu bewertende Facette in den Vordergrund gestellt werden. Der in einem Bereich ›angekratzte‹ Selbstwert wird also durch die Hervorhebung eines anderen Selbst-Bereichs kompensiert« (Potreck-Rose & Jacob 2004, S. 47).

☞ **Beratungsintervention: Trennung (T/2)**
Selbstwert und eigene Stärken

Setting: Einzelberatung, Gruppe

Ziele:

- Selbstwertgefühl verbessern und eigene Ressourcen mobilisieren
- die eigene Person positiver bewerten

Anleitung: *»Ich möchte Sie anregen, eine Reise zu den Quellen Ihrer Stärken, Fähigkeiten und positiven Eigenschaften zu machen. Manche sind Ihnen sicher schon bewusst, andere entdecken Sie durch diese Übung vielleicht wieder neu.«*

1. Kurze Entspannungsanleitung

2. Imagination: Reise zu den eigenen Stärken
»Gehen Sie nun mit Ihren Gedanken und Gefühlen zurück in verschiedene Situationen Ihres Lebens, in denen Sie sich zufrieden … glücklich … stark … selbstbewusst … oder sich einfach wohl in Ihrer Haut gefühlt haben … Lassen Sie sich Zeit, verschiedene Situationen in Ihrer Erinnerung aufzusuchen, in denen Sie im Vollbesitz Ihrer persönlichen Kraft und Stärke waren. … Suchen Sie sich nun drei Situationen aus, in denen Sie sich stark und kraftvoll gefühlt haben und in denen Sie aus eigener Kraft etwas dazu beigetragen haben, sich besonders fähig und stark zu fühlen. … Suchen Sie aus diesen drei Situationen eine für Sie persönlich besonders wichtige Situation aus, in der Sie aus eigener Kraft etwas dazu beigetragen haben, sich in Ihrer persönlichen Art und Weise besonders stark, fähig und gut zu fühlen. … Nehmen Sie wahr, welche Gefühle auftauchen und wie Sie Ihren Körper empfinden, wenn Sie Ihre persönliche Stärke wahrnehmen. … Schauen Sie sich selber im Erleben Ihrer eigenen Stärke zu, … wie Sie selbst handeln, … wie Ihr Gesicht, Ihre Körperhaltung von außen aussehen, wie sich Ihre Stimme anhört. … Lassen Sie sich Zeit, zu hören, zu spüren, zu sehen, vielleicht auch zu riechen, welche Wahrnehmungen mit dieser kraftvollen Situation verbunden sind, … und was Sie selbst dazu beigetragen haben, sich in dieser Situation im Vollbesitz Ihrer positiven Eigenschaften, Fähigkeiten und Stärken zu fühlen. … Versuchen Sie nun in Ihrer Vorstellung, ein Bild oder auch einen symbolischen Gegenstand, der stellvertretend für diese Stärke steht, zu finden. … Beenden Sie diese Fantasiereise und kommen Sie mit Ihrer Aufmerksamkeit in diesen Raum zurück.«

3. Nachgespräch: über das Erleben in der Imagination ›nachsinnieren‹ und Verbindung zu weiteren Fähigkeiten und Stärken im heutigen Leben herstellen.

4. Verankerung: *»Vielleicht gibt es den gefundenen symbolischen Gegenstand tatsächlich in Ihrer Nähe, ansonsten malen Sie zu Hause ein Bild davon. Für die nächsten Wochen empfehle ich Ihnen, Ihren symbolischen Gegenstand oder das gemalte Bild als wichtigen Anker für Ihre Stärken und positiven Eigenschaften irgendwo gut sichtbar zu platzieren, um sich auch in schwierigen Situationen immer wieder an Ihre Stärke(n) zu erinnern.«*

Variation 1:
(Skalierung) »Stellen Sie sich eine Skala von 1 bis 10 vor. Bei 1 wäre Ihr Selbstwertgefühl so niedrig wie nie zuvor, bei 10 wäre es so gut, wie Sie es sich wünschen. Wo befinden Sie sich im Moment auf der Skala? Wieso befinden Sie sich an diesem Punkt und nicht niedriger?« Für die nächste Woche kann die Hausaufgabe gegeben werden zu beobachten, was die Klientin in Bezug auf ihr Selbstwertgefühl beibehalten möchte.

Variation 2:
Den inneren Kritiker und einen wohlwollenden Begleiter in einen Dialog treten lassen (vgl. Externalisierung).

Variation 3:
auch im Gruppensetting verändert anwendbar

Beratungsintervention: Trennung (T/3) Körperarbeit/Ärger und Wut

Setting: Einzelberatung (wenn bereits Körperarbeit angewendet wurde)
Ziel: die Wut als unerlässliche Emotion im Trennungsprozess bewusst wahrnehmen, gegebenenfalls von innen nach außen verlagern und konstruktiv psychisch integrieren

Anleitung: *»Sie sind immer mal wieder, wie auch im Moment, sehr wütend. Stimmt meine Wahrnehmung? Wut ist ein starkes und wichtiges Gefühl. Ich möchte Sie im Umgang mit Ihrer Wut unterstützen und bitte*

Sie, einen Moment darauf zu achten, wie und wo Sie Ihren Ärger oder Ihre Wut in Ihrem Körper wahrnehmen (oft als Herzklopfen, Körperwärme, Bauchgeräusche, zusammengebissene Zähne, flache, schnelle Atmung, Nackenverspannung, Bewegungen mit Händen und Füßen, laute Stimme … bemerkbar). Wie genau fühlt sich Ihr Körper an dieser Stelle an? Versuchen Sie, zu dieser Stelle hinzuatmen. Was passiert? (oft eine intensivere Fokussierung des Empfindens) Achten Sie auf Ihre Hände (oft zur Faust geballt, oder in Abwehrbewegung) oder auf Ihren Fuß (nach vorn kickend) und verstärken Sie für eine kurze Zeit diese kleine Bewegung. Wie geht's Ihnen dabei? Finden Sie zu dieser Bewegung und Ihrem momentanen Gefühl ein entsprechendes Wort oder einen Satz. Sie können jetzt ausprobieren, Ihre Bewegung mit einem Ton, dem Wort/Satz zu verbinden, indem Sie die Bewegung noch einmal aufnehmen, Ihre Stimme dazunehmen, so klar und deutlich, wie es zu Ihrem momentanen Gefühl passt (ermuntern, aber nicht ›puschen‹). Wenn es jemanden oder etwas gäbe, gegen den sich diese Bewegung richten könnte, wer oder was wäre es am ehesten (oft gegen den ehemaligen Partner, gegen die Geliebte, gegen die Trennungssituation gerichtet)? Probieren Sie es noch einmal aus, vielleicht haben Sie einen Einfall?«

Oft entlädt sich ein Teil der Wut und hat kathartische Wirkung, oder/und ein Teil der Trauer beginnt sich zu lösen.

Nacharbeit: Anschließend ist es wichtig, mit dem Klienten über das Erleben zu sprechen, um es als Erfahrung zu integrieren. Die Bedeutung der Wut wird oft anders wahrgenommen und im Alltag konstruktivere Möglichkeiten, mit der Wut umzugehen, ausprobiert.

Empfehlungen/Hausaufgabe: Der Wut durch schnelle Bewegung wie Gehen oder Laufen im Freien Ausdruck verleihen, eine Zeit lang ein ›Wuttagebuch‹ führen, einen ›Wutbrief‹ schreiben und nicht abschicken, ein Wutbild malen, indem zu Beginn ein kräftiger Rahmen für das zu entstehende Bild gezeichnet wird (symbolische Begrenzung).

☞

Beratungsintervention: Trennung (T/4)
Trauer und Abschied: Kontrolliertes Grübeln

Setting: Einzelberatung
Ziel: das Grübeln ernst nehmen und lernen zu kontrollieren

Anleitung: *»Sie können darüber bestimmen, womit Sie sich gedanklich befassen wollen und womit nicht. Damit entscheiden Sie auch, mit welchen Gefühlen Sie zu rechnen haben. So haben Sie auf Ihre Gedanken und Gefühle Einfluss, auch auf Ihr Grübeln oder Ihre Traurigkeit, z.B. indem Sie eine bestimmte Musik anstellen, sich bestimmte Fotos von früher anschauen usw. Sie könnten sich aber auch mit Gedanken und z.B. einer Musik befassen, die Sie wütend machen oder auch freudig stimmen. Das ist wichtig zu wissen, denn die folgende Empfehlung baut auf diese Fähigkeit, sich entscheiden zu können, auf. Die Trauer ist ein wichtiger Teil des Abschiednehmens und des Loslassens. Sie gehört dazu, und Sie können sie willkommen heißen. Auch das Nachsinnieren über die Vergangenheit gehört dazu. Sie haben wiederholt berichtet, dass Sie zu Hause in einer für Sie übermäßigen Weise von Grübeleien bestimmt, wie Sie sagen ›überfallen‹ werden. Dazu möchte ich Ihnen ein kleines Experiment vorschlagen: Sie stellen sich vor, Sie können Ihren ›inneren Grübler‹ wie einen Gast für eine begrenzte Zeit einladen, im dem Wissen, dass er nach einer ausgemachten Zeit wieder geht. Sie entscheiden sich, Ihren Gast, den ›Grübler‹, täglich für eine bestimmte Zeit einzuladen und sich ihm ganz zu widmen. Wann und wie lange wäre es für Sie am besten? In dieser Zeit tun Sie alles, um dem ›Grübler‹ Raum zu geben. Was müssten Sie tun, um so richtig zu grübeln (eine bestimmte Musik, eine bestimmte Erinnerung, Fotos…)? Sie könnten auch Stifte oder andere Farben nehmen und ein Bild zu Ihren grüblerischen Gedanken und Gefühlen malen oder einen kleinen Text dazu verfassen – je nachdem, was Ihnen und Ihrem ›Grübler‹ am liebsten ist. Ist die von Ihnen entschiedene ›Grübelzeit‹ vorbei, verabschieden Sie sich von Ihrem ›Grübler‹(-gast), bis Sie sich entscheiden, ihn wieder einzuladen. Dann beschäftigen Sie sich mit anderen Gedanken, Gefühlen und Tätigkeiten. Sollte der ›Grübler‹ vorzeitig und ungeladen zu Ihnen zurückkehren wollen, verweigern Sie ihm durch Gedankenstopp den Zutritt und verweisen ihn auf eine spätere Einladung. Wenn Sie dieses kleine Experiment ausprobieren möchten, empfehle ich Ihnen einen Zeitraum von* *zwei Wochen, sodass Sie in der nächsten Sitzung über Ihre Erfahrungen berichten können.«*

Variation:
Von der Beratungszeit am Anfang eine abgesprochene Zeit zum Klagen und Grübeln verwenden (Verschreibung).

☞

Beratungsintervention: Trennungsphase (T/5)
Hilfreiche Helfer

Setting: Einzelberatung, Gruppe
Ziel: Krisensituationen überbrücken

Anleitung:
1. Die Schatzkiste: Diese Intervention dient dem Begreifbarmachen vorhandener Bewältigungsmöglichkeiten und selbstwertstabilisierender Erfahrungen. Dadurch können negative Gedankenkreisläufe unterbrochen und positive Aktivitäten verstärkt werden. Dazu wird die Klientin angehalten, sich eine schöne Kiste (›Schatzkiste‹) zu besorgen, in der sie alle eigenen positiven Bewältigungsschritte seit der Trennung sammelt. Die positive Bewältigungserfahrung wird in einem Satz formuliert, mit einer Erinnerung oder Assoziation verbunden, ein symbolischer Gegenstand dafür gefunden und in die Kiste gelegt. Die Kiste bleibt geöffnet, damit einerseits immer neues ›Material‹ hinzugefügt werden kann, andererseits auch Materialien in problematischen Situationen als ›symbolische Helfer‹ eingesetzt werden können (abgeändert nach Diener 2007, S. 155/156).

2. Der Erste-Hilfe-Koffer: Viele Trennungsbetroffene klagen über starke Verlassenheitsgefühle, besonders am Wochenende. Das Alleinsein will noch nicht so recht gelingen, und Einsamkeits- und Verlassenheitsgefühle blockieren positive Gefühle und Aktivitäten. Oft fallen den Klienten auch im Beratungsgespräch keine Alternativen ein, da die Stimmung getrübt und der Antrieb gehemmt ist. Anders (und einfallsreich) reagieren die meisten Klienten auf den Vorschlag, sich für diese ›Einsamkeitsfalle‹ oder diesen ›Einsamkeitsblues‹ einen ›Erste-Hilfe-Koffer‹ zuzulegen. Dieser ›Koffer‹ wird dann zu Hause tatsächlich mit den symbolischen Sachen gepackt, die in der Beratungssitzung gefunden werden (bestimmte Telefonnummer, eine Kinokarte, eine schon längst fällige Verschönerungsarbeit in der Wohnung, ein Schal als Aufforderung, einen Spaziergang zu machen oder zu joggen ...).

Variation:
Beide Interventionen können verändert im Gruppensetting angewendet werden.

Unverarbeitete Verletzungen blockieren die Trauerarbeit und den Ablösungsprozess. Sich mit den Verletzungen zu befassen heißt, den Schmerz und die Trauer zu öffnen. Dazu ist es notwendig, sich einzugestehen, dass man verletzt worden ist und folglich das Recht hat, sich verletzt zu fühlen und auch wütend zu sein. »Erstens müssen wir anerkennen, dass die Verletzung ein Unrecht darstellt und immer ein Unrecht bleiben wird. Zweitens haben wir einen moralischen Anspruch auf unsere Wut. Es ist rechtmäßig, wenn wir an unserer Ansicht festhalten, dass niemand das Recht hat, uns zu verletzen. Wir haben Anspruch darauf, respektiert zu werden. Drittens setzt Vergebung voraus, dass wir aufgeben, worauf wir ein Anrecht haben: unsere Wut oder unsere Bitterkeit« (Enright 2006, S. 33). Dazu ist eine vertrauensvolle, haltgebende therapeutische Beziehung unerlässlich.

Beratungsintervention: Trennung (T/6)
Schmerz und Verletzung

Setting: Einzelarbeit, Gruppe
Ziel: mit Schmerz, Trauer, Wut und Rachegefühlen umgehen lernen

Anleitung: *»Trennung ist oft mit vielen verletzenden Erfahrungen verbunden. Wenn wir unsere verletzten Gefühle genauer wahrnehmen, entdecken wir unterschiedliche Gefühle, die bisher in uns schlummern und leben wollen. Gehen Sie mit Ihrer Aufmerksamkeit nach innen und erinnern Sie sich an Situationen in Ihrer vergangenen Beziehung, in denen Sie sich besonders von Ihrem jetzt getrennt lebenden Partner verletzt gefühlt haben. Sie können die bedeutsamsten Verletzungssituationen auch notieren. Stellen Sie sich jetzt vor, Ihr Ex-Partner säße Ihnen hier gegenüber auf diesem leeren Stuhl. Stellen Sie sich ihn so realistisch* *wie möglich vor, sein Aussehen, sein Blick, seine Haltung ... und teilen Sie ihm alle vorher erinnerten Situationen jeweils mit einem Satz mit. Achten Sie auf Ihre Gefühle, die sich einstellen, und drücken Sie das jeweilige Gefühl durch Worte oder durch eine Gestik oder Haltung aus, die Ihnen spontan dazu kommt. Sie beginnen immer mit dem Satzanfang: ›Ich fühle mich dadurch verletzt, dass du‹ ... ›und das macht mich‹ (wütend, traurig?) ... oder ›dafür würde ich am liebsten‹ ... oder ›dafür möchte ich mich rächen‹ ... je nachdem, was für Sie als emotionale Antwort auf die Verletzung passt.«*

Der Klient/die Klientin braucht von der Beraterin die Unterstützung, nicht nur die Verletzungen zu erinnern, sondern auch den Schmerz, Wut- und Rachegefühle zuzulassen und auszudrücken.

Nacharbeit: Integration des Erlebens in die eigene Person als möglicherweise neue Erfahrung in der Verarbeitung von Verletzungen und der Frage nach der Aufgabe oder der Aufrechterhaltung des Verletztseins (»Wozu könnte es auch Sinn machen, möglichst oft an die Verletzungen und ›Untaten‹ des anderen zu denken?«).

Empfehlung: Ein Bild zu der Verletztheit (»Verletztes Selbst«, »Verletzte Seele«) zu Hause malen lassen.

Variation:
Diese Intervention eignet sich auch als Partnerarbeit im Gruppensetting, indem die Partner abwechselnd diese Übung mit dem leeren Stuhl durchführen und der andere Begleiter ist. Voraussetzung ist eine sorgfältige Einschätzung der Gruppenleitung, bezogen auf Wertschätzung und Vertrauen in der Gruppe, aber auch bezogen auf die psychische Stabilität der einzelnen Gruppenmitglieder.

☞ **Beratungsintervention: Trennung (T/7)**
Schuld und Schuldgefühle

Setting: Einzelarbeit
Ziele:
- zwischen Schuldgefühlen, tatsächlicher und existenzieller Schuld unterscheiden
- der Schuld eine zeitliche Dimension geben

Anleitung:

1. Die Beraterin baut eine Art ›Bühne‹ (Psychodrama) für einen ›Gerichtssaal‹ auf. Einen Stuhl für den Ankläger und einen für den Angeklagten. Der Klient setzt sich auf den Stuhl der Anklage und sammelt alle Schuldvorwürfe gegen den Angeklagten wegen Verlassens der Familie ein, indem er jeden Schuldvorwurf auf einen Zettel schreibt.
2. Der Ankläger (gespielt vom Klienten) trägt dem Angeklagten (Klient symbolisiert durch einen leeren Stuhl) die Schuldvorwürfe vor. Der Klient streift die Rolle des Anklägers ab und setzt sich auf den leeren Stuhl, und die Beraterin wiederholt (mit Erlaubnis des Klienten) die Vorwürfe der Anklage.
3. Das Rollenspiel ist beendet, und die eigentliche therapeutische Arbeit an den ausgedrückten Schuldgefühlen beginnt. Es geht nicht darum, Schuld zu verniedlichen oder wegzuwischen, sondern die Schuldgefühle ernst zu nehmen, jedoch zu differenzieren und über die tatsächliche Schuld bestenfalls zu einer verantworteten Schuld und entsprechendem Handeln zu kommen.

Variation 1:
Die Schuldgefühle mit Steinen oder anderen Gegenständen symbolisieren lassen und der Bearbeitung zugänglich machen.

Variation 2:
Handelt es sich um die Arbeit mit den Schuldgefühlen der/des Verlassenen, geht es eher darum, was er/sie sich selbst vorwirft, für den Partner nicht getan zu haben (depressive Perspektive). Hierbei geht es darum, diese Selbstvorwürfe in ihrer Funktion für den Betroffenen zu untersuchen. Dazu dienen Fragen wie: »*Angenommen, Sie könnten das beeinflussen, wie lange, wie viele Monate oder Jahre würden Sie sich dann noch selber Vorwürfe machen?*« Oder: »*Angenommen, Sie würden sich nicht mehr fragen, was Sie alles für ihn nicht getan haben, sondern Sie würden sich fragen, was Sie alles für sich selber nicht getan haben, was würde Ihnen dann einfallen?*« »*Was wäre anders, wenn nicht er, sondern Sie zu der Entscheidung, sich zu trennen, gekommen wären?*« Oder: »*Gesetzt den Fall, Sie würden es sich weiterhin nicht gut gehen lassen und er würde etwas davon mitbekommen, würde er sich dann mehr oder weniger für die Trennungssituation schuldig fühlen?*«

Hausaufgaben/Empfehlungen sind therapeutische Interventionen, um bestimmtes Verhalten einzuüben oder eine innere Auseinandersetzung zu vertiefen. In bestimmten Fällen können sie auch die Funktion eines ›Übergangsobjekts‹ einnehmen. Im Kontakt mit den Klienten spreche ich meistens von einer ›Empfehlung‹, da ›Hausaufgabe‹ oft negativ besetzt ist.

Beratungsintervention: Trennung (T/8)
Empfehlungen (Hausaufgabe): Abschiedsbrief

Setting: Einzelberatung, Gruppe
Ziel: sich noch bisher verdrängter Gefühle zur emotionalen Ablösung bewusster werden

Anleitung: *»Nehmen Sie sich zu Hause eine ungestörte Zeit und beginnen Sie, einen Abschiedsbrief an Ihre/n Ex-Partner/in zu schreiben. Diesen Brief sollten Sie nicht abschicken. Schreiben Sie alles auf, was Sie noch sagen wollen, so ungefiltert, wie die Gedanken und Gefühle aus Ihnen herausdrängen. Wenn Sie alles ›gesagt‹ (geschrieben) haben oder es Ihnen für heute reicht, lassen Sie den Brief eine Woche lang liegen und lesen ihn dann erneut. Sollte noch etwas fehlen, schreiben Sie es dazu.«*

Nachbesprechung: Die Hausaufgabe muss auf jeden Fall nachbesprochen und die Anstrengung von der BeraterIn gewürdigt werden. Die begleitenden Emotionen und dessen Bedeutung müssen integriert werden. Manchmal ist es sinnvoll (z.B. bei auffälligem emotionalen Unbeteiligtsein), den Klienten zu ermuntern, den Brief in der Beratungsstunde der BeraterIn oder auch dem Ex-Partner, symbolisiert durch einen leeren Stuhl, vorzulesen.

Empfehlungen:

- Bei zu hoher Belastung den geschriebenen Brief in eine Schachtel legen (analog ›Tresorübung‹ [Reddemann 2002, S. 46]), bis eine weitere innere Auseinandersetzung möglich ist.
- ein Tagebuch über die Gedanken und Gefühle im Trennungsprozess schreiben (gedankliche Grübeleien und inneres Gefühlschaos bekommen Struktur, werden in Worte gefasst und nach außen verlagert, es hilft, Entwicklungen und Fortschritte zu erkennen)

- Malen (Trauer, Wutbild, Gefühlstagebuch in Farben, Haus mit vielen Gefühlsräumen, die unterschiedlich groß sind, Hoffnungsbilder)
- Texte zu den unterschiedlichen Gefühlszuständen verfassen
- Eine Trauerrede für die gestorbene Beziehung schreiben
- Ein Loblied auf die Trennung verfassen

Beratungsintervention: Trennung (T/9)
Lösungsschritte

Setting: Einzelberatung, Gruppe
Ziel: Lösungsschritte unterstützen

Anleitung: Sich loszulösen ist ein Prozess und passiert in kleinen Schritten. Manche Menschen meinen, in einem Riesenschritt alles hinter sich lassen zu können, und vermeiden die Trauerarbeit. Loslassen gelingt dann am besten, wenn wieder Vertrauen zu sich selbst, in die eigene Zukunft und zur sozialen Umwelt entsteht. Ich schlage Ihnen dazu eine kurze Imagination vor.

1. **Imagination:** *»Schließen Sie die Augen und gehen Sie mit Ihrer Aufmerksamkeit nach innen. Lassen Sie jetzt in Ihrer Vorstellung die Erinnerung einer gelungenen Ablösung von einem Menschen kommen, der Ihnen sehr wichtig war. … Was genau hat Sie damals mit diesem Menschen verbunden? … Was machte damals die Loslösung notwendig? … Lassen Sie nun Bilder und Erinnerungen auftauchen, wie Sie sich immer mehr von diesem geliebten Menschen gelöst haben. … Wer oder was hat Ihnen damals geholfen, sich zu lösen? … Welche eigenen Schritte oder Handlungen waren zu Ihrer inneren Lösung notwendig? … Erinnern Sie sich auch an den Zeitpunkt, als Sie bemerkten: Jetzt bin ich wirklich gelöst. Welche Gefühle nehmen Sie wahr? … Verabschieden Sie sich langsam wieder aus der Situation und kommen Sie mit Ihrer Aufmerksamkeit in diesen Raum zurück.«*

2. **Nacharbeit:** Nachdem der Berater nach der emotionalen Befindlichkeit und dem Erleben in der Imagination gefragt hat, werden die Ressourcen von damals mit den heutigen in Verbindung gebracht.

- Von welchen Gefühlen, Gedanken, Verhalten, Hoffnungen konnten Sie sich bis jetzt lösen oder verabschieden?
- Wieso sind es nicht weniger?
- Was hat Ihnen dabei geholfen?
- Wovon werden Sie sich in der nächsten Zeit sicher nicht verabschieden? Wo hängen Sie noch fest?
- Was müsste vorher noch erledigt werden?
- Wovon werden Sie sich in der nächsten Zeit ziemlich sicher verabschieden?
- Wovon fällt es Ihnen leichter und wovon schwerer?
- Fällt Ihnen etwas dazu ein, wie Sie das, wovon Sie sich schon verabschiedet haben, und das, wovon Sie sich noch nicht verabschiedet haben, in Ihrer Wohnung symbolisch eine Zeit lang für sich selber sichtbar machen könnten?

Variation 1:
Loslösungsschritte können mit Ritualen, die der Klient mithilfe der Beraterin entwickelt, unterstützt werden (z. B. evtl. noch vorhandene Schuhe des ehemaligen Partners vor die Tür stellen = »Ich schicke dich weg von mir, geh' in deine Richtung« oder bedeutsame Beziehungsfotos abhängen oder im Rahmen umdrehen = »Ich drehe dich um, ich will dich nicht mehr sehen« oder den Ehering ablegen = »unsere Ehe ist zu Ende« oder Geschenke zurückgeben ...).

Variation 2:
auch im Gruppensetting anwendbar

Beratungsintervention: Trennung (T/10) Probleme lösen

Setting: Einzelberatung, Gruppe
Ziel: Problemlösungsstrategien erlernen

Anleitung: *»Erinnern Sie sich zunächst an ein Problem, das Sie zunächst als schwierig, als fast unlösbar erlebten und das dann einfach(er) wurde. Was hat es Ihnen ermöglicht, dass es einfacher wurde?«*

Diese Erfahrungen können möglicherweise für kommende Problemlösungen hilfreich sein. Anschließend wird ein konkretes Problem bearbeitet. Dazu bietet die Beraterin dem Klienten strukturierte Fragen an, um Schritt für Schritt zu einer Lösung zu kommen.

1. Worüber machen Sie sich Sorgen? Was genau ist das Problem? (Problem)
2. Was möchten Sie, dass passieren soll? (Ziel)
3. Was könnten Sie tun, um Ihr Ziel zu erreichen? (Optionen)
4. Was ist Ihre Entscheidung? Welche Handlungsmöglichkeit wählen Sie aus? (Entscheidung)
5. Was ist Ihr erster Schritt und wann werden Sie beginnen? (Beginnen)
6. Welche Ressourcen benötigen Sie, um Ihr Ziel zu erreichen? (Ressourcenaktivierung)
7. Wer, außer Sie selber, wird Ihren ersten Schritt (woran) bemerken? (Kontrolle)
8. Was könnte Ihnen helfen, durchzuhalten und die weiteren Schritte zu gehen? (Verstärkung)
9. Wann und woran werden Sie Ihren Erfolg bemerken? (Erfolgskontrolle)
10. Wie werden Sie sich belohnen, nachdem Sie Ihr Ziel erreicht haben? (Belohnung)

Wenn Sie mögen, können Sie sich aus dieser Sammlung kleiner Steine einen aussuchen, einen ›Helferstein‹, der Sie symbolisch erinnert und ermutigt, Ihren ersten und weitere Schritte auf Ihr Ziel hin zu gehen.

Variationen:
1. Selbstsicherheitsfördernde Ziele finden und umsetzen.
2. Bis zur nächsten Sitzung auf alle die Dinge achten, von denen der Klient möchte, dass sie möglichst oft passieren.
3. Anwendung im Gruppensetting als Partnerarbeit mit wechselnden Rollen als Protagonist und Begleiter.

Trennungsbetroffene werden in ihrer Selbstdefinition irritiert und in ihrem Selbstwertgefühl zunächst geschwächt, besonders diejenigen, die verlassen worden sind. Gerade in unsicheren Zeiten greifen die Menschen auf vertraute Muster zurück, auch auf ungünstige.

☞

Beratungsintervention: Trennung (T/11)
Muss ich? Darf ich nicht? Kann ich nicht?

Setting: Einzelberatung

Ziele: bisherige Überzeugungen als die eigenen überprüfen und neue erproben

Anleitung:

1. *Nehmen Sie sich Zeit und schreiben Sie zu den folgenden Satzanfängen je drei Sätze auf, die für Ihre eigene Person oder für Ihre Entwicklung wichtig sind: ›Ich muss‹ …, ›Ich darf nicht‹ …, ›Ich kann nicht‹ …*
2. Analyse des Kontextes dieser Botschaften: Wer spricht aus diesen Sätzen? Wann im eigenen Leben sind sie entstanden? Wozu waren sie damals hilfreich?
3. *Probieren Sie nun aus, Ihre Sätze zu verändern: Die ›Ich-muss-Sätze‹ beginnen mit: ›Ich entscheide mich‹ …, Die ›Ich-darf-nicht-Sätze‹ beginnen mit: ›Ich erlaube mir (nicht)‹ …, die ›Ich-kann-nicht-Sätze‹ beginnen mit: ›Ich will nicht‹ …*
4. Die Klientin liest die neu gefundenen Sätze wiederum laut vor, und die unterschiedliche emotionale Wirkung (obwohl die Inhalte die gleichen sind) wird erarbeitet und daraus mögliche eigene wichtige Ziele für die nächste Zeit formuliert *(nach Kämmerer 2007).*

Variation 1:
Muster ändern
Die Klientin wird angeregt, im Alltag etwas anders zu machen, etwas zu unterlassen oder etwas für sie Ungewöhnliches zu tun (z. B. allein in ein Restaurant zu gehen …) und die Wirkung an sich zu beobachten.

Variation 2:
auch im Gruppensetting anwendbar

☞ **Beratungsintervention: Trennung (T/12)**
Mit sich selbst Frieden schließen

Setting: Einzelberatung, Gruppe
Ziel: den inneren abgelehnten Teil integrieren

Anleitung:

1. Entspannungsanleitung

2. Imagination:
»Erinnern Sie sich an eine Situation in Ihrem Leben, in der Sie sich ganz in Frieden mit sich gefühlt haben … im Einklang mit sich selbst … Erinnern Sie sich an so viele Einzelheiten, wie Sie brauchen, um diese Empfindung noch einmal genau spüren zu können. … Nehmen Sie Ihre Empfindungen mit allen Sinnen wahr, … auch wie sich dabei Ihr Körper anfühlt. … Jetzt denken Sie an eine Situation aus den letzten Tagen oder weiter zurückliegend, wo Sie sich uneins mit sich, in Unfrieden mit sich selbst, gefühlt haben. … Und wieder erinnern Sie sich an alle Einzelheiten, die Sie benötigen, damit Sie auch das spüren können. … Und jetzt stellen Sie sich vor, dass dieser Teil, der in Frieden mit sich sein kann, zu dem anderen, der in Unfrieden mit sich ist, hingeht und freundlichen, liebevollen Kontakt aufnimmt … durch Worte, Blicke, Berührungen. … Und nun stellen Sie sich vor, dass Sie diese beiden Teile, diese beiden Ichs in Ihr Herz hineinnehmen … denn genau genommen sind Sie das alles. … Das Ich von heute umschließt beide Zustände. … Und jetzt können Sie sich vorstellen, dass Sie eingehüllt sind von einem Licht, das für Sie Frieden bedeutet … oder Sie stellen sich eine Landschaft vor, die für Sie Frieden bedeutet. … Lassen Sie sich Zeit für Ihre Wahrnehmungen und achten Sie auf Ihre Gefühle und körperlichen Empfindungen … Kehren Sie dann langsam, in Ihrem Tempo mit Ihrer Aufmerksamkeit in diesen Raum zurück und öffnen Sie die Augen«(verändert nach Reddemann 2001, S. 50).

3. Nachgespräch: Das Nachgespräch sollte im Sinne von ›nachsinnieren‹ und nicht klären oder deuten entwickelt werden. Es kann die Empfehlung gegeben werden, zu Hause dazu ein Bild zu malen und zur nächsten Sitzung mitzubringen. Erst dann erfolgt die klärende Integration in die Realität des Klienten.

Variation:
auch im Gruppensetting anwendbar

Gegen Ende der Trennungsphase, also vor dem Scheidungstermin, ist der emotionale Abschiedsprozess in der Regel noch nicht zu Ende, und doch hat die Zukunft schon begonnen. Zukunftsvisionen und Pläne zu haben, bedeutet nach vorne zu gehen und das eigene Leben in die Hand nehmen zu wollen.

☞ **Beratungsintervention/Trennung (T/13)**
Veränderungsspielräume

Setting: Einzelberatung
Ziel: wichtige Veränderungsziele herausfinden

Anleitung:
1. Schritt: Herausfinden und auflisten, was in der jetzigen Lebenssituation der Trennung nicht gut ist, was ärgert oder zu kurz kommt.

2. Schritt: Alle Wünsche für die nahe Zukunft bekommen Raum – ›Raum zum Spielen‹, denn alle Fantasien sind in dieser Kreativphase erlaubt. Jetzt gilt es, neugierig und experimentierfreudig zu sein. Fragen und Bedenken bezüglich der Realisierbarkeit blockieren in dieser Phase die Fantasie und sind beiseite zu schieben nach dem Motto: »Zeit und Geld spielen keine Rolle.«

3. Schritt: Jetzt wird die Umsetzbarkeit der Ideen in der Realität überprüft und konkrete Umsetzungen für die nahe Zukunft entwickelt.

4. Schritt: Zum Schluss wird eine Hierarchie der Veränderungsschritte festgelegt.

Variation 1:
zur Einführung eine kurze Imagination zum ›Idealen Zukunftsszenario‹ anleiten

Variation 2:
im Gruppensetting anwendbar

Beratungsintervention: Trennung (T/14) Was will in mir wachsen?

Setting: Gruppe, Einzelarbeit
Ziel: inneres Wachsen wahrnehmen

Anleitung:

1. Phase: Imagination

»Stellen Sie sich vor, in Ihrer Hand liegt ein Samenkorn … betrachten Sie es genau, wie es aussieht … wie groß es ist … welche Form und Farbe es hat. … Nehmen Sie wahr, wie es sich anfühlt … lassen Sie es auf sich wirken, wie Sie es empfinden, dieses Samenkorn in Ihrer Hand zu halten … vielleicht möchten Sie mit dem Samenkorn etwas anfangen … beobachten Sie, was passiert und wie es Ihnen dabei geht. … Bevor Sie sich von Ihrem Bild verabschieden, können Sie noch etwas verändern oder es so belassen, wie es gerade ist. … Nehmen Sie noch einmal Ihre Stimmung und Ihre körperlichen Empfindungen wahr … verabschieden Sie sich aus Ihrem Bild … und kommen Sie langsam … in Ihrem Tempo in diesen Raum zurück (mündliche Überlieferung, A. Friedrichs-Dachale 2004).

2. Phase: *Nacharbeit*
Malen und Bildbesprechung

Anregende Fragen:

- Was ist es, was in Ihnen wachsen will?
- Welche Entwicklungsschritte stehen bei Ihnen an?
- Welche Befürchtungen und Schuldgefühle könnte diese Entwicklung bei Ihnen auslösen?
- Warum könnte jetzt gerade der günstige Moment für diese Entwicklung sein?
- Wer oder was könnte diesen Entwicklungsschritt begünstigen?
- Was könnte der erste Schritt sein?
- Bis wann werden Sie sich entscheiden, diesen ersten Schritt zu tun?

9.3 Paarberatung

Gemeinsame Beratung findet in dieser Phase nur punktuell und mit klaren inhaltlichen Kontrakten statt. Bei Trennung besteht eine Notwendigkeit, Regelungen zu treffen. Die Beraterin wird mit dem Paar zunächst abklären, wie weit die Trennung fortgeschritten ist:

- Wie weit ist die Trennung äußerlich vollzogen? (Übergangs- oder dauerhafte Lösung)
- Besteht bereits Kontakt zu Anwälten oder wird eine Mediation angestrebt?
- Wer ist bereits informiert (Kinder, Eltern, Freunde ...)?
- Gibt es bereits Vereinbarungen über die Kinderbetreuung?
- Was kann die Trennung für alle Beteiligten erleichtern und die Folgen mindern?
- Wer wird wann ausziehen?
- Wie lange kann der eine noch die Sachen beim anderen lassen?
- Wie wollen sie ihre Kinder vorbereiten?
- Wollen beide ein Trennungsritual?

Paare mit geringer Konfliktstärke können mithilfe von Beratung oder auch Mediation eigenverantwortliche Lösungen finden. Bei Paaren mit mittlerer Konfliktstärke müssen zuerst die Verletzungen und Rachegefühle aufgearbeitet werden, um zu Regelungen kommen zu können. Erst wenn hier eine gewisse Klärung herbeigeführt worden ist, kann über organisatorische Dinge verhandelt werden. Auf der Verhaltensebene sind immer wieder Versuche vorläufiger Kompromissbildung notwendig. Kommt ein Paar ungefähr zur selben Zeit zur Trennungsentscheidung, ist die emotionale Trennung schon vorangeschritten und meistens eine einvernehmliche Scheidung möglich. Die Arbeit der Beraterin liegt dann weniger in der Unterstützung der Trennungsangelegenheiten als vielmehr in dem Angebot, das Paar und die Kinder im Abschieds- und Anpassungsprozess zu begleiten. Hat ein Partner zwar mit der Trennung des anderen gerechnet, versteht aber nicht, warum der Partner nun tatsächlich diesen Schritt getan hat, kann eine Paarsitzung vereinbart werden, damit der Betroffene noch quälende Fragen nach den Trennungsgründen stellen kann. Der Trennungsaktive ist meistens im ›Schutz der Beratung‹ bereit dazu, auch um ›Beruhigung‹ (wenn auch nur vorläufige) zu erwirken. Denn das wirkliche Verstehen und Akzeptieren der Trennung findet sehr viel später, manchmal auch nie, statt. Ansonsten werden begrenzte Paarsitzungen vereinbart, um die äußere Trennung zu regeln (Verteilung des Hausrats, Kommunikationskanäle und -ort vereinbaren, Umgang mit den Eltern und gemeinsamen Freunden, Umgang mit den Kindern). Will der eine noch über bestehende Chancen in der Ehe reden, der andere bereits Elternvereinbarungen treffen, muss die Beraterin beide Erwartungen ernst nehmen und auf ihre Beratungstauglichkeit prüfen.

Die Beraterin hat in den Sitzungen eine moderierende oder auch vermittelnde Position und sorgt immer wieder für Klarheit und Struktur, sodass die vorher ausgemachten Gesprächsregeln eingehalten werden. Zu der Regel gehört auch, mit eigenen Emotionen und denen des Partners zu rechnen und bereit zu sein, sich an die vereinbarten Kommunikationsregeln zu halten. Auftretende Emotionen wie Zorn und Trauer oder brennende ungeklärte Beziehungsfragen sind in dieser Phase zu erwarten und brauchen Raum, da ansonsten die Emotionen die sachliche Auseinandersetzung boykottieren und verunmöglichen. Da das Selbstwertgefühl oft nachhaltig angegriffen ist, geht es nicht um den Inhalt, sondern um Zurückweisung und Verletzung. Um die kurzfristige emotionale ›Entlastungsarbeit‹ von der eigentlichen ›Verhandlungsebene‹ zu unterscheiden, kann mit leeren Stühlen gearbeitet werden. Derjenige, der die Ebene wechselt, setzt sich auf den anderen Stuhl (›sachlicher Stuhl‹ und ›emotionaler Stuhl‹). Will der andere Ex-Partner nicht auf die emotionale Ebene einsteigen, bleibt er sitzen, und die Beraterin arbeitet kurz mit dem Ersteren an den ausgelösten Emotionen. Wechseln beide auf die emotionale Ebene, moderiert die Beraterin einen begrenzten ›Beziehungsaustausch‹. Danach geht in der Regel ein sachliches Gespräch leichter weiter, oder es wird deutlich, dass bestimmte sachliche Fragen im Moment noch nicht zu klären sind. Wird die Sachebene immer wieder deutlich von einem oder beiden Partnern boykottiert, befindet sich das Paar noch im ›Nahkampf‹, und möglicherweise braucht jeder noch mehr Zeit, sich sicherer zu werden, dass es trotz Trennung gut weitergehen kann. Manchmal ist es auch im Sinne der Regelungen für die Kinder notwendig, stärker zu konfrontieren: »*Ich sehe, dass es Ihnen noch wichtiger ist, sich einander Ihren Zorn und Ihre Verletzungen mitzuteilen, als nach Lösungen zu suchen. Dazu scheint noch Zeit notwendig zu sein. Eine Alternative ist, Ihre Regelungen auf dem Streitweg zu suchen. Überlegen Sie das bitte bis zur nächsten Sitzung, welchen Weg jeder von Ihnen wählen möchte.«*

Entweder geht es bewusster und besser in dem Beratungskontext weiter, oder als Alternative kann eine Mediation oder die gerichtliche Auseinandersetzung folgen.

9.4 Eltern- und Familienberatung

»Wir haben angefangen, uns mit Scheidungen aus der Perspektive des Kindes zu beschäftigen, aber das ist wirklich noch nicht mehr als ein allererster Anfang. Wir müssen dem, was geschiedene Erwachsene erlebt haben, mit Verständnis begegnen, aber wenn wir den betroffenen Kindern gerecht werden wollen, müssen wir uns auch mit der Wahrheit ihres Lebens auseinandersetzen« (Marquardt 2007, S. 24).

Eltern- und Familienberatung in der Trennungsphase setzt infolge einer Paar- oder Einzelberatung in der Vorscheidungsphase ein oder beginnt mit der Trennungsabsicht der Eltern. Wie bereits beschrieben, sind nicht nur die Auswirkungen der Scheidung für die weitere Entwicklung der Kinder und deren Anpassung bedeutsam, sondern insbesondere die Qualität der Beziehung zwischen den Eltern sowie die Beziehung der Eltern zu ihren Kindern vor, während und nach der Scheidung (Bodenmann 2006, S. 154). Entscheidend ist demnach, ob es den getrennten Eltern weiterhin gelingt, ihre Kinder einvernehmlich zu erziehen und zum Wohle der Kinder zusammenzuarbeiten (Coparenting) oder ob sie die Bemühungen des anderen untergraben, abwerten, ablehnen und zu Gegenspielern werden. Das würde bedeuten, dass die Eltern ihre Feindseligkeiten fortsetzen und die Kinder instrumentalisiert werden. Hier ist es besonders notwendig, »die Eltern dafür zu sensibilisieren, dass sie ihre Kinder durch negative Reaktionen auf deren Zuneigung zum anderen Elternteil wie auch durch eine Abwertung des Ex-Partners in eine Loyalitätsfalle treiben und so die Mitverantwortung für resultierende Belastungen der Kinder tragen« (Walper & Gerhard 2003, S. 115/116). Starke Konflikte verhindern, dass Probleme gelöst werden, sodass Eltern Hilfe brauchen, um Konsens oder Dissens in Form von gemeinsamen oder unterschiedlichen Lösungswegen zu erarbeiten. Demnach ist es von Bedeutung, Trennungseltern und deren Kinder mit einem entsprechenden Konzept für eine Beratung zu gewinnen. Eltern- und Familiensitzungen sind sinnvoll, um die anstehenden notwendigen Veränderungen und Vereinbarungen möglichst ohne weitere Kränkungen zu regeln. Das Elterngespräch darf nicht der Abrechnung mit der Vergangenheit dienen, sondern der Klärung der anstehenden Veränderungen mit den Kindern. Es geht darum, sich auf eine neue elterliche Basis zu einigen und Grundregeln festzulegen. »Wenn Sie und Ihr Expartner sich dafür entscheiden, dass die Kinder an erster Stelle stehen, und der Streit zwischen Ihnen beiden an zweiter Stelle kommt, dann ist Ihre Haltung gegenüber der Familie positiv und nicht destruktiv« (Ahrons 1997, S. 268). Damit erhöht sich die Chance, dass Trennungseltern zu einer kooperativen Elternschaft (Coparenting) gelangen. Familien sind in den ersten Monaten nach der Trennung besonders irritiert und orientierungslos. »Es erscheint sehr sinnvoll, in dieser Phase die Familie zu beraten, um die akute Krise zu überwinden, ohne dass ein Familienmitglied zum Symptomträger werden muss, um auf die Not in der Familie aufmerksam zu machen. – Andererseits gilt es, die Selbstheilungstendenzen in den Familien zu stärken: So werden z. B. neue Problemlösungsstrategien entwickelt, d. h., in einer stützenden Beratung kann die Kreativität der Familie und ihrer einzelnen Mitglieder konstruktiv genutzt werden. Nur in seltenen Fällen wird Therapie im engeren Sinne erforderlich sein« (Lehmkuhl 1991, S. 12).

In Familiensitzungen geht es darum, die Fähigkeiten und Stärken aller Mitglieder der Trennungsfamilie zu fördern, die elterliche Präsenz zu stärken und eine kooperative Elternschaft zu unterstützen. Wird der nicht mit dem Kind lebende Elternteil (oft der Vater) eingeladen, bedeutet das Anerkennung seiner und Verantwortung für das Kind. Verfolgt die Beraterin ihre Absicht mit einer gewissen Überzeugung und Beharrlichkeit, so lässt sich dieser häufig für Eltern- und Familiensitzungen gewinnen *(»Ich brauche Sie, um nach günstigen Wegen für Ihre Kinder zu suchen« »…Können Sie sich vorstellen, mir zu vertrauen, auch wenn ich Ihre Frau besser kenne als Sie?«)*. Bei Vorbehalten, auch des betreuenden Elternteils, muss darüber detailliert gesprochen werden, z. B. wie der Kontakt aufgenommen werden soll, unter welchen Bedingungen und wozu das für das Kind gut sein könnte (Wilson 2003). *»Gern würde ich die ganze Familie hier sehen und sprechen. Wie wäre es für Sie, wenn zunächst Ihr getrennt lebender Mann hier als Vater dabei wäre? Was brauchen Sie dazu, dass wir ihn einbezie-*

hen können?« Bei Zustimmung erfolgt die Einladung des getrennt lebenden Partners zu einem ersten Gespräch durch die Beraterin in schriftlicher Form.

Eltern stimmen dem Einbeziehen der Kinder in der Regel zu, wenn sie die Erfahrung und das Können der Beraterin positiv einschätzen, wenn sie sich als »Mitexperten« (Haid-Loh 2006, S. 67) angesprochen fühlen und wenn die Sitzungen begrenzt und themenfokussiert sind. So richtet sich das Augenmerk der Beraterin darauf, nicht nur den Eltern, sondern auch den Kindern und Jugendlichen in der Trennungsberatung Gehör zu verschaffen. Gerade weil den Kindern im Trubel des Trennungsgeschehens zu viel oder zu wenig Aufmerksamkeit geschenkt wird, ist es ein gewichtiger Grund, sie in die Beratung begrenzt nach Alter (ab Schulalter) und Dauer mit einzubeziehen. »Ein Teil der Aufgabe des Scheidungsberaters besteht darin, die Aufhebung emotionaler Abkapselung zwischen den geschiedenen Gatten und den Kindern zu fördern. Für das Kind und seine Entwicklung ist es hierbei besonders wichtig, dass es über all die kleinen Fetzchen von Schuld, Verantwortungsgefühl und Schmerz, die sich als eine Folge von der Scheidung bei ihm anhäuften, sprechen und es sich jemandem anvertrauen kann. Es wird auch klar, dass ein Kind seine schmerzlichen Erfahrungen mit seinen Eltern und dem Therapeuten teilen können sollte« (Paul 1980, S. 237–238).

9.4.1 Elternsitzungen

Die erste Sitzung mit dem eingeladenen Elternteil wird wahlweise in Form einer Einzel- oder Elternsitzung durchgeführt. Bei Nichtzustimmung eines Elternteils gilt es, die Entscheidung für diesen Zeitpunkt zu akzeptieren, jedoch wachsam zu bleiben für die Möglichkeit oder auch Notwendigkeit, zu einem späteren Zeitpunkt Eltern- oder/und Familiensitzungen anzubieten.

Wie bereits erwähnt, ist gerade die Zeit der räumlichen Trennung für alle Beteiligten der Trennungsfamilie hoch belastend. Wenn in dieser Zeit Beratungskontakt mit den Trennungseltern möglich ist, geht es in der Regel um Fragen oder Konflikte mit dem Umgang und unterschiedlichem Erziehungsverhalten. Die Gespräche kommen auch den (vorbewussten) Wünschen der Eltern als Person selbst entgegen: »jemanden zu haben, der vorbehaltlos zuhört, bei dem ich mich aufgehoben und aktiv verstanden fühlen kann« … (Haid-Loh 2006, S. 67).

Zusätzlich besteht die Chance, Aufklärungsarbeit über Bewältigungsfaktoren für Trennungskinder zu leisten. Dazu ist es günstiger, mehr von den Bewältigungsmöglichkeiten und weniger von den Risiken zu sprechen, um Über-Ich-Botschaften im Sinne von Schuldzuweisungen zu vermeiden. Eltern und insbesondere Trennungseltern hilft die Botschaft, als Eltern nicht perfekt sein zu müssen, sondern einfach ›gut genug‹ (im Sinne von Winnicott). Der Berater möchte die Eltern gewinnen, sich ihrer Verantwortung, was sie ihren Kindern an Herausforderung mit der Trennung zugemutet haben, zu stellen und die Konsequenzen im gemeinsamen Bemühen um das Wohl der Kinder zu tragen. *»Sie wissen, dass ein Vater, dass eine Mutter, wichtig für ihr Kind ist. Sie haben eine Idee, was gut für Ihr Kind ist, was ein Vater, eine Mutter, tun könnte. Es ist wichtig für Sie, dass Ihre Kinder eine gute Zukunft haben können. Sie wollen als Vater/Mutter Ihrem Kind ein gutes Bild zurücklassen«* (Alberstötter 2006, S. 60 ff.).

Ziel der ersten Sitzung ist es, die Eltern zu informieren, sie zu einer gemeinsamen elterlichen Verantwortung zu motivieren und möglichst zu einem Kontrakt für begrenzte Eltern- und Familiensitzungen zu kommen. Manchmal stellt sich heraus, dass die Eltern den Kindern trotz räumlicher Trennung noch nicht die Wahrheit über das Ende der Beziehung gesagt haben. Aus dieser Unsicherheit und vermeintlichen Fürsorglichkeit heraus sind Eltern oft bereit, diese Fragen in der ›neutralen‹ Umgebung des Beratungssetting miteinander zu klären. In den Elternsitzungen ist es unerlässlich, Themen, Ziele und Zeit genau festzuhalten, begrenzt und strukturiert zu arbeiten, um nicht zu alten Beziehungsthemen einzuladen. Lassen sich alte Beziehungsthemen nicht immer ausschließen, ist dafür deutlich und klar ein anderes Setting zu wählen, um später wieder auf die Elternebene zurückkehren zu können (vgl. Paarberatung). In den folgenden Sitzungen wird an Elternthemen unterschiedlicher Art gearbeitet. Dazu ist es günstig, zunächst mit den weniger schwierigen Themen zu beginnen, um mit den Eltern möglichst positive ›Verhandlungsergebnisse‹ zu erzielen. Es geht darum zu üben, auf der Elternebene zu bleiben, eine eigene Position zu beziehen und verhandlungsbereit zu sein. Wenn möglich oder nötig, arbeitet der Berater mit den Eltern an einer auf ihre Situation zugeschnittenen schriftlichen Elternvereinbarung, wobei die Wünsche und Bedürfnisse der Kinder und Jugendlichen aus den Familiensitzungen berücksichtigt werden. Sind Trennungseltern zu Elterngesprächen bereit, sind sie meistens auch zu Sitzungen mit den Kindern zu motivieren. In diesem Fall wird mit den Eltern ausführlich darüber gesprochen, welche Ziele und Inhalte in den Familiensitzungen angestrebt werden und wie sie ihre Kinder darauf vorbereiten können. »*Rechnen Sie nicht damit, dass Ihre Kinder freudestrahlend mit zur Beratung kommen. Denn es ist ungewohnt und sie haben Befürchtungen. Gehen Sie jedoch davon aus, dass es ihnen guttun wird, mit einer neutralen Person zu reden und vor allem zu erleben, dass Sie als Eltern bemüht sind, zum Wohl Ihrer Kinder weiterhin zusammenzuarbeiten.*«

Zusätzlich kann den Eltern eine Handreichung für Trennungseltern (vgl. ›Handreichung‹) zur Information mitgegeben werden. Gelingt es nicht, die Kinder und Jugendlichen mit einzubeziehen, kann die Beraterin in der Rolle der ›Anwältin des Kindes‹ die Belange der Kinder vertreten, indem sie die Kinder immer wieder zum Gesprächsthema macht und sie symbolisch durch leere Stühle oder Kissen in den Raum holt. In den Elternsitzungen werden viele Fragen und Unsicherheiten der Betroffenen deutlich. Mithilfe der Beraterin können konstruktive Antworten gefunden werden. Im Folgenden werden die wichtigsten Fragenkomplexe aus Elternsitzungen dargestellt.

Wann und wie erklären wir unseren Kindern die Trennung?

Am Anfang der Trennungsphase ist es ein zentraler Punkt, mit den Eltern darüber zu sprechen, dass und wie sie den Kindern die Trennung erklären können. Der Trennungserklärung wird zwar laut Untersuchung von Weber (2004) statistisch nicht in einen signifikanten Zusammenhang mit psychopathologischen Auffälligkeiten der Kinder gebracht, es zeigte sich jedoch ein Zusammenhang zwischen einem Gespräch über die Trennung und einer positiven Vater-Kind-Beziehung. »Es kann deshalb vermutet werden, dass die Trennungserklärung zwar ein wichtiger Aspekt für die Scheidungsbewältigung der Kinder ist, zahlreiche andere Komponenten, wie z. B. das familiäre Konfliktniveau, jedoch ebenfalls eine Rolle spielen und die psychische Entwicklung der Kinder mit beeinflussen« (Weber u. a. 2004, S. 202). Es ist wichtig, dass die Eltern den Kindern klar sagen, dass sie sich trennen werden (wenn möglich zusammen, idealerweise ohne gegenseitige Schuldzuweisung) bzw. sicher getrennt bleiben werden, denn die klare Entscheidung der Trennung ist für viele Kinder weniger belastend als das Miterleben eines chronischen Konflikts der Eltern (Lehmkuhl

1988, S. 134). Die Eltern sollten nicht verschweigen, wenn nur einer damit einverstanden ist, da die Kinder es sowieso ahnen. »Das Abwälzen der Verantwortung auf den anderen Elternteil oder die Verleugnung der Realität, mit der eigenen Krise und der Scheidung auch dem Kind Leid zugefügt zu haben, verhindert, was das Kind jetzt braucht: Einfühlung in *seine* Krisensituation, Trost und Unterstützung, Aufklärung über die Gründe der Scheidung und über die Planung der zukünftigen Lebenssituation, das Miteinandersprechen über all das, was es beunruhigt und ängstigt« (vgl. Figdor 1991). Scheidung ist die Entscheidung der Erwachsenen, die die Verantwortung dafür übernehmen müssen (Generationsgrenzen). Auch kleinere Kinder brauchen in einer kindgemäßen Sprache Erklärungen, da sie die Spannungen und Auseinandersetzungen längere Zeit mitbekommen (ohne sie zu begreifen) oder gedacht haben, alles ist gut zwischen den Eltern, und dann die Trennung erst recht nicht verstehen. Kinder haben ein Recht darauf, dass beide Eltern die Dinge beim Namen nennen, ohne ins ›eheliche Detail‹ zu gehen *(»Was glauben Sie, würde Ihr Kind antworten, wenn ich es nach den Gründen Ihrer Trennung fragen würde?«)*. Gleichzeitig ist es unerlässlich, den Kindern zu sagen, was bleibt und was sich ändern wird. Eltern müssen angeregt werden, ihre Kinder zu ermuntern, immer wieder zu fragen, ihre Ansichten zu äußern und Gefühle auszudrücken, obwohl es für die Eltern schlecht auszuhalten ist *(»Was hätten Sie damals als Kind von Ihren Eltern gebraucht, als für Sie klar war, dass die Eltern wirklich getrennt bleiben?«)*. Diese Mühe sind sie ihren Kindern schuldig. Auch wenn Kinder immer wieder ihren Wunschfantasien und ihren magischen Vorstellungen einer Zauberkraft folgen *(»die früher beim Christkind auch schon geholfen hat, wenn man ganz fest daran glaubt«)*, ist die Trennungsrealität von den Eltern immer wieder behutsam in die kindliche Seelenwelt hereinzubringen, damit das Kind lernt, seine Hoffnungen aufzugeben, und den Verlust betrauern kann.

Wie regeln wir die Umgangsfragen?

Die Frage, wer die Betreuung der Kinder übernimmt, wird in den meisten Fällen konfliktfrei geregelt. Die Betreuung wird in der Regel von demjenigen Elternteil beibehalten, der sich bislang hauptsächlich um die Kinder gekümmert hat (in der Regel die Mutter). Die getroffene Regelung sollte beständig, aber grundsätzlich auch flexibel sein, da sich die Betreuungsregelung aufgrund einer veränderten Lebenssituation oder auch aufgrund des Wunsches eines Kindes wandeln kann. Dieses wird die Beraterin mit den Kindern und Eltern klar besprechen, wobei sie deutlich macht, dass die Frage, bei welchem Elternteil die Kinder wohnen, die Entscheidung der Eltern ist, die jedoch die Wünsche der Kinder und Jugendlichen angemessen zu berücksichtigen haben. »Kinder fühlen sich in einer schrecklichen Zwickmühle, wenn sie entscheiden sollen, bei welchem Elternteil sie leben wollen. Doch andererseits nehmen es ältere Kinder manchmal sehr übel, wenn man ihnen nicht die Möglichkeit gibt, selbst zu entscheiden, bei wem sie leben wollen« (Marquardt 2007, S. 104). Das Kind hat einen eigenen Anspruch auf Umgang mit beiden Eltern. Der umgangsberechtigte Elternteil ist derjenige, der nicht überwiegend mit dem Kind zusammenlebt. Nur wenn das Wohl des Kindes gefährdet ist, kann der Umgang eingeschränkt oder ausgesetzt werden. Manche Eltern wissen nicht, dass zu den umgangsberechtigten Personen auch die Großeltern, Stiefeltern und andere enge Bezugspersonen des Kindes gehören. Die Umgangsvereinbarung sollte einerseits verbindlich, andererseits offen für Änderungen im Hinblick auf das Alter und die Entwicklung des Kindes sein. Ein guter Umgangsplan berücksichtigt folgende Aspekte:

- Alter und Entwicklungsstand des Kindes
- bisherige Bindungen des Kindes
- die bisherige Art und Weise der Verteilung der Erziehungsaufgaben
- die Möglichkeit, eine enge Beziehung zu beiden Elternteilen aufrechtzuerhalten oder zu entwickeln
- einen zuverlässigen und für das Kind berechenbaren Zeitplan
- die berufliche Situation der Eltern und ihre Arbeitszeiten
- die Erklärung, den Plan für alle Beteiligten bedarfsgerecht ändern zu können (Dimpker u. a. 2005, S. 34).

Es hat sich erwiesen, dass für kleine Kinder die Umgangsregelung am besten ist, wenn sich im Alltag so wenig wie möglich verändert und die Besuchskontakte wöchentlich oder öfter sind, um Bindung zu erhalten und zu fördern. Für Kinder ab dem vierten und fünften Lebensjahr werden weiterhin wöchentliche Kontakte und vierzehntägige Wochenendkontakte mit Übernachtung empfohlen. Auch kürzere Ferienaufenthalte sind möglich, alles immer im Hinblick auf die individuelle Situation. Je älter die Kinder werden, umso mehr entscheiden sie über die Kontaktformen mit. Sie brauchen die Gewissheit, dass beide Eltern auch bei Schwierigkeiten verlässliche Ansprechpartner bleiben. Die Besuchskontakte richten sich für Kinder zwischen ca. zehn und dreizehn Jahren auch nach der Schule, den Freunden und Freizeitaktivitäten. Für Jugendliche werden Gleichaltrige immer wichtiger, da sie sich schrittweise von den Eltern ablösen müssen. Vereinbarungen über den Lebensschwerpunkt sind mit dem Jugendlichen abzusprechen und für einen bestimmten, überschaubaren Zeitraum festzulegen. In manchen Trennungsfamilien zieht ein Elternteil bewusst in die Nähe der ehemaligen gemeinsamen Wohnung, um die Betreuungszeiten der Kinder gleichmäßig aufzuteilen (z. B. eine Woche beim Vater, eine Woche bei der Mutter). Häufig können die Kinder zwischen den zwei Wohnsitzen nach eigenen Wünschen hin- und herpendeln. Diese Regelung ist nur mit einer hohen Konsensfähigkeit der Eltern möglich und für die Kinder nicht immer einfach. »Im Gegenteil, wenn die beiden Eltern so nah beieinander wohnen, dass ein kleines Kind zu Fuß von einem zum anderen gehen kann, wird dadurch die Last des Kindes noch vergrößert. Plötzlich ist es nicht mehr die Aufgabe der Eltern, darüber zu entscheiden, wann das Kind von der einen Welt in die andere reist« (Marquardt 2007, S. 107). Bei diesem Umgangsmodell wiederholt das Kind ständig die Trennungserfahrung. Das kann am Anfang belastend sein und ständig Wiederversöhnungswünsche wachrufen. Auf die Dauer führt auch diese Regelung, verbunden mit dem ständigen Abschiednehmen, zu einer Anpassung an die neue Lebenssituation.

Wie erschaffen wir für unsere Kinder an zwei Orten ein Zuhause?

Kinder und Jugendliche müssen sich nach der Trennung der Eltern daran gewöhnen, zwei Lebensorte als ihr Zuhause anzuerkennen und emotional zu besetzen. Auch der ausgezogene Elternteil muss sich und den Kindern ein neues Zuhause erschaffen. Ein Zuhause ist für das Entstehen und den Erhalt des psychischen und körperlichen Wohlergehens unabdingbar. Fischer (zitiert in Klemenz 2003, S. 312) nennt folgende Aspekte:

- das Zuhause als primäres Territorium dient dem Individuum, als Aktivitätszentrum; es ist Ausgangspunkt und Endziel seines gesamten Tuns
- aufgrund der Aneignung und Personalisierung durch das Indivi-

duum erweckt das Zuhause emotional getönte Erinnerungen und vermittelt personale Kontinuität

- es dient als privates Refugium der Befreiung von Rollenzwängen und der Regulation des ›Reizvolumens‹, mit dem das Individuum konfrontiert ist
- das Zuhause ermöglicht die Abwicklung besonders intensiver und intimer sozialer Interaktionen; es gewährt Kontrolle darüber, mit wem und wie man interagiert
- es bildet die Basis der Extensionen des Selbst über die Wohnungsgrenzen hinaus (›Ortsidentität‹), sodass der wohnungsnahe Außenraum als erweitertes Zuhause erlebt werden kann.

Kinder in Trennungsfamilien haben an zwei Orten ihr Zuhause und versuchen das Gefühl von Zuhause langsam und bestenfalls mithilfe des getrennt lebenden Elternteils aufzubauen. Oftmals bleibt das ursprüngliche Zuhause bei dem betreuenden Elternteil der erlebte Lebensschwerpunkt. »Einige Kinder Geschiedener erklärten, das Haus ihres Vaters sei für sie kein Zuhause gewesen, weil sie dort keine Sachen von sich aufbewahrt hätten.« »Im besten Fall beschrieben sie die Wohnung ihres Vaters wie eine Ferienwohnung« (Marquardt 2007, S. 81).

In der Eltern- oder Familiensitzung wird ausführlich darüber gesprochen, was die Kinder brauchen, um sich bei beiden Eltern wohlzufühlen, und wie Eltern den Kindern den Wechsel von der einen Lebenswelt in die andere erleichtern können. Kinder sind oft kreativ und erfinden Übergangsrituale (3× läuten oder sich immer von allen Kuscheltieren auf eine bestimmte Art verabschieden und sagen, dass sie bald wiederkommen, der Mama ein Bild malen, damit sie nicht so allein ist…) und bestehen auf bestimmte ›Übergangsobjekte‹ wie ein bestimmtes Kuscheltier, ein Kissen usw. Eltern können auch angeregt werden, mit den Kindern einen farbig markierten Kalender anzulegen, wo deutlich wird, wann ›Mamatage‹ und wann ›Papatage‹ sind. Die Kinder können zusätzlich eintragen, was sie hier und dort gemacht haben. So bekommen sie ein Gefühl von Kontinuität.

Wie wichtig sind die Beziehungen unserer Kinder zu den Großeltern und zu den Geschwistern?

Die Solidarität unter Geschwistern bekommt gerade in Krisenzeiten einer Familie eine besondere Bedeutung. Das zeigt sich auch darin, dass es wie ein ungeschriebenes Gesetz erscheint, dass Geschwister bei der Trennung der Eltern möglichst nicht ›auseinandergerissen‹ werden. In Trennungsfamilien hilft es besonders, Geschwister zu haben, um sich gegen den Paarkonflikt der Eltern abzugrenzen oder sich gegenseitig in der Übernahme von mehr Verantwortung im Alltagsgeschehen zu unterstützen. *(»Was macht Sie als Eltern an der geschwisterlichen Beziehung Ihrer Kinder besonders stolz?« »Was gefällt dir an deiner Schwester besonders, seitdem sich eure Eltern getrennt haben?« »Was würdest du gern an ihr ändern?« »Wann ward ihr zum letzten Mal ein gutes Team?«)* Arbeitet die Beraterin punktuell zu bestimmten Themen (z. B. Veränderungswünsche an die Eltern, Besuchsregelungen, Ablehnung eines Elternteils, Streit unter den Geschwistern) mit den Kindern allein, ist es wichtig, den Eltern deutlich zu machen, dass es nicht um Frontbildung gegen die Eltern geht, sondern um die Gefühle der Kinder und deren Beziehung zueinander, und dass sie mit den Kindern absprechen wird, welche Informationen an die Eltern weitergehen sollen und welche nicht. Geraten Geschwister im Trennungsprozess der Eltern zunehmend in Konflikte, geht es oft um Rivalität und Machtkämpfe. In diesem Fall gilt es herauszufinden, ob ein Kind parentifiziert ist und eine unangemessene Elternfunktion übernimmt oder als Partnerersatz eines Elternteils funktionalisiert wird. Häufig ist es für ein Kind oder einen Jugendlichen hilfreich, mit jemandem, der nicht in den Konflikt verwickelt ist, über die eigenen Gefühle oder bestimmte persönliche Themen sprechen zu können. Ansprechpartner können die Beraterin, aber auch Großeltern und Freunde sein. Während die Eltern sich neu orientieren müssen, können Dritte (vertraute Personen) eine ausgleichende Funktion für das Kind übernehmen. Inwieweit vertraute Dritte wie Freunde und Verwandte ein fester Bezugspunkt in der sich verändernden Welt des Kindes bleiben, hängt unter anderem davon ab, ob sie zu beiden Elternteilen einen Kontakt halten können. Die Chance ist, dass Großeltern, ältere Geschwister, Freunde oder Nachbarn keinen Erziehungsauftrag haben und sich nur auf ein positives Zusammensein mit dem Kind beschränken können. Die Eltern stellen grundsätzliche Regeln auf, die die Großeltern respektieren sollten, und dennoch bleibt ihnen Spielraum für Großzügigkeiten.

Welche Wertvorstellungen und Regeln werden für unsere Kinder bleiben, welche werden sich verändern?

In jeder funktionierenden Familie vermitteln Eltern ihren Kindern Wertvorstellungen – auch in getrennten Familien. In Zweielternfamilien erfahren die Kinder und Jugendlichen die elterlichen Wertvorstellungen im Allgemeinen als gemeinsam oder einander ergänzend. Im Gegensatz dazu sehen Jugendliche in getrennten Familien die Wertvorstellungen ihrer Eltern nur selten als beiden gemeinsam oder einander ergänzend an. Kinder, die abwechselnd mit beiden Eltern zusammenleben, müssen mit unterschiedlichen Werten und Wahrheiten zurechtkommen, und es bleibt allein ihnen überlassen, welche sie akzeptieren oder ablehnen. Häufig erleben sie diese Werte als miteinander im Konflikt oder sogar als gegensätzlich, besonders im Laufe der Zeit, wenn die getrennten Eltern unterschiedliche Lebenswege gehen. Damit haben die Kinder einerseits die Chance, unterschiedliche Werte und Lebenseinstellungen kennenzulernen und zu leben, andererseits erfordert es besonders für sie ein hohes Maß an psychischer Anpassungsfähigkeit. »Für ihre Individuation brauchen die Kinder immer wieder die Konfrontation mit den unterschiedlichen Eigenschaften und Grenzen ihrer Eltern. Und sie brauchen die Möglichkeit, gefahrlos zwischen diesen Eltern hin- und herpendeln zu können, um sich selber zu orten. Wenn Eltern sich trennen, hat das Kind die schwierige Aufgabe, in sich, also in und mit der eigenen Person, diese Eltern zusammenzuhalten, die in der Außenwelt verfeindet sind und auseinanderstreben« (Lederle 1997, S. 241). Das Kind verteidigt sein inneres Bild vom abwesenden Elternteil und versucht sein inneres Objektbild von Vater und Mutter zu stabilisieren und gegen Abwertungen von außen zu schützen. Kann die Beraterin den Eltern verdeutlichen, wie wichtig es für das Kind ist, dass beide Eltern und dessen Wertvorstellungen für das Kind gleichwertig sind, werden die Eltern den anderen weniger oft abwerten. Wertvorstellungen werden im Verhalten sichtbar, und Verhalten wird in Familiensystemen über Regeln ›gesteuert‹. »Um es ihren Eltern recht zu machen und um nicht in Schwierigkeiten zu kommen, wollen Kinder wissen, welches Verhalten ›richtig‹ ist. Eltern können ihre Vorstellungen über richtig und falsch vermitteln, indem sie Regeln für das Zusammenleben formulieren. Doch selbst was die Regelung des Alltagslebens angeht, können wir Kinder Geschiedener wesentlich seltener als andere Kinder von uns behaupten, dass unsere Eltern uns verlässliche und in sich stimmige Regeln vermittelt haben« (Marquardt 2007, S. 97). Damit Kinder in Trennungsfamilien sich an die unterschiedlichen Lebensgewohnheiten und Vorstellungen der Eltern anpassen können, ist es wichtig, über die ausgesprochenen und unausgesprochenen alten und neuen Regeln zu sprechen. Jedes System braucht Regeln und ein gewisses Maß an Ordnung und Berechenbarkeit, um zu funktionieren. Der Hauptzweck einer getrennten Familie bleibt derselbe wie der einer nicht getrennten Familie: jedem Mitglied Sicherheit, Geborgenheit, Entwicklungsmöglichkeiten und persönliche Entfaltung zu bieten. Unabhängig davon, wie die vorherige Familie organisiert war, gibt es nach der Trennung eine Phase der Desorganisation und neuen Strukturbildung. Alte Regeln bleiben erhalten, neue müssen für das veränderte Beziehungssystem geschaffen werden (Besuchsregelungen, Übergabe, Kontakt der Eltern und Kinder ...). Für die Kinder ist es hilfreich, viel Kontinuität im Alltag zu bewahren und familiale Beziehungen, die in ihrem Leben vor der Trennung wichtig waren, zu erhalten. In der Beratung wird mit den Eltern und Kindern über ausgesprochene und unausgesprochene bleibende und veränderte Regeln gesprochen: *Hatte die Familie zu viele oder zu wenig Regeln? Welche Regeln sind den Eltern wirklich wichtig? Welche Regeln sind noch angemessen, welche nicht?* Auch die Frage nach den Konsequenzen, wenn ein Kind die Regeln wiederholt nicht einhält, ist zu klären. *Was geschieht bei einem Regelverstoß? Gibt es überhaupt noch gemeinsame familiale Regeln?* Das Ziel ist, vorläufige Regelsysteme zu entwickeln, die den Bedürfnissen aller Familienmitglieder entsprechen, vor allem aber denen der Kinder. Für die Kinder ist es oft sehr verwirrend, nicht zu wissen, welche bisherigen und welche neuen Regeln beim Vater und bei der Mutter noch gelten *(»Wann muss ich beim Vater abends zu Hause sein, wann bei der Mutter? Welche Aufgaben habe ich beim Vater, welche bei der Mutter? Wer beaufsichtigt wann die Hausaufgaben der Kinder? Wer gibt den Kindern wie viel Taschengeld?«).* Ahrons empfiehlt: »Bei der Abklärung von Grenzen kann man sich an folgende Faustregel halten: Je offener, vertrauensvoller und kooperativer Sie und Ihr Expartner sind, desto eher können Sie auf förmliche, detaillierte, schriftliche Vereinbarungen verzichten; je weniger kooperativ Sie und Ihr Expartner sind, desto eher sollten Sie das kleinste Detail Ihrer künftigen Interaktionen festlegen« (Ahrons 1997, S. 252). In diesem Fall sind Elternverträge eine gute Lösung, da nicht immer wieder Details ausgehandelt werden müssen und die Gefahr entsteht, dass die Kinder zwischen die Fronten geraten. Alle Beteiligten der getrennten Familie profitieren davon, wenn mithilfe von der Beraterin Regeln aufgestellt werden, über die dann nicht mehr verhandelt werden darf. »Starre Regeln haben zwar einen großen Nachteil – sie reagieren nicht auf Veränderungen –, aber ein strenger Partnerschaftsvertrag, der von den Eltern aufgestellt und eingehalten wird, kommt solchen Familien zugute und verhindert, dass die Eltern ihre Wut über die Kinder transportieren« (Ahrons 1997, S. 256). Viele Erfahrungen mit Elternverträgen gehen dahin, dass es auch weniger konflikthaften Trennungsfamilien entgegenkommt, Vereinbarungen im Umgang mit den Kindern schriftlich zu fixieren und in ausgemachten zeitlichen Abständen zu überprüfen und gegebenenfalls zu verändern.

Wie gehen wir mit der Trauer und den Schuldgefühlen unserer Kinder um?

Der Schmerz und die Trauer des Kindes über die Trennung der Eltern gehören natürlicherweise zum Abschiedsprozess dazu und können meistens ohne fremde Hilfe gemeistert werden. Dennoch sind viele Eltern hilflos und brauchen Information und Anleitung vom Berater, die Trauer des Kindes wahrzunehmen, auszuhalten und angemessen darauf zu reagieren. Wichtig ist, dass die Eltern anerkennen, dass sie ihrem Kind mit dem Entschluss zur Trennung viel zugemutet haben, so gern sie das auch vermieden hätten. Je weniger sie die Betroffenheit des Kindes verleugnen, desto eher werden sie mit der Trauerreaktion ihres Kindes umgehen können. Für die Eltern ist es schwer, mit all den eigenen verletzten Gefühlen auch noch die Trauer und den Zorn der Kinder auszuhalten und sich dafür verantwortlich zu fühlen. Ist ein Kind in einer Familiensitzung wütend oder traurig und verhalten sich die Eltern passiv oder unberührt, kann die Beraterin mit der Technik des Doppelns (Psychodrama) arbeiten. Dazu stellt sie sich seitlich der Eltern, fragt nach, ob sie unterstützen darf, und bietet stellvertretend Sätze an wie: *»Es tut uns leid, dass wir dir den Schmerz mit unserer Trennung zumuten müssen.« »Stimmt das so für Sie oder erleben Sie es anders?«* Eine weitere Möglichkeit, den Trauerprozess in der Familie zu unterstützen, ist zum Beispiel, nach den eigenen Trennungserfahrungen der Eltern zu fragen: *»Wie war das damals für Sie, als Ihre Eltern sich getrennt haben?« »Mögen Sie Ihren Kindern davon erzählen?« »Was hat Ihnen damals als kleiner Junge geholfen?«* Ein Vater antwortete auf die Frage, was damals als Kind für ihn das Schwierigste bei der elterlichen Trennung gewesen ist: *»Mir hat immer einer von beiden gefehlt.«* Eltern brauchen die Ermutigung, auch vor den Kindern ihre eigene Trauer zu zeigen und den Trennungsschmerz eine Zeit lang zu durchleben, ohne die Kinder zur eigenen Tröstung zu instrumentalisieren.

Zum Umgang mit kindlichen Schuldgefühlen wird den Eltern von Fachleuten geraten, ihrem Kind zu vermitteln: Du bist nicht schuld an unserer Trennung. Diese Versicherung der Eltern ist wichtig und entlastend, sie kann dem Kind jedoch nicht wirklich die Schuldgefühle nehmen, da die Selbstanklage des Kindes im Unbewussten stattfindet. Vielleicht können die Kinder jedoch einen Teil ihrer Schuldgefühle wieder aufgeben, wenn sie in den Familiensitzungen und in ihrem Alltag erleben, dass die Eltern die Verantwortung für die Trennung und für die Überwindung der Familienkrise übernehmen.

9.4.2 Familiensitzungen

Kinder und Jugendliche sind von der Trennung der Eltern in jeder Phase betroffen. In der Trennungs- und Scheidungsphase passieren die meisten inneren und äußeren Veränderungen. Dazu brauchen die Kinder Unterstützung von den getrennt lebenden Eltern, Verwandten und Freunden, oft auch von professionellen Helfern wie Beratern und Therapeuten. Werden Kinder und Jugendliche nach ihren Erfahrungen in der Scheidungssituation gefragt, erleben sich viele als Objekte des Geschehens, d. h., ihre Wünsche und Bedürfnisse werden wenig wahrgenommen. Wallerstein u. a. (2002) haben nachgewiesen, dass Jugendliche darunter leiden, wenn Eltern Entscheidungen treffen, bei denen sie übergangen wurden.

In Familiensitzungen kann die Beraterin ›Anwältin für das Kind‹ sein, ohne die Eltern zu deplatzieren. Es geht darum, mit dem Kind und nicht über das Kind zu sprechen. Kinder brauchen Raum zum Erzählen, sie brauchen Erwachsene, die einfühlsam sind und zuhören können. Das ist für Trennungseltern schwer und kann durch das Modell der Beraterin wieder erlebbar werden. Auch wenn ältere Kinder und Jugendliche eher widerständig zur ersten Sitzung kommen, sind sie meistens erleichtert und zur weiteren Mitarbeit bereit. Die Eltern können die Scheu und Unsicherheit ablegen, mit den Kindern über die Trennung zu sprechen. Dazu verhelfen die neutrale und sichere Umgebung des Beratungsraumes und die vorherige Vereinbarung, nicht über ihre Beziehung als getrennt lebendes Paar zu reden, sondern sich auf die Rolle als Eltern zu konzentrieren. Die Chance liegt in einer Erweiterung der Sichtweise aller Familienmitglieder. »Das, was vom Kind und anderen Familienmitgliedern gesagt oder dargestellt wird, spiegelt nicht die einzige Auffassung der Situation wider. Ganz egal, wie stereotyp diese Beschreibungen schon geworden sind, der Therapeut sollte darauf hinarbeiten, andere Wörter, Handlungen und weiter gefasste Berichte ins Spiel zu bringen, um dem Kind oder den Erwachsenen ein größeres Repertoire verfügbar zu machen, mit dem sie ihren Schwierigkeiten begegnen können« (Wilson 2003, S. 21). Die Familie erfährt, da ist eine Institution, eine Person, die sich konstruktiv mit unseren Problemen auseinandersetzen will und außerdem für eine geordnete Struktur sorgt. Wenn Kinder und Jugendliche in den Sitzungen anwesend sind, erfahren sie Unterstützung in ihrer Anpassung an die neue Lebenssituation. Sie wünschen sich einerseits Veränderungen, haben aber gleichzeitig Angst davor. »Der Wunsch nach Veränderung mobilisiert Kräfte, Kompetenzen und Energien. Hingegen führt die Angst vor Veränderungen zu Regressionen, etwa zum Leugnen der schon eingetretenen Veränderungen oder zu vorübergehender Handlungsunfähigkeit« (Sieder 2008, S. 287). Weitgehende Einigkeit besteht darüber, dass die Meinung des Kindes nicht entscheidend für die Gestaltung der elterlichen Sorge und des Umgangs sein darf. Es geht in der Mitbeteiligung der Kinder an den Gesprächen darum, ihre Nöte, Ängste und Zukunftswünsche zu berücksichtigen und ernst zu nehmen. Oft hören die Eltern diese zum ersten Mal so deutlich von ihren Kindern. Gelingt es der Beraterin, die Eltern für die Gefühle, Nöte und Wünsche ihrer Kinder zu sensibilisieren, steigt die Motivation der Eltern, belastende Umstände zu verändern und konstruktive Lösungen im Sinne ihrer Kinder zu entwickeln.

Das bedeutet für die Kinder:

- sie erleben, dass beide Elternteile gleich wichtige Bezugspersonen bleiben
- sie erfahren, dass sie ein Recht auf Unterstützung haben, und fühlen sich als eigenes Subjekt wahrgenommen
- sie erleben, dass es hilfreich ist, über das eigene Befinden zu sprechen und sich Unterstützung von Dritten zu holen
- sie lernen, ihre eigenen Wünsche wahrzunehmen, auszudrücken

und zu vertreten. Das bedeutet, eine eigene separate Beziehung zu jedem Elternteil aufzubauen und z. B. die Fragen des einen über den anderen nicht mehr zu dulden

- sie üben, zwei verschiedene Lebensstile zu vereinbaren
- sie lernen, nicht mehr für die Eltern Partei zu ergreifen, sondern sich eine eigene Meinung über beide Eltern und über die Gründe und Folgen der Trennung zu bilden
- sie erfahren, dass sie die Erwachsenen nicht mehr entlasten müssen, dass sie Kind sein und sich dem eigenen Leben (Schule, Freunde, Hobbys) wieder zuwenden können
- sie haben die Chance, einen Teil ihrer Schuldgefühle aufzugeben, wenn sie erleben, dass die Eltern die Verantwortung für die Trennung und die Überwindung der Familienkrise selbst übernehmen
- sie bekommen wieder Zugang zu ihren eigenen Ressourcen
- sie lernen, die Endgültigkeit der elterlichen Trennungsentscheidung zu akzeptieren und die Hoffnung auf Versöhnung aufzugeben
- sie lernen, den Verlust des Zusammenlebens zu betrauern, Zorn und Wut auf beide Eltern ausdrücken, aber auch kontrollieren zu können
- sie erfahren, dass sie nicht ohnmächtig und ausgeliefert sind, sondern an der gegenwärtigen und zukünftigen familiären Lebenssituation mitgestalten können.

In den Familiensitzungen geht es schwerpunktmäßig darum, die Bedürfnisse und Interessen der Eltern und Kinder aufeinander abzustimmen. Um das Kind vor Loyalitätskonflikten zu bewahren, sollte in den Familiensitzungen nicht über Fragen gesprochen werden, die zwischen den Eltern noch strittig sind. Zusätzlich sind Sitzungen mit einzelnen Subsystemen wie Vater/Sohn oder Mutter/Tochter oder Vater/alle Kinder oder Geschwister aufschlussreich und unterstützend. Auch Großeltern können bei einer hohen Erziehungsbeteiligung miteinbezogen werden. Mit der Anwesenheit der ganzen Familie wird den Eltern deutlicher, dass das reale Kind und nicht das fantasierte Kind Mittelpunkt des Geschehens ist. Die beobachteten Verhaltenssequenzen sind ein Spiegelbild des sonstigen gemeinsamen Interaktionsmusters. Sitzungen mit den Kindern tragen häufig dazu bei, die Elternkompetenz zu fördern und die Elternkonflikte zu reduzieren. Dazu ist es nützlich, die Eltern in gemeinsamen Sitzungen als »Sie als Vater« und »Sie als Mutter« oder »Sie beide als Elternteam« anzusprechen. Die besondere und geschützte Atmosphäre in der Beratungssituation ermöglicht allen einprägsame Erfahrungen. Die positive Einstellung der Beraterin, dass die bestehenden Konflikte zum Wohl der Kinder regelbar sind, überträgt sich auf die Eltern. Die gemeinsamen Gespräche wirken sich in der Regel wachstumsfördernd auf die ganze Familie aus und unterstützen die familiäre Verbundenheit über die Trennung hinaus.

Zusätzlich lernen die Eltern:

- die getrennten Lebens- und Wohnwelten mit den Kindern zu gestalten
- die Bedürfnisse der Kinder wahrzunehmen und auf mögliche Symptomentwicklung angemessen zu reagieren
- die kindliche Beziehung zum anderen Elternteil zu unterstützen und zu fördern
- mit dem getrennten Partner respektvoll umzugehen
- bestehende Bindungen des Kindes zu den Geschwistern, Verwandten, Großeltern und Freunden zu fördern
- bisherige Werte und Verhaltensstile in der Erziehung zu überprüfen und an die veränderte Situation anzupassen
- Kinder vor dauerhaften Partnerersatzfunktionen und Loyalitätskonflikten zu bewahren, d.h. von den Kindern keine Parteinahme zu erwarten und sie nicht als Informationsquelle oder Botschafter zu instrumentalisieren
- mit den Kindern die notwendigen Veränderungen und Nichtveränderungen klar anzusprechen
- zu üben, den anderen nicht als Vater und Mutter schlechtzumachen, sich nicht in den Erziehungsstil des anderen einzumischen, sondern Toleranz zu zeigen und den anderen in seiner Autorität zu achten.

Grundsätzlich erfordern Familiensitzungen mit Trennungsfamilien mehr Strukturierung als üblich, denn es bedarf der gezielten Aufmerksamkeit der Beraterin, auf der Elternebene zu bleiben und die Kinder im Zentrum des Geschehens zu halten. Die Motivationen, Gefühle, Wünsche, Ängste, Fähigkeiten, Befindlichkeiten und Rechte der Kinder sind genauso zu beachten und zu thematisieren wie die der Erwachsenen. »Gerade in familientherapeutischen Settings sollte die Entscheidungsfähigkeit der Kinder und Jugendlichen gefördert und ihre Position und Sichtweise gegenüber den erwachsenen Teilnehmern und

Teilnehmerinnen gestützt werden. Hierzu gehört auch das unbedingte Akzeptieren des Wunsches der Kinder und Jugendlichen, eine begonnene Intervention verlassen zu dürfen. Ebenso sind andere Anzeichen von Ablehnung der Kinder und Jugendlichen zu respektieren, die darauf hindeuten, eine laufende Beratung, Therapie oder Mediation verlassen zu wollen« (Balloff 1996, S. 42). Es gilt, die Kinder und Jugendlichen als unabhängige Gesprächspartner wahrzunehmen. Die Autonomie des Einzelnen und der Familie muss im Beratungsprozess immer erhalten bleiben. Der Berater kann seine Kompetenz, seine Erfahrung und sein Einfühlungsvermögen zur Verfügung stellen; aber nur die Betroffenen können entscheiden, was für sie hilfreich ist und was sie davon für ihre Zukunft brauchen können.

Die ersten Familiensitzungen

Wie zu Beginn jeder Familientherapie/-beratung sind die Gegenübertragungsgefühle der Beraterin von Bedeutung für das szenische Verstehen. *Welche Stimmung und Atmosphäre entfaltet sich in ihr, wenn die Familie den Raum betritt? In welche Rolle fühlt sie sich gedrängt?* Sind Vorschulkinder dabei, wird wenig und einfaches Spielzeug bereitgestellt. Auch im Kontakt mit älteren Kindern und Jugendlichen ist es förderlich und entspannter, neben dem Gespräch andere Aktivitäten mit einzubeziehen (Skizzen anfertigen, Symbolkiste, Figuren stellen, Skulpturarbeit, Familie in Tieren, …).

In der ersten Gesprächsphase (Kontaktphase) ist es wichtig, mit allen in Beziehung zu kommen und sich der Familie anzuschließen (›joining‹). Informationen über den zeitlichen und inhaltlichen Rahmen geben der Familie Sicherheit und Orientierung. Die Beraterin fragt z. B. die Kinder, was sie darüber wissen, warum sie heute hier sind, was sie denken, was wir hier heute tun werden, was sie hier auf keinen Fall tun möchten usw. Die Kinder werden ermuntert nachzufragen, wenn sie etwas nicht verstehen, oder auch abzulehnen, wenn sie etwas nicht beantworten wollen. Anschließend können sie angeregt werden, über ihr Leben außerhalb der Familie, über Freunde, Schule, Interessen, Lieblingsverwandte … zu erzählen. Wertschätzende Fragen nach besonderen Fähigkeiten unterstützen die vertrauensvolle Öffnung des Kindes (*»Welches ist dein Lieblingsfach in der Schule?« »Was glaubst du, ist das Lieblingsfach deines Bruders?« »Was glaubst du, gefällt den anderen aus deiner Familie an dir besonders gut?« »Was machst du besonders gern* *mit Mama/Papa?« »Was musst du unbedingt dabei haben, wenn du das Wochenende bei Papa/Mama verbringst?« »Wie gestaltest du deinen Kontakt zum Vater/zur Mutter?«).* Im weiteren Verlauf erarbeitet sich die Beraterin wichtige Informationen über Probleme in der getrennten Familie und den vorhandenen Ressourcen des Einzelnen und des Systems (Problemerkundungsphase). Kinder und Jugendliche sprechen besonders am Anfang nicht gern über ihre Gefühle. Manche Kinder stehen unter dem Loyalitätsdruck eines Elternteils und können oder dürfen ihre wahren Gefühle nicht zeigen. Deshalb ist es therapeutisch nützlich, anfangs wenig die emotionale Befindlichkeit anzusprechen, um die kindlichen Gefühle nicht vorzeitig und ohne ausreichendes Verstehen des Kindes ›herauszulocken‹. Stattdessen kann die Beraterin Verständnis für Beziehungen in getrennt lebenden Familien zeigen, indem sie z. B. von anderen getrennt lebenden Familien erzählt oder die Kinder nach bekannten Trennungsfamilien befragt. So kann sie mit ähnlich klingenden Geschichten oder auch mit vermuteten Gefühlen *(»Ich könnte mir vorstellen, dass …«)* versuchen, empathischen Zugang zu den Kindern zu bekommen. Jugendliche sind eher mit sachlichen Beschreibungen zu erreichen.

Des Weiteren kann die Beraterin die Kinder und Jugendlichen in einer altersgemäßen Sprache darüber informieren, welche Veränderungen, Chancen und Belastungen grundsätzlich auf Kinder in getrennten Familien zukommen, um danach konkreter auf bereits vollzogene Veränderungen in der anwesenden Familie zu sprechen zu kommen (Familie, Freundschaften, Verwandte, Schule …). Dazu kann mit dem Familienbrett oder Steinen zunächst symbolisiert werden, wer alles zur Familie gehört. Kleineren Kindern können vorskizzierte Familienfiguren zum Ausmalen (auf den Gesichtsausdruck achten) und Zuordnen angeboten werden (Krause & Klopp 2008). Anschließend wird zusammengetragen, was sich für die Kinder seit der Trennung der Eltern verändert und nicht verändert hat (sichtbar schriftlich auflisten und mit dem Familienbrett begleitend symbolisieren). Dabei ist es therapeutisch wichtig, behutsam die Gefühle mit ins Gespräch zu bringen *(»Ich kann mir vorstellen, dass das manchmal ganz schön schwierig für dich ist?« »Was glaubst du, für wen ist es noch schwierig, für wen ist es weniger schwierig?« »Wenn es sonst mal schwierig ist, was hilft dir dann am meisten?«).*

Ist es dem therapeutischen Prozess angemessen, kann gefragt werden, seit wann die Kinder wissen, dass es den Eltern schlecht miteinander geht und was sie sich damals gedacht haben. Weitere Fragen, z. B. wie es ihnen jetzt mit der Gewissheit der Trennung der Eltern geht, wie sie den Auszug des einen Elternteils erlebt haben und was ihnen hilft, mit der Situation umzugehen, können die Gefühle des Kindes und der Eltern öffnen. Indem die Ressourcen des Kindes mit den erlebten Schwierigkeiten verknüpft werden, erhöht sich im Kind die Zuversicht, selbst etwas ändern zu können. Dieses Gefühl verstärkt die Bereitschaft und Motivation, an weiteren Sitzungen teilzunehmen und über Veränderungen und Wünsche zu sprechen. Zum Schluss der Sitzung ist es wichtig, der ganzen Familie die Anerkennung dafür auszusprechen, dass alle an dem Gespräch teilgenommen haben und wie jeder auf seine Weise bemüht ist, dass es auch in der getrennten Familie gut weitergehen kann. Die Beraterin ermutigt die Kinder, zu Hause und mit Vertrauten darüber zu sprechen, wie ihnen zumute ist, was sie befürchten, was sie sich wünschen. Die Eltern werden angeregt, immer wieder Gespräche mit den Kindern zu initiieren. Der tiefere Sinn liegt auch darin, die emotionale Isolierung der Kinder von den Eltern, die häufig in der Vorscheidungsphase entstanden ist, aufzuheben.

Weitere Sitzungen

In der folgenden Familiensitzung kann mit der ›guten Fee‹ *(»Stellt euch vor, es gäbe eine gute Fee. Sie kommt über Nacht und kann Wünsche erfüllen – nur eines kann sie nicht, die Eltern wieder zusammenbringen. Wenn ihr am Morgen aufwacht, welche anderen Wünsche für die Zukunft hat sie euch erfüllt?«*) gearbeitet werden. Die Kinder sammeln getrennt von den Eltern ihre Wünsche ein. Die Beraterin hilft ihnen nach Bedarf, die Wünsche für die nächste Zeit an die Eltern zu ergänzen, zu konkretisieren und in eine Wunschskala zu fassen. Die Eltern tragen ihre Wünsche/Angebote an die Kinder in einem Nebenraum zusammen und formulieren diese so konkret und altersgemäß wie möglich. Diese Wünsche werden von jedem schriftlich festgehalten. Mit den Kindern wird sorgfältig ohne Beisein der Eltern geklärt, welche Wünsche sie selber an die Eltern herantragen wollen und welche nicht oder nur über die Beraterin. Dieses Verfahren ist auch mit Jugendlichen in veränderter Form durchführbar und öffnend für weitere Sitzungen. Besonders für ältere Kinder und Jugendliche ist es eine wichtige Erfahrung, die neue Lebenswirklichkeit konstruktiv mitgestalten zu können. Vertrautes und Gewohntes muss aufgegeben, Neues und Ungewisses zugelassen und geübt werden. Nach den ersten Sitzungen sollte die Beraterin den Eltern eine erste Einschätzung über die Ressourcen und Belastungen der Kinder mitteilen, um gegebenenfalls zusätzlich zur Teilnahme an einer Trennungsgruppe für Kinder, an einer Erziehungsberatung oder einer Kindertherapie zu raten.

In den nächsten Sitzungen geht es darum, möglichst an den Umsetzungen der Wünsche zu arbeiten und weitere aktuelle Themen zu erarbeiten. Finden zusätzliche Geschwistersitzungen statt, wird die Geschwistersolidarität gestärkt, und die Beraterin kann mehr über die Hintergrundgefühle, Ängste und Wünsche der Kinder erfahren (z. B. mithilfe der ›Gesprächshilfe für Kinder‹, siehe F/9, S. 217).

Fallvignette:

Frau O, 45 Jahre alt, Angestellte im höheren Dienst, hat ihre Ehe wegen eines anderen Mannes verlassen und ist seit drei Jahren geschieden. Die gemeinsamen Kinder Anne (14 Jahre alt) und Julius (12 Jahre alt) leben bei der Mutter. Der Vater wohnt 300 km entfernt und hat immer weniger Kontakt zu den Kindern. Frau O klagt über Erschöpfungssyndrome wie Schlafstörungen, Reizbarkeit, Arbeitsunlust und Antriebsschwäche. Sie leide unter Schuldgefühlen den Kindern gegenüber, »mir ist alles zu viel; ich habe keine Nerven mehr für meine Kinder«. Die Tochter sei mal aufsässig und dann wieder anhänglich, der Sohn sei manchmal erschreckend brav und ziehe sich zu viel an seinen Computer zurück. Die Beziehung zu dem anderen Mann sei nach einem Jahr vorbei gewesen, und sie müsse jetzt alles allein bewältigen. In einer Familiensitzung mit der Mutter und den Kindern und einer Geschwistersitzung wird deutlich, dass die Kinder (besonders der Sohn) mit dem Ende der Beziehung der Mutter insgeheim hoffen, dass die Eltern wieder zusammenkommen, und andererseits enttäuscht über ihren Vater sind, da er sich immer weniger um einen Kontakt bemüht. Aufgrund meiner Hypothese, dass die Familie noch nicht wirklich den Übergang in eine getrennte, neue Lebensform geschafft hat und die Gefahr besteht, dass der Vater und auch die Mutter (durch die Überforderung) den Kindern ›verloren‹ gehen, initiiere ich Eltern- und Familiensitzungen mit den Zielen, die Trennung als etwas Reales und Endgültiges in den Lebensfluss dieser Familie zu integrieren, die väterliche Präsenz für die Kinder zu stärken und damit auch die Mutter zu entlasten. Ich entscheide mit den Eltern, mit dem ›Familienalbum‹ zu arbeiten (siehe F/10, S. 222).

9.5 Interventionen

Beratungsintervention: Trennung (F/1)
Hilfreiche Fragen für den Berater/Therapeuten

Setting: Einzel-, Paar- und Elternberatung

Ziele:

- sich kognitiv und emotional mit der Trennung auseinandersetzen
- weiterführende Zusammenhänge verstehen und einordnen

Fragen:

- Wer von Ihnen beiden ist der Skeptischere diesen Gesprächen gegenüber? In welche Richtung geht die Skepsis?
- Was stellen Sie sich vor, was wir hier zusammen machen könnten, was für Sie als Eltern und für die Kinder hilfreich sein könnte?
- Wer von den genannten Personen macht sich am meisten Gedanken?
- Nehmen wir an, wir arbeiten erfolgreich, was hat dann jeder am Ende der Beratung bestenfalls für sich erreicht?
- Auf was kann ich mich bei Ihnen verlassen? Zu welchem Einsatz sind Sie bereit?
- Wer, außer Ihnen, hätte sich noch eine andere Lösung als Trennung gewünscht?
- Wie kann ich Ihnen helfen, dass Sie sich in Ruhe lassen?
- Was glauben Sie, ist für Ihre von Ihnen getrennt lebende Frau/Mann das Schwierigste an der Trennung?
- Bis wann werden Sie sich selber noch dafür böse sein, dass Sie die Partnerschaft beendet haben?
- Angenommen, Ihre Tochter feiert in zwei Jahren Konfirmation/Kommunion/heiratet in fünf Jahren. Was müsste bei jedem von Ihnen beiden passiert sein, dass Sie als Eltern friedlich an diesem Familienfest teilnehmen können?
- Wie glauben Sie, schätzt Ihr von Ihnen getrennt lebender Mann die Auswirkungen der Trennung auf die Kinder ein? Wie Sie selber?
- Was denken Sie, geht in Ihrer Tochter vor, wenn ihr Bruder öfter zum Vater geht?
- Wenn ich Ihren erwachsenen Sohn nach den Auswirkungen Ihrer Scheidung auf ihn fragen würde, was würde er sagen?

- Welche anderen denkbaren Gründe – außer Ihrer Scheidung – könnte es für die Schulschwierigkeiten Ihres Sohnes geben?
- Wenn Sie Ihr Reststreitniveau auf einer Skala zwischen Null und Zehn angeben würden, wo befand sich jeder in der vergangenen Woche? Hätten die Kinder eine ähnliche oder andere Einschätzung? Ist das einer der Gründe, der Sie hindert, gute Eltern zu sein? (Brentup 2004)

Beratungsintervention: Trennung (F/2)
Familienlandkarte

Setting: Familien- oder Geschwistersitzung
Ziel: die Veränderungen sichtbar machen und positiv konnotieren

Anleitung: Die Beraterin arbeitet mit zwei voneinander getrennten Familienbrettern und lässt die Familie oder die Geschwister zunächst mit Figuren und zusätzlichen Klötzen oder kleinen Steinen symbolisieren, wo jeder wohnt, wer einen neuen Partner/Freund hat, welche Netzwerke entstanden sind. Dabei sind auch die Großeltern und wichtige Verwandte mit einzubeziehen. Zunächst geht es nur um eine Positionierung der wichtigen Personen.

Entsprechend des Beratungsziels und der Fragestellung der Familie kann die Beraterin folgende Anregungen geben:

- Gibt es jemanden, der noch fehlt?
- Wer ist ausgeschlossen?
- Welche Beziehungen sind für wen besonders wichtig? (Jeder bekommt Wollfäden von einer Farbe und kann seine wichtigen Beziehungen symbolisieren.)
- Welche Beziehungen sind besonders konflikthaft?
- Was ist das verbliebene Gemeinsame? (Durch symbolische Gegenstände wie Steine, Bildkarten oder Auswahl aus dem Symbolkoffer in die Mitte zwischen den beiden Familienbrettern legen lassen.)

Variation:
Als Alternative kann die Familie auch in zwei großen Kreisen die unterschiedlichen Lebenswelten zeichnerisch darstellen.

Besteht bei den Eltern der Wunsch oder die Bereitschaft, eine schriftliche Elternvereinbarung zu erarbeiten, ähnelt der Prozess einer Mediation. Wird die Beziehungsebene nach Bedarf ausdrücklich, aber begrenzt mit einbezogen, kann den Sachproblemen der Druck genommen und tragfähigere Vereinbarungen erzielt werden (entspricht dem Ansatz der therapeutischen Mediation).

Beratungsintervention: Trennung (F/3)
Elternvereinbarung

Setting: Elternsitzungen

Ziele:

- Konfliktverminderung durch verlässliche Absprache
- Elternkooperation stärken

Anleitung:

Nachdem sich die Eltern zu einer schriftlichen Elternvereinbarung entschlossen haben, erkläre ich ihnen, dass das Finden einer gemeinsamen Vereinbarung wahrscheinlich drei bis fünf Sitzungen in Anspruch nehmen wird. Um eine klare Ausgangsposition zu bekommen, stelle ich Fragen wie: »Welche Erwartungen haben Sie an mich?« »Welche Themen sollten auf gar keinen Fall aufkommen?« »Was glauben Sie, braucht Ihr/e Ex-Partner/in, um zu vertrauen, dass Sie an guten Lösungen interessiert sind, die Ihnen beiden und vor allem Ihrem Kind gerecht werden?«

Ich mache auch deutlich, welche Voraussetzungen ich für ein Gelingen der Arbeit als notwendig erachte: »Um zu guten Lösungen zu kommen, ist Ihr Bemühen, auf der Sachebene zu bleiben bzw. immer wieder dahin zurückzukehren, unersetzlich. Sollte bei dem einen oder dem anderen die emotionale Betroffenheit zu groß werden, schlage ich eine kurze Auszeit und ein besonderes Verfahren vor (›sachliche/emotionale Stühle‹). Sie sind verhandlungsfähig, wenn jeder von Ihnen nicht nur seine eigenen Bedürfnisse und Interessen vertreten will, sondern in erster Linie die Interessen der Kinder und auch die des anderen Partners wahrnehmen kann. Der Elternvertrag ist in der Regel das Ergebnis eines schwierigen, aber konstruktiven Prozesses zum Wohl der Kinder. Das verlangt von Ihnen als Eltern, immer wieder den Blick von sich selber weg und hin zum Kind zu wenden.«

Ich erkläre die Vorgehensweise, die einer Mediation ähnelt:

1. Auflistung der gefundenen unterschiedlichen Regelungspunkte der Eltern
2. Erarbeitung der Prioritäten (jeder Elternteil fertigt eine eigene Rangfolge an)
3. Erarbeitung einer gemeinsamen Prioritätenliste (verweise manchmal auf Lösungen anderer Eltern oder ergänze wichtige fehlende Regelungspunkte)
4. Entwicklung von Optionen (dazu ist es wichtig, dahinterliegende Bedürfnisse und Interessen des Einzelnen herauszuarbeiten. In Pattsituationen muss weiter hinterfragt und die Barrieren zur Einigung gefunden werden. »Welche Befürchtungen beschäftigen Sie im Moment?« »Was könnte Ihr Gegenüber tun, um Ihren Standpunkt zu lockern?« »Was müsste der andere Elternteil tun oder Ihnen anbieten, dass Sie mit seinem Vorschlag einverstanden sein könnten?« »Was könnten Sie dem anderen Elternteil anbieten, dass er mit Ihrem Vorschlag einverstanden sein könnte?« »Welche Ideen hat jeder, um an diesem Punkt die Differenzen zu verkleinern?« »Wenn ich Ihr Kind fragen würde, welche Ideen hätte es zu diesem Punkt?«)
5. Besprechung der gefundenen Optionen mit den Kindern (ihre Meinungen und Anregungen werden aufgenommen unter der klaren Prämisse: entscheiden tun die Eltern).
6. Vereinbarungen werden in Form eines Elternvertrages schriftlich niedergelegt und im Beisein der Kinder unterzeichnet.

Eine Elternvereinbarung ist immer spezifisch auf die Familie auszurichten. Kinder ab dem siebten Lebensjahr sollten bei der Entwicklung von Umgangskonzepten angemessen mit einbezogen werden. Die Vereinbarung beginnt mit einer mit den Eltern vereinbarten Präambel zur gemeinsamen elterlichen Verantwortung zum Wohl der Kinder und regelt Folgendes für eine bestimmte Zeit:

- Festlegung regelmäßiger Elterngespräche (wöchentlich, monatlich, freibleibend – telefonisch, mündlich, schriftlich) und der Vereinbarung, sich bei Bedarf zeitnah über wichtige Ereignisse zu informieren
- Hauptwohnsitz des Kindes (zurzeit oder bis,...)

- Regelmäßige Kontakte des Kindes zu dem Elternteil, bei dem es zurzeit nicht wohnt (z. B. 14-tägig von – bis, ein Tag zusätzlich in der Woche), Hin- und Rücktransport, Ausnahmeregelungen wegen Verhinderung oder Krankheit, Regelung für die Ferien und bedeutsame Feiertage und Familienfeste). Hilfreich ist hierzu ein großer Kalender.
- Gemeinsame Abhol- und Bringdienste
- Kontakte zu Verwandten und Freunde des Kindes
- Sonderausgaben, z. B. Musikschule…
- Gemeinsame erzieherische Grundhaltungen (Umgang mit Fernsehen, Computerspielen, Taschengeld, Geschenke, Rauchen, Alkohol, …)
- Medizinische, schulische, religiöse Entscheidungen
- ……………………………………………………………………

Ergänzung: Manche Trennungseltern sind dafür zu gewinnen, den Kindern nach der gemeinsamen Besprechung des Elternvertrages eine Art Urkunde oder Bestätigung für die gemeinsame elterliche Zusammenarbeit auszuhändigen.

Textbeispiel: Wir, deine Eltern, können nicht mehr miteinander leben, da unsere Liebe füreinander zu Ende ist. Es tut uns leid, dass wir euch die Folgen unserer Trennung zumuten müssen und dass wir als Familie nicht mehr zusammenwohnen können. Ihr seid nicht schuld und könnt nichts daran ändern. Wir bleiben eure Eltern, obwohl wir getrennt sind. Wir verpflichten uns, weiterhin als Eltern zu eurem Wohl zusammenzuarbeiten und für euch zu sorgen.

»Die Art des systemischen Fragestellens soll Therapeut und Familienmitglieder unterstützen, einen Dialog über neue Perspektiven zu entwickeln, um die bereits bestehenden Konstruktionen und Berichte betreffend Notlagen und Probleme auf diese Weise aufzuweichen. Fragen können ein wirksames Mittel darstellen, um das Gespräch über derartige Unterschiede voranzubringen« (Wilson 2003, S. 73). Die Beraterin muss jedoch keine Expertin für kindliche Kommunikation sein, um mit Kindern in Kontakt zu kommen. Es geht darum, die Kinder zu ermutigen, ihre Sichtweisen zu äußern. Manchmal ist es hilfreich, die

Fragen durch ein Bild verständlicher zu machen. Gut gestellte Fragen können dem Kind neue Möglichkeiten auftun. Verführen die Fragen dazu, die Familienloyalität zu verletzen, sind sie schädlich und verunsichern das Kind. Das passiert dann, wenn sie durch unsere Fragen angeregt werden, sich mit der Sichtweise eines Elternteils zu verbünden, und zum anderen, wenn die Beraterin Geheimnisse ›herausfragt‹. »Therapeuten stellen ihre Fragen manchmal so geschickt, dass sich Kinder verleitet fühlen, mehr zu sagen, als sie wollen. Wenn sie ihre Gefühle und Sichtweisen dann erst einmal offengelegt haben, kann es ihnen so vorkommen, als wären sie ihnen gestohlen und sie selbst übertölpelt worden, mehr zu sagen, als sie wollten« (Wilson 2003, S. 89).

Beratungsintervention Trennung (F/4)
Kindgemäßes Fragenstellen

Setting: Einzel- und Familienberatung

Ziel:

- die kindliche Gedanken- und Gefühlswelt behutsam öffnen
- Ressourcen erschließen
- Unterschiede und Veränderungsperspektiven entwickeln

Anleitung: Die Fragen dürfen in der Trennungsfamilie keine Krisen verstärken, d.h., sie sollten ressourcen- und nicht konfliktorientiert sein. Wilson (2003) und Gammer (2007) geben einige Anregungen zu kindorientierten Fragetechniken, die ich in ausgewählter und veränderter Form darstellen möchte:

- Zirkuläre Fragen sollten einfach und bündig formuliert werden und sich höchstens auf das Gespräch von zwei anderen Personen beschränken:
  »Wenn sich dein Bruder und dein Vater streiten, wie vertragen sie sich wieder?« »Wer von der Familie hatte das größte Interesse, hierherzukommen und warum wohl?« »Was glaubst du, welche Gefühle deine Mutter haben würde, wenn sie dein Bild sehen würde?« »Was glaubst du, gefällt den anderen aus deiner Familie an dir?« »Wer glaubst du, kommt im Moment am besten mit der Trennung zurecht?« »Was möchtest du, dass deine Eltern für dich klären?« »Was

denkst du, was dein Traurigsein für deine Mutter/deinen Vater bedeutet?« »Wenn eure Mutter/euer Vater traurig ist, wer bemerkt es dann zuerst und was macht deine Mutter/dein Vater dann?«

- Fragen benutzen, die zwei Zeitabschnitte mit einem bedeutsamen Ereignis miteinander vergleichen und kontrastieren:
  »Hatten du und deine Schwester weniger Streit, als deine Eltern noch zusammengewohnt haben oder jetzt?« »Wann hast du gemerkt, dass deine Angst zum ersten Mal aufgetaucht ist?« »Wann war es schlimmer, wann besser?« »Ist dir etwas aufgefallen, was sich seit der letzten Sitzung verändert hat?«
- Vermutungen über zukünftige Situationen anbieten und herausfinden, wie die Einzelnen ein ähnliches Problem in der Zukunft lösen werden:
  »Nehmen wir mal an, es wäre ein halbes Jahr vergangen und dein Bruder wäre ganz wütend, weil der Papa vergessen hat, dass er ein ganz wichtiges Fußballspiel hat. Was würde jeder in der Familie tun?« »Angenommen, du erfährst, dass die Eltern deiner Freundin sich gerade trennen. Was würdest du ihr auf keinen Fall raten?«
  Fragen, die direkt die Gefühle ansprechen, sind gerade von jüngeren, aber auch von Jugendlichen schwer zu beantworten. Es gelingt leichter, wenn der Berater Vermutungen über die Gefühle ausspricht, ohne auf eine Antwort zu drängen.
- Fragen mit handlungsorientierten Verben verwenden:
  »Wie zeigst du, dass du traurig, wütend, enttäuscht, ... bist?« »An welchem Verhalten merkst du, dass deine Mutter, dein Bruder traurig, wütend, ... ist?« »Was müsste dein Vater, deine Schwester ... tun, damit du getröstet bist?« »Was könnte für jeden ein erster kleiner Schritt sein, den sie alle tun können, um was zu verändern?« »Stell dir vor, du hättest einen Zauberstab und könntest damit drei Dinge, außer der Trennung der Eltern, in eurer Familie verändern. Welche drei Dinge wären das?« »Welche drei Dinge würden dein Vater/deine Mutter/deine Schwester verändern?«
- Skalierungsfragen sind nützlich, um den Kindern zu helfen, ihre Sichtweisen und Gefühle zu ordnen:
  Die Skala geht beispielsweise von 1 bis 10, wobei der untere und obere Wert die Extrempositionen für ein Gefühl oder eine Position innerhalb eines besonderen Ereignisses bedeutet. Für Familien mit kleineren Kindern kann man auch ein »Stimmungsbarometer«

großflächig auf ein Plakat malen und die Stimmungen symbolisieren durch Bilder von Sonne, Wolken, Regen, Sturm, Gewitter, Eis … Die Kinder können bei jeder Sitzung die eigene und auch die wahrgenommene Stimmung der anderen oder die Familienstimmung zu Hause eintragen.

Beratungsintervention: Trennung (F/5) Arbeit mit Symbolisierungen

Setting: Familienberatung
Ziel: erweiterte und tiefere Verständnisprozesse anzuregen und auf anderem Weg Lösungsansätze finden

Anleitung:

1. Metapher

»Eine gute Metapher, mit der produktiv gearbeitet worden ist, wird für die Familie später oft zu einer Art repräsentativer Kurzschrift« (Gammer 2007, S. 71). Es reicht schon das Wort ›Hotel‹, und alle wissen, was damit gemeint ist. Gammer unterscheidet therapeutengenerierte und patientengenerierte Metapher. Bildet sich im Verlauf der Sitzung aus den verbalen und nicht verbalen Mitteilungen des Kindes ein Bild in der Beraterin ab, kann sie es dem Kind als Metapher anbieten. *»Manche Kinder finden, zur Familienberatung zu gehen ist wie zum Zahnarzt oder zum Rektor gehen zu müssen. Siehst du das auch so oder anders?«*

Ein Beispiel für jüngere Kinder. Die Beraterin streckt beide Arme aus: *»Diese rechte Hand (Faust) hier könnte bedeuten, du bist sehr ärgerlich oder (die ausgestreckte Linke deutend) du bist sehr verletzt und traurig, dass dein Vater gegangen ist. Ist es eher wie bei diesem Arm oder wie bei dem anderen oder liegt es irgendwo in der Mitte?«*

Es können auch bestimmte Vorlieben des Kindes für eine Metapher genutzt werden: *»Wenn ein Elternteil ausgezogen ist, kann es einem so vorkommen, als wenn ganz wichtige Noten fehlen und das Musikstück sich nur noch schräg anhört. Wie denkst du, geht jeder in der Familie damit um?«*

Metaphern können auch zum zirkulären Fragen verwendet werden: *»Wenn einer aus der Familie auszieht, kann es einem so vorkommen, als würde er für immer verschwinden. Was meinst du, denkt deine Schwester darüber?«*

Die Beraterin kann natürlich immer das Kind nach eigenen inneren Bildern befragen: *»Wie würdest du das in einem Bild beschreiben?« »Wenn dir für dieses Gefühl, diese Familiensituation, diesen Streit zwischen euch ein Bild einfallen würde, wie sähe das aus?« »Welche Gefühle tauchen bei dir auf, wenn du an dieses Bild denkst?« »Welche anderen Wörter fallen dir ein, wenn du an dieses Bild denkst?«*

Eine weitere Möglichkeit besteht darin, eine Metapher in eine Zukunftsvision zu verwandeln: *»Du hast deinen Bruder mit dem Bild eines Kampfhahnes beschrieben. Angenommen, ihr würdet in einem Monat weniger streiten, welches Bild würde dir dann für ihn einfallen?« »Gäbe es dann keinen Kampfhahn mehr in eurer Familie oder gäbe es einen Nachfolger?« »Du hast das Hin- und Herpendeln zwischen den Wohnungen deiner Eltern wie von einem Land zum anderen zu wandern, und jedes Mal eine Grenzstation passieren zu müssen, beschrieben. Was könnte sich in einem Jahr daran bestenfalls verändert haben?«*

2. Imaginationen

Die Beraterin kann Kinder und Jugendliche mithilfe einer kurzen Imaginationsübung anregen, sich einen starken ›inneren Helfer‹ in Gestalt eines Tieres oder Fabelwesens zu schaffen oder einen inneren ›sicheren Ort‹, zu dem es sich immer wieder zurückziehen kann wie zum Beispiel ein Baumhaus, eine Festung oder ein Märchenschloss.

3. Symbolische Gegenstände

Symbolische Gegenstände repräsentieren Personen, Beziehungen und Selbstaspekte. Die meisten Kinder sammeln gern Dinge, die ihnen etwas bedeuten. So können Kinder angeregt werden, Steine, Perlen oder andere kleine Dinge als Symbole ihrer Stärken in der Tasche zu tragen. Der Vater kann angeregt werden, mit dem Kind ein Kuscheltier auszusuchen. Das Kuscheltier als Übergangsobjekt mit dem Vater auszusuchen, verleiht dem Symbol die Kraft der Vater-Kind-Beziehung, wenn er abwesend ist. Gerade für jüngere Kinder ist das Angebot von symbolischen Gegenständen eine spielerische Möglichkeit, um mit der Beraterin in Kontakt zu kommen. Sie kann zum Beispiel ein Kind bitten, mit Gegenständen, Steinen, Kissen, Figuren usw. Beziehungsrealitäten und Beziehungswünsche an die einzelnen Familienmitglieder darzustellen. Auch zeitliche Veränderungen von jetzt und in fünf Jahren können dargestellt werden. Das Miterleben, wie sich eine Skulptur mit Symbolen entfaltet oder die Familiengeschichte mittels einer symbolischen Darstellung erzählt wird (siehe Familienalbum), wirkt an sich schon therapeutisch und kann eine Erleichterung mit sich bringen. »Skulpturenaufstellung scheint nicht nur Kindern die Kommunikation mit Erwachsenen zu erleichtern, sondern auch dem Therapeuten zu helfen – durch den Wechsel von Körperbewegung, Haltung, Stimme und Gestik –, in die Welt des Kindes zu gelangen und einiges von der eher begrenzenden Körperhaltung abzustreifen, die mit dem Erwachsensein bzw. Therapeutsein verbunden sind« (Wilson 2003, S. 108).

4. Rituale

Rituale sind ähnlich wie eine Metapher oder ein Symbol für etwas anderes. »Für unsere Zwecke ist ein Ritual eine spezifische Abfolge von Handlungen, von der angenommen wird, dass sie im Leben eines Individuums, einer Familie oder einer sozialen Gruppe eine Veränderung interpunktiert oder fördert« (Imber-Black u. a. 1993, S. 183). Therapeutische Rituale haben einen deutlichen Anfang, eine bestimmte Struktur und eine Reihenfolge der Handlungen. Es gibt Abschieds-, Übergangs-, identitätsstiftende und Heilungsrituale. Im Leben von Kindern gehören Rituale selbstverständlich dazu. Sie geben Kindern Sicherheit und verstärken den Zusammenhalt der Familie (Zubettgeh-, Aufsteh-, Geburtstagsrituale usw.). Kinder erfinden auf natürliche Weise ihre eigenen Rituale, besonders im Alter zwischen zwei und sieben Jahren (nach Piaget Phase des voroperativen oder magischen Denkens). Diese kindliche Neigung, Rituale zu entwickeln, kann die Beraterin therapeutisch nutzen. So kann sie mit den Eltern und dem Kind ein Übergangsritual entwickeln, wenn die Loslösung schwierig ist (z. B. ein Lieblingsspielzeug, Kuscheltier, Kleidungsstück als ›Übergangsobjekt‹ mitnehmen, sich auf eine bestimmte Art und Weise verabschieden, auf eine bestimmte Art und Weise in der Wohnung des anderen Elternteils begrüßt werden, sich einen magischen ›Notfallkoffer‹ packen, in den alles hineinkommt, was trösten kann). So kann es Sehnsucht stillend sein, wenn ein Kind vom abwesenden Elternteil eine Kette oder ein anderes Schmuckstück oder einen Kraftstein mit sich herumträgt.

Beratungsintervention: Trennung (F/6)
Gestaltungstechniken

Setting: Familienberatung

Ziele:

- erweitere Kommunikationskanäle nutzen und tieferes Verständnis erlangen
- sich mit der Familie vertraut machen und förderliche Informationen erlangen

Anleitung: Manchmal ist es für Kinder und Jugendliche, aber auch für die Eltern zu schmerzhaft, um über die Trennung miteinander zu reden. Dann kann es hilfreich sein, schriftlich zu kommunizieren:

- Die Eltern entwerfen in der Sitzung einen Fragebogen, der einige Fragen beinhaltet, von denen sie annehmen, dass das Kind sie gern beantwortet hätte. Es wird Platz für eigene zusätzliche Fragen des Kindes gelassen. Das Kind kreuzt jetzt die Fragen an, die zutreffen. Die Eltern können jetzt schriftlich oder in der Familiensitzung mündlich auf die Fragen antworten.
- Wenn es schwer ist, sich sprachlich ohne zu viel oder ohne zu wenig Gefühl auszudrücken, kann ein Bilderbuch eine Brücke sein. Die Eltern werden angeregt, dem Kind bestimmte Bilderbücher vorzulesen. Im Vorlesen werden die Eltern emotional angesprochen und indirekt für die Bedürfnisse des Kindes sensibilisiert. Für Jugendliche und Schulkinder sind Bücher hilfreich, um sich in den Trennungsgeschichten wiederfinden und verstanden zu fühlen. Beraterinnen sollten eine Auswahlliste und/oder einige Bücher verfügbar haben.
- Vorschul- und Grundschulkinder malen in der Regel gern. Sie können während der Sitzungen oder auch zu Hause (Hausaufgabe) angeregt werden, frei oder zu bestimmten Themen zu malen: *»Zeichne ein Bild, auf dem zu sehen ist, warum du heute hier sein könntest« »Meine Familie in Tieren« »Wenn ich einmal groß bin« »Meine Familie, als ich klein war und jetzt« »Ich hab so eine Wut im Bauch« »Wenn ich traurig bin« »Wovor ich am meisten Angst habe« … »Zeichne, wie du mit deiner Familie etwas tust, was dir Spaß macht. Zeichne einen Plan von den zwei Wohnungen und wer wo sein Zimmer hat. Zeichne, wie du dir das Leben in zwei Wohnungen*

vorstellst. Zeichne, wie sich deine Familie verändert hat, seitdem Papa ausgezogen ist. Zeichne deine Familie, als Papa und Mama sich noch gut verstanden haben. Zeichne, was noch so ist wie früher, Zeichne drei Wünsche an Mama und Papa, außer, dass sie wieder zusammenziehen, Zeichne ein Bild, auf dem zu sehen ist, in welchen Situationen du dich unwohl fühlst, und mal ein Bild, auf dem zu sehen ist, dass du dich wohlfühlst« »Wovon musst du dich durch die Trennung deiner Eltern verabschieden?«

- Verlust- und Besserungsland (verändert nach Wilson von Gisbourne): Das Kind malt einen großen Kreis, das ›Verlustland‹. Darin schreibt es alle Gedanken und Gefühle, die ihm zu Trennung und Verlust einfallen. Dann malt es einen zweiten großen Kreis, das ›Besserungsland‹. Hier sammelt es alle Gedanken und Gefühle, die ihm einfallen, wenn alles im Leben wieder rund und gut läuft. *»In welchem Land wohnst du im Moment öfters?« »Wie lange wirst du voraussichtlich da noch wohnen?« »Was brauchst du, um im Verlustland durchzuhalten?« »Gibt es noch jemand aus deiner Familie, der im Verlustland ist?« »Gibt es eine Brücke zwischen dem Verlust- und Besserungsland?« »Stell dir mal einen Augenblick vor, wir würden eine Brücke bauen«*... Hier können die Leserinnen ihre eigene beraterische Fantasie weiterentwickeln.

Erlebnisaktivierende Angebote sind in der Familienberatung unerlässlich. Hat die Beraterin zuvor schon mit anderen als nur verbalen Techniken gearbeitet und die Familie zu ›kleinen Experimenten‹ bewegen können, ist die Hemmschwelle für die Familienmitglieder geringer, aufzustehen und den ›sicheren Platz‹ zu verlassen. Danach ist es für alle Beteiligten, vor allen Dingen für die Kinder, ein guter Weg, sich aktiv und lebendig am Sitzungsgeschehen zu beteiligen. Die Beraterin leitet nicht nur das Geschehen, sondern bekommt auch unmittelbare Informationen über die Interaktions- und Kommunikationsmuster in der Trennungsfamilie.

Beratungsintervention: Trennung (F/7)
Erlebnisaktivierende Techniken

Setting: Familienberatung

Ziele:

- Einfühlung in den anderen (Perspektivenwechsel)
- Körperempfindungen, Emotionen, Kognition integrieren und für Lösungsansätze nutzen

Anleitung:

1. Rollenspiel

Eine typische, später auch spezifisch konfliktträchtige Situation in der Trennungsfamilie (Übergabe der Kinder, erste Gespräche zwischen Vater/Mutter und Kind nach der Übergabe, Tischsituationen und Gespräche über Trennung) wird von der Familie nachgespielt. Die Beraterin kann die Spielsequenz unterbrechen und nachfragen, wie es den Einzelnen gerade geht, und weiterspielen lassen, bis ein gewisser emotionaler und informativer Ausschnitt erreicht wird. Ähnlich wie bei der Skulpturarbeit kann aus dem Ist-Zustand jetzt von der Familie mithilfe der Beraterin ein veränderter Ziel-Zustand entworfen und im Rollenspiel erprobt werden. Manchmal kann es auch für Veränderungsideen förderlich sein, zunächst nur ein Familienmitglied zu bitten, etwas zu verändern, ohne dass die Familie weiß, wer es ist, es im Spiel bemerkt und versucht, mit der Veränderung etwas Neues auszuprobieren.

2. Rollentausch (erst für Kinder ab ca. 10 Jahren geeignet)

Bei dieser Technik wird von einem Subsystem, z. B. Mutter/Tochter oder Vater/Sohn, eine typische Interaktion in vertauschten Rollen gespielt. Dazu ist es notwendig, den Platz zu tauschen und den anderen so genau wie möglich nachzuahmen. Nach einer kurzen, aussagkräftigen und emotional besetzten Spielsequenz stoppt die Beraterin und fragt jeden noch auf dem Platz, wie es den Betreffenden gerade als ›Mutter‹ oder ›Tochter‹ geht und wie sich das gerade körperlich anfühlt. Dann werden die Plätze getauscht und die Rollen abgelegt (bei intensiver Identifizierung ist es hilfreich, kurz im Raum herumzugehen und die Rolle symbolisch durch Abstreifen des Körpers abzulegen). Anschließend wird darüber gesprochen, wie jeder sich in der anderen Rolle und sein Gegenüber in der eigenen Rolle erlebt hat und was die anderen Familienmitglieder beobachtet haben. Das Einfühlen in die Rolle des anderen ermöglicht oft ein besseres Verständnis und ein verändertes Umgehen miteinander.

Beratungsintervention: Trennung (F/8) Elternkompetenz stärken

Setting: Elternberatung

Ziel: besprochene elterliche Verhaltensoptionen verstärken

Anleitung: Wird als Handzettel verfasst und den Eltern mitgegeben

Handreichung für die Eltern

Trennung oder Scheidung sind für Sie als Eltern und für Ihre Kinder ein einschneidendes Lebensereignis. Wie Ihr Kind Ihre Trennung als Paar verarbeiten wird, hängt größtenteils davon ab, wie gut Sie als Eltern die Bedürfnisse Ihres Kindes wahrnehmen und verantwortungsvolle Entscheidungen im Interesse und zum Wohl Ihres Kindes treffen werden. Für Kinder ist die Beziehung zu Vater und Mutter unkündbar. Die wichtigsten Hilfen, die Sie Ihrem Kind geben können, bestehen darin, weiterhin als Vater und Mutter verlässlich verfügbar zu sein und bestehende vertrauensvolle Beziehungen Ihres Kindes zu wichtigen Bezugspersonen und Freunden zu erhalten.

Mit den Kindern sprechen

1. Sagen Sie Ihrem Kind möglichst gemeinsam und in einer altersgemäßen Sprache, dass Sie sich trennen werden.
2. Vermeiden Sie gegenseitige Schuldzuweisungen, verleugnen Sie jedoch nicht, wenn nur ein Elternteil die Trennung will.
3. Ermuntern Sie Ihr Kind zum Fragen, erklären Sie aber nicht die ganzen Trennungshintergründe, sondern verständigen Sie sich z. B. auf ein »Ende Ihrer gemeinsamen Liebe« oder auf die Unmöglichkeit, weiterhin als Paar zusammenleben zu können.

4. Sagen Sie jedem Kind persönlich, dass Ihre Trennung nichts mit ihm zu tun hat. »Du bist nicht schuld.«
5. Erzählen Sie Ihrem Kind, was sich zukünftig verändern und was sich nicht verändern wird.
6. Vereinbaren Sie als Eltern verlässliche, jedoch nach Bedarf veränderbare, Umgangsregelungen (Elternvereinbarung) und berücksichtigen Sie die Bedürfnisse Ihres Kindes.
7. Handeln Sie in der Erziehung und Betreuung Ihres Kindes miteinander und nicht gegeneinander. So ersparen Sie Ihrem Kind Loyalitätskonflikte. Kinder lieben beide Eltern und möchten beiden Eltern ›ungestraft‹ nah sein können.
8. Ermutigen Sie Ihr Kind immer wieder, mit Ihnen sowie mit anderen über ihre Situation zu reden und seine Gefühle zu zeigen, auch seine Trauer und seinen Zorn.
9. Schenken Sie Ihrem Kind Aufmerksamkeit, Zuwendung, Verlässlichkeit und Halt.
10. Nutzen Sie vorhandene Unterstützungssysteme und Hilfe von Dritten.

Aus: »Eltern bleiben Eltern« – Hilfen für Kinder bei Trennung und Scheidung, Hrsg.: Deutsche Arbeitsgemeinschaft für Jugend- und Eheberatung
»Wegweiser für den Umgang nach Trennung und Scheidung«, Hrsg.: Bundesfamilienministerium für Familie, Senioren, Frauen und Jugend

Beratungsintervention: Trennung (F/9)

Setting: Einzel- oder Geschwistersitzung

Ziel: sich mit den Aussagen anderer Kinder identifizieren und unterscheiden können

Anleitung: Die Kinder werden angeregt, zu Hause oder in der Geschwistersitzung den Fragebogen auszufüllen und darüber zu sprechen

Gesprächshilfe für Kinder und Jugendliche (ab ca. zehn Jahren)
Viele Kinder und Jugendliche erleben, dass ihre Eltern sich schei-

den lassen oder sich trennen. Du erlebst gerade, wie schwierig es ist, wenn Eltern auseinandergehen. Auch wenn es dir vielleicht schwerfällt zu glauben, denke immer daran, dass du nicht schuld daran bist. Wenn Papa oder Mama aus der Wohnung auszieht, hat er oder sie dich noch genauso lieb. Beide bleiben deine Eltern, auch wenn sie nicht mehr zusammenleben können. Vielleicht sind deine Gedanken und Gefühle manchmal ähnlich wie in den folgenden Aussagen. Du kannst diesen Fragebogen nur für dich behalten oder ankreuzen, was du kennst, und worüber du mit deinen Eltern/deinen Geschwistern oder/und mit mir reden möchtest.

- Redet mit mir, ich kriege schon seit längerer Zeit mit, dass etwas nicht stimmt. Wenn ihr nicht mit mir redet, wachsen meine Fantasien ins Unendliche.
- Ich weiß, dass ihr mir gegenüber Schuldgefühle habt und es euch schwerfällt, mit mir über eure Trennung zu reden, aber macht es trotzdem.
- Erklärt mir und meinen Geschwistern in einfachen Worten und nachvollziehbar, warum ihr euch getrennt habt. Ich will nicht alles wissen, werde es auch nicht ganz verstehen, aber möchte wenigstens eine Ahnung bekommen.
- Sagt mir, dass ich nicht schuld bin und dass ich durch mein Verhalten nichts an eurer Entscheidung ändern kann. Dann brauche ich mich nicht so anzustrengen, um eure Aufmerksamkeit zu erlangen.
- Sprecht mit mir darüber, wie es weitergehen soll. Was wird sich für mich ändern? Was wird so bleiben, wie es ist?
- Hört euch meine Meinung und meine Wünsche an und beantwortet meine Fragen. Wenn ich schon bei der Trennung nicht gefragt wurde, lasst mich wenigstens meine neue Zukunft mitgestalten.
- Versucht mir nicht mehr an Veränderung zuzumuten, als notwendig ist. Mein gewohntes Umfeld hilft mir, besser mit der neuen Situation fertig zu werden.
- Ich weiß, dass ihr selber mit viel Schmerz und Ärger beschäftigt seid, aber verliert mich dabei nicht aus den Augen.
- Mich haut die neue Situation einfach um. Ihr habt euch schon

längere Zeit mit der Trennung beschäftigt und euch darauf einstellen können. Ich nicht.

- Sagt nicht: »Jetzt mach du uns nicht auch noch Ärger und Sorgen.« Ich muss loswerden, was ich denke und fühle.
- Lasst euch nicht täuschen, wenn ich so tue, als sei alles in Ordnung. Ich kann meinen Kummer nur nicht vor euch zeigen. Helft mir, meine Traurigkeit rauszulassen, und tröstet mich.
- Haltet meine Wut, meine Traurigkeit, meine Angst und meine Stimmungsschwankungen aus.
- Seid geduldig mit mir, wenn ich in der Schule schlechter werde oder andere komische Sachen mache. Ich kann im Moment an nichts anderes mehr denken als an eure Trennung.
- Seid gerade jetzt besonders zuverlässig und gibt mir Information und Halt. Mein Vertrauen in die Menschen, die ich liebe, ist im Moment total erschüttert.
- Vermittelt mir nicht das Gefühl, ich müsste mich wegen eurer Trennung schämen. Ich weiß, dass es noch viele andere Familien gibt, die auseinandergehen. Das passiert einfach.
- Erhaltet mir meine Kontaktmöglichkeiten zu meinen Freunden, Verwandten und Gruppen.
- Ermuntert mich, mit anderen darüber zu reden. Es hilft mir, ohne Rücksicht auf euch, ängstliche Gedanken und Gefühle loszuwerden.
- Gebt mir Hoffnung und Zuversicht, dass wir alle die Situation schon schaffen werden. Ich habe nämlich große Angst davor, wie es weitergehen wird.
- Stellt mich nicht vor die Entscheidung: Mama oder Papa. Ich bin damit überfordert, weil ich beide gern habe. Entscheidet ihr und berücksichtigt meine Bedürfnisse.
- Macht mir klar, dass die Entscheidung, wo ich leben werde, nichts damit zu tun hat, wer mich mehr liebt, sondern wer mehr Zeit und Raum hat, sich um mich zu kümmern.
- Sagt nicht: »Du bist so wie Papa/Mama.« Ich bin immer ein Teil von Papa und ein Teil von Mama und etwas ganz Eigenes.
- Ermöglicht mir verlässlichen Kontakt zu euch beiden und tretet nicht in einen Wettstreit um mich. Ich brauche euch beide.

- Macht eine Besuchsregelung aus, die meine Wünsche berücksichtigt, aber seid auch flexibel und erlaubt mir spontane Kontakte zwischendurch.
- Ich will deinen Ärger und deine Enttäuschung über Mama/Papa nicht hören. Sprich mit anderen Erwachsenen darüber.
- Lass mich (Papa/Mama) bei meinen Besuchen an deinem Alltag teilnehmen. Ich brauche keine Highlights, sondern möchte zu deinem Leben dazugehören.
- Manchmal ist es so, dass Mama/Papa bei meinen Besuchen unzuverlässig ist. Besser, ich sehe sie/ihn nur manchmal als gar nicht.
- Frag mich nach den Besuchen bei Papa/Mama nicht aus. Sage ich, »es war schön«, befürchte ich, dich zu verletzen. Sage ich, »es war nicht schön«, machst du dir Sorgen.
- Manchmal lehne ich die Besuche bei Mama/Papa ab, weil ich traurig und wütend bin und gegen die Trennung protestiere.
- Bleib cool, wenn ich nach den Besuchen manchmal wütend und nervig bin. Ich bin manchmal unsicher, ob du noch da bist, wenn ich zurückkomme, oder ob du mich auch wieder abholst, wenn du mich zurückgebracht hast. Ich habe noch Angst, einen von euch beiden zu verlieren, dass einer von euch sich auch von mir ›scheiden lässt‹.
- Benutzt mich nicht als Partnerersatz. Ich bin euer Kind und auf eure Fürsorge angewiesen.
- Verwöhnt mich nicht und räumt mir nicht alles aus dem Weg, um wieder etwas gutzumachen. Vertraut mir, dass ich eigene Kräfte habe.
- Wenn ihr eine neue Liebe habt, ist das für mich eine Herausforderung. Ich muss meine Hoffnung auf Wiederversöhnung endgültig begraben. Das tut noch einmal weh. Habt darum Geduld mit mir, bis ich sie/ihn akzeptieren kann.
- Seid mir nicht böse, wenn ich zu euren neuen Partnern ekelhaft bin. Ich habe Angst, dass ihr jetzt weniger Zeit für mich habt und ich euch an eure neue Liebe verliere. Vielleicht will ich auch wissen, wie ernst es euch mit der neuen Liebe ist.

Was mir noch einfällt: ....

....

Leicht verändert und gekürzt aus: »Appelle von Kindern aus Trennungs- und Scheidungsfamilien« von E. Placke-Brüggemann in: Blickpunkt EFL-Beratung April 2005.

In der Arbeit mit dem ›Familienalbum‹ geht es mir ähnlich wie beim Geschichtenerzählen darum, für die Familie eine Verbindung zwischen dem Vergangenen, dem Jetzigen und dem Zukünftigen entstehen zu lassen. »Wenn Eltern und andere Nahestehende mit dem Kind ausführlich reden, wird es Geschichten bilden, mit denen es leben und die es erzählen kann« (Sieder 2007, S. 255). Ähnlich wie in der Time-Line-Arbeit (Weber 2006) oder mit dem Lebensflussmodell (Alberstötter 2006) arbeite ich mit Visualisierung, Symbolen, Fotos und den zu erzählenden Geschichten. »Diese für Klienten oftmals ›neue Sicht der Dinge‹ nicht unbedingt über Probleme kognitiv und anstrengend berichten und diskutieren zu müssen, sondern sie visuell darstellen und bearbeiten zu können, stellt für viele eine große Entlastung dar. Es schafft Platz, verlorene Kräfte und Grundressourcen zur Krisenbewältigung bildhaft zu reaktivieren, hilfreiche Lösungserfahrungen visuell zu erinnern und den Blick wieder frei für die Kinder zu bekommen« (Alberstötter 2006, S. 61). Wie kann die Familie über ihre Geschichte und die Veränderungen durch die Trennung im Hinblick auf eine gelingende Zukunft kommunizieren?

In der Arbeit mit der Intervention ›Familienalbum‹ können die Eltern und die Kinder erleben, dass die Trennung nicht ein zusammenhangloser Teil ihrer Geschichte ist oder bleibt, sondern sich zum Ganzen einfügen lässt. Die Entwicklung der familiären Beziehungen beginnt, verändert sich durch die Trennung und geht anders weiter. Alle Familienmitglieder bekommen noch einmal emotionale Verbindung zu der gemeinsamen Entwicklungs- und Trennungsgeschichte. Es ist wie bei einem Ritual, wo Veränderungen, aber auch Zugehörigkeit markiert werden. Die Arbeit ist mit körperlicher Bewegung verbunden und findet nicht nur in der Vorstellung statt. Das erhöht die Erlebnis- und Erinnerungsqualität.

Für diesen Prozess ist eine ausreichende vorherige Absprache und

Vorbereitung der Eltern und Kinder unerlässlich. Die Trennungsgefühle dürfen nicht mehr von Schmerz und Wut geprägt sein. Wenige Trennungspaare sind schon vor der Scheidung dazu fähig. In der Regel ist diese Intervention erst in der späten Trennungs- oder Nachscheidungsphase möglich und lässt sich mit der Intervention ›Beziehungsrückschau‹ (siehe Nachscheidungsphase) verbinden. Die Motivation der Eltern speist sich aus ihrem Wunsch, den Kindern und sich selbst die Integration des Trennungsgeschehens zu erleichtern. »Erlebt das Kind die wechselseitige Wertschätzung der Eltern mit allen Sinnen, erspart ihm dies, einen Elternteil gegen die Vorwürfe des anderen zu verteidigen und sein inneres Bild von diesem Elternteil unter Aufbietung psychischer Kräfte verteidigen zu müssen. Die Chance wächst, dass die Eltern nach der Trennung kooperieren und sich in der Elternarbeit wechselseitig unterstützen« (Sieder 2008, S. 255).

Ob mit oder ohne Fotos gearbeitet wird, entscheidet der Berater nach der emotionalen sowie psychischen Stabilität der Familienmitglieder und dem Einverständnis der Eltern. Wird ohne Fotos gearbeitet, ist es möglich, immer wieder zu inneren Bildern und Erinnerungen zu den bestimmten Zeiten anzuregen. Mit den Erinnerungen werden positive elterliche Gefühle geweckt und für die Eltern sowie für die Kinder spürbar. Bei nur positiven Erinnerungen könnten die Kinder gar nicht verstehen, warum sich die Eltern getrennt haben. Deshalb ist es in der Arbeit mit der Intervention ›Familienalbum‹ wichtig, auch das Konflikthafte und Trennende anzusprechen und zu symbolisieren und das Zukünftige zu fantasieren.

☞ **Beratungsintervention: Späte Trennungs- oder Nachscheidungsphase (F/10)**
Familienalbum

Setting: Familiensitzung (Doppelstunde)

Ziele:

- Integration der früheren Familienerfahrungen in das Trennungserleben
- Erweiterung der bisherigen ›Wirklichkeitskonstruktionen‹
- Aufbau einer positiven Zukunftsvision
- Arbeit an den Grenzen

Material: Seil, verschiedenfarbene Bänder, verschiedenfarbige Ansteckschleifen, Familienfotos, Fotoapparat

Anleitung:

1. Phase

Eltern und Kinder sind in der vorherigen Sitzung auf diese gemeinsame Arbeit eingestimmt worden und bringen (nach Absprache mit den Eltern) einen Fotoapparat und Fotos aus unterschiedlichen Lebensphasen mit:

- eigenes Babyfoto der Eltern, elterliche Fotos vom ersten Schultag und jetzigem Alter der Kinder
- Hochzeitsfoto oder Paarfoto aus der guten gemeinsamen Zeit
- jeweils ein Babyfoto und eines vom ersten Schultag der Kinder
- ein Familienfoto aus der guten Zeit

Nach einer kurzen ›Anwärmphase‹ beginnt die Improvisierung einer kleinen ›Bühne‹ für die Arbeit mit dem ›Familienalbum‹. Die Familie sitzt im Halbkreis, und vor ihnen liegt ein längeres Seil als Symbol für eine Zeitlinie.

2. Phase

Mit der Frage »*Wer von eurer Familie ist als erstes auf die Welt gekommen?*« sind die Kinder schon aktiviert und rufen meistens »der Papa«! Der Vater bekommt eine ansteckbare farbige Schleife von mir, die ich als Symbol der Einmaligkeit und Unverwechselbarkeit erkläre. Die Familie schaut sein Babyfoto an, und manchmal gelingt es, dem Vater noch eine kleine Anekdote zu seiner Geburt zu ›entlocken‹. Anschließend legt der Vater sein Foto an den Anfang der Zeitlinie. Danach folgt die Mutter. Sie bekommt eine andersfarbige Schleife angesteckt und erzählt zu ihrem Foto. Dieses Prozedere wiederholt sich zu den Einschulungsfotos. Ich erzähle, dass die Zeit weitergeht, die Eltern heranwachsen.

3. Phase

Ich bitte die Eltern auf die ›Bühne‹ und stelle sie mit ihren Vornamen (nach Erlaubnis) als junge Frau/junger Mann vor, die sich kennengelernt und gern gemocht haben (bei älteren Kindern lasse ich die Eltern etwas dazu erzählen). Dann geht die Geschichte weiter, und die beiden heiraten oder leben als Paar zusammen. Sie rücken symbolisch zusammen und stellen sich nebeneinander. Alle schauen sich noch einmal das Hochzeitsfoto (oder ein Lieblingsfoto aus der Zeit) an, zeigen es den Kindern und legen es auf die Zeitlinie. Anschließend gebe ich ihnen als Symbol der Paarbeziehung ein weißes Schleifenband, das jeder mit einer Hand festhält.

4. Phase

Dann (oder auch schon vorher) wird das erste Kind geboren. Es wird von mir mit einer farbigen Ansteckschleife begrüßt und zu den Eltern auf die ›Bühne‹ geholt. Alle schauen sich das Babyfoto an, und die Eltern werden angeregt, dazu eine kleine Begebenheit zu erzählen. *»Was denkst du, haben deine Eltern gedacht, als sie dich zum ersten Mal gesehen haben?«* Es bekommt von mir ein sehr langes farbiges Schleifenband, das es sich um die Taille bindet und das Kind stellt sich zu den Eltern. Stellt sich das Kind zwischen die Eltern, lasse ich es zunächst geschehen und platziere es anschließend im Abstand vor beide Eltern und gebe beiden Eltern ein Ende des Schleifenbandes als Zeichen der Bindung. Gibt es mehrere Kinder, kommen sie nacheinander dazu, jeweils mit einer andersfarbigen Ansteckschleife (eigene Identität) und den eigenen Fotos. *»Was denkst du, haben deine Eltern und deine Schwester/dein Bruder gedacht, als sie dich zum ersten Mal gesehen haben?«* Jeder bindet sich ein andersfarbiges langes Schleifenband als Symbol der eigenen Bindung an die Eltern um die Taille. Ist die Familie komplett, frage ich nach Erinnerungen, was besonders schön war miteinander. Jeder schaut sich noch einmal das Familienfoto an. *»Für Ihre Kinder ist es wichtig zu wissen und zu fühlen, wie Sie als Eltern für sie da waren und auch weiterhin für sie da sein wollen, auch wenn Sie nie mehr ein Paar werden.«*

5. Phase

Dann leite ich über zur schwierigen Zeit, zum Streit und Auseinanderleben des Paares, zur Verunsicherung der ganzen Familie. Ich frage die Kinder: *»Könnt ihr euch noch daran erinnern, als eure Eltern häufiger gestritten haben oder woran ihr gemerkt habt, dass sie sich nicht mehr verstehen?« »Was wisst ihr über die Trennungsgründe eurer Eltern?«* Als Zeichen der sich anbahnenden Trennung bitte ich die Erwachsenen, im unterschiedlichen Maß an dem Beziehungsband zu zerren, bis einer oder beide symbolisch als endgültige Trennung/oder Scheidung das Band loslassen. Meistens geht das Paar dann auch intuitiv ein paar Schritte auseinander. Ich mache die Familie darauf aufmerksam, dass auch die Bänder der Kinder in Unruhe geraten sind, d.h., dass auch die Kinder etwas gemerkt haben. Das löst für alle Beteiligten Betroffenheit oder Trauer aus und bedarf einer empathischen Begleitung des Beraters. Die Kunst ist, nichts zu überspringen, aber auch nicht zu lange in diesem Trennungsmoment zu bleiben, um die Familie emotional nicht zu überfordern.

6. Phase

Dadurch, dass die Eltern Abstand herstellen, die Bänder der Kinder natürlich nicht loslassen (Elternebene), werden die Bänder der Kinder in Unruhe versetzt. Ich mache alle darauf aufmerksam und frage, was denn jetzt mit den Kindern passiert. Ich lasse die Kinder symbolisch ihren Platz einnehmen, wo sie jetzt wohnen. Lasse sie ausprobieren, was mit den Verbindungsbändern passiert, wenn sie von einem Elternteil zum entfernteren gehen. *»Wie ist es für Sie als Eltern, wenn Ihre Kinder einen guten Kontakt zum getrennt lebenden Partner haben?«* Zu den Kindern: *»Woran merkt ihr, dass ihr einen guten Kontakt zu beiden Elternteilen haben könnt?«* Das Band muss nur lang genug sein, dann geht es. Ich lasse die Eltern ausprobieren, was passiert, wenn einer an dem Band des Kindes zerrt. Ich rege die Familie an, spielerisch auszuprobieren, wie die Kinder zu beiden Eltern Beziehung haben können und wie die Eltern über die Kinder verbunden bleiben.

In vorheriger Absprache mit den Eltern sage ich den Kindern: *»Beide Eltern wollen, dass ihr wisst, dass sie euch noch genauso gern haben wie vor der Trennung, dass sich daran nichts geändert hat.«* Die Eltern fügen eine vorher erarbeitete Erklärung hinzu oder geben den Kindern diese schriftliche Erklärung, zum Beispiel: *»Es tut uns leid, dass wir nicht mehr als Familie zusammenleben können. Ihr seid nicht schuld daran. Wir werden immer eure Eltern bleiben. Ihr müsst euch nicht zwischen uns entscheiden. Wir sind bestrebt, euch Kinder nicht zu verwenden, um uns gegenseitig zu ärgern, indem wir euch aushorchen und euch absichtlich verwöhnen. Wir wollen zu eurem Wohl als Eltern so gut es geht zusammenarbeiten und uns gegenseitig in euch achten«* (dieses oder ein ähnlich individuell verfasstes Statement kann auch als Präambel im Elternvertrag stehen).

7. Phase

Anschließend werfe ich mit der Familie noch einen kleinen Blick in die Veränderungen der Zukunft, dass die Kinder vielleicht später auch mal beim anderen Elternteil leben könnten, dass vielleicht für die Eltern ein neuer Partner dazukommt oder bereits dazugekommen ist. Ich lasse die Eltern eine Fantasie entwickeln, was mit den Bändern zu den Kindern passiert, wenn die Kinder erwachsen sind und gehen. Zum Abschluss des Prozesses bitte ich jeweils ein Elternteil, den anderen mit den Kindern zu fotografieren. Damit möchte ich ein Zeichen für das Getrenntsein als frühere Familie und Verbundenbleiben mit den Eltern setzen. Ich bitte die Eltern, bis zur nächsten Sitzung jeweils beide Fotos in jeder Wohnung sichtbar zu platzieren und danach jedem Kind beide Bilder zu schenken.

Nacharbeit: Entwicklung eines Abschiedsrituals mit oder ohne Kinder

Variation:
Familien können aus unterschiedlichen Gründen für diese intensive Arbeit mit dem ›Familienalbum‹ nicht geeignet sein. In diesem Fall kann die Beraterin der Familie eine verkürzte Form ohne Fotos anbieten oder den Verlaufsprozess einer Trennungsfamilie anhand von Figuren und Bändern darstellen und nach Ähnlichkeiten oder Unterschieden fragen.

10. Arbeit im Gruppensetting

10.1 Gruppenphasen

Gruppen unterscheiden sich zunächst auf einfache Weise von der Einzel-, Paar- und Familienberatung dadurch, dass mehrere, voneinander unabhängige Klienten daran teilnehmen. Der einfache Unterschied hat jedoch weitreichende Folgen, denn im Gruppensetting sind andere Lernerfahrungen möglich als im Beratungssetting. »Nicht der bloße Vorgang des Sich-Aussprechens ist wichtig, nicht nur die Entdeckung, dass die Probleme anderer unseren eigenen ähnlich sind, nicht die darauffolgende Widerlegung unserer Überzeugung, wir seien einzigartig in unserem Elend, ist wichtig; das affektive Teilen der eigenen inneren Welt mit anderen und das anschließende Angenommenwerden scheinen das Allerwichtigste zu sein« (Yalom 2004, S. 44). Zu erfahren, dass Leid kein isoliertes Geschehen ist und sich selbst als hilfreich für andere zu erleben, fördert die Hoffnung, dass Veränderung möglich ist. Wer in einer Gruppe beginnt, sich zu öffnen, wird von den anderen verstärkt positiv wahrgenommen und erhält mehr Feedback. Das wiederum wirkt sich fördernd auf die Veränderung von Einstellungen und Verhalten aus. So wird die Gruppe zu einem sozialen, emotionalen und kognitiven Lernfeld. Wichtige Voraussetzungen für die Wirksamkeit von Gruppen sind die Entwicklung von gegenseitigem Vertrauen, gegenseitiger Selbstöffnung und das Entstehen eines Wir-Gefühls (Gruppenkohäsion). Gruppenkohäsion »bezieht sich auf den Zustand, dass Mitglieder in der Gruppe Wärme und Trost finden, sich dazugehörig fühlen, die Gruppe schätzen und ihrerseits fühlen, dass sie geschätzt, bedingungslos angenommen und von den anderen Mitgliedern unterstützt werden« (Yalom 2004, S. 43). Gruppenprozesse sind ein lebendiges Geschehen und verlaufen phasenhaft:

- der Anfangs- und Orientierungsphase
- der Klärungs- und Positionierungsphase
- der Vertrautheitsphase
- der Differenzierungs- und Arbeitsphase
- der Abschieds- und Schlussphase.

Die Phasen sind nicht immer klar voneinander getrennt, verlaufen nicht einheitlich, entwickeln sich jedoch in den meisten Gruppen ähnlich:

- **Anfangs- und Orientierungsphase**
In der Anfangsphase sind alle TeilnehmerInnen (auch die Gruppenleitung) unsicher, wohin die Reise miteinander geht und wie jeder seinen Platz in der Gruppe finden wird *(»Werde ich in der Gruppe meinen Platz finden?« »Will ich überhaupt in der Gruppe sein?« »Worauf kommt es hier eigentlich an?«)*. Befürchtungen, zu viel von sich hergeben zu müssen, und weitere Fantasien führen je nach Persönlichkeit zu einer eher defensiven oder forschen Haltung. Es besteht bei den meisten anfangs Verhaltensunsicherheit, aber auch Neugier, wie die Gruppe laufen wird. Einige aktive, erfahrenere Mitglieder bieten sich an, eine Führungsrolle zu übernehmen. Es entstehen zunächst scheinbare Gefolgschaften. Rollenstrukturen und Gruppennormen werden aufgebaut, und in der Gruppe entwickelt sich ein bestimmter Arbeitsstil. Bestenfalls entsteht eine Atmosphäre der Offenheit und des Vertrauens. Das gelingt, wenn die Gruppenleiterin jedem Teilnehmer sein individuelles Tempo und seine besondere Art der Selbstöffnung gewährt und für einen wertschätzenden Umgangsstil in der Gruppe sorgt. Außerdem gilt es, über das gegenseitige Kennenlernen hinaus Orientierung und Sicherheit zu geben, indem sie klare Regeln und Strukturen etabliert und gleichzeitig die Gruppenmitglieder in ihrer Selbstverantwortung, aber auch in ihrer Verantwortung für den Gruppenprozess mit einbezieht. Auch die Leiterin ist neu in der Gruppe und muss sich orientieren *(»Werde ich als Leiterin akzeptiert?« »Wie werde ich mit dem Druck umgehen, nicht alle Erwartungen erfüllen zu können und nicht auf alle Fragen eine Antwort zu wissen?« »Wie werde ich der ›Verführung‹, Ratschläge zu geben, entkommen?«)*.

- **Klärungsphase**
In dieser Phase geht es für die GruppenteilnehmerInnen verstärkt um das Aushandeln von Rollen und Positionen (Schweigen, zu spät kommen, Diskussionen über Redelänge, Kritik). Erste Konflikte um unterschiedliche Bedürfnisse und Gruppenregeln tauchen auf *(»Kann ich wirksam Einfluss nehmen?« »Wie viel Freiraum habe ich in dieser Gruppe?« »Wer folgt mir und wem folge ich?«)*. Die Gruppenmitglieder probieren aus, Position zu beziehen, Spannung auszuhalten und eigene

Meinungen und Bedürfnisse zu äußern. Das alles muss in dieser Phase (und immer wieder) in der Gruppe geklärt werden, ohne den eigentlichen Auftrag der Gruppe zu vernachlässigen. Oftmals entstehen während dieser Phase in der Gruppe viele Vorschläge zum Vorgehen, ohne eine Entscheidung zu fällen. Einerseits wird eine Entscheidung von der Gruppenleiterin erwartet, andererseits werden Vorschläge und Anforderungen der Leiterin nicht mehr selbstverständlich befolgt. In der Gruppenleiterin können Fragen auftauchen wie: *»Habe ich hier überhaupt noch die Leitung?« oder »Gehe ich angemessen mit Kritik und Ärger um?«* Die Gruppe gewinnt langsam ihre eigene Struktur und ihre Besonderheit. Die Leiterin wird die Gruppenmitglieder ermutigen, Verantwortung für sich selbst und den positiven Weiterverlauf der Gruppe zu übernehmen. Das gelingt, wenn sie Unangenehmes und Spannungen nicht übersieht, sondern klar benennt und so Positionen und Unterschiede deutlich werden und respektiert sind. Gerade in dieser Phase ist es immer wieder hilfreich, auf Strukturen und Regeln (Zeitüberschreitung, Gesprächsregeln) zu achten, vergleichbar mit den Aufgaben der Eltern pubertierender Kinder.

Phase der Vertrautheit

Hat die Gruppe die vorherige Phase gut bewältigt, beginnt eine Beruhigung und Selbstverständlichkeit im Umgang miteinander, mit der Leiterin und mit den Themen. Persönliche Eigenarten und Unterschiede werden leichter respektiert. Die TeilnehmerInnen identifizieren sich mit der Gruppe und fühlen sich aufgehoben und sicher. Kritik kann konstruktiver ausgesprochen und angenommen werden. Insgesamt entstehen mehr gegenseitige Unterstützung und der Wunsch, viel gemeinsam zu machen. Die hohe emotionale Dichte fördert jedoch auch immer wieder Abgrenzungsthemen bei den TeilnehmerInnen *(»Darf ich mich abgrenzen und auch noch eigene Wege gehen?« »Ist Distanz noch erlaubt?«)*. Auch für die Gruppenleiterin stellt sich die Frage nach Abgrenzung und Individualität *(»Wie viel Abgrenzung brauche ich, um meine Leitungsfunktion aufrechterhalten zu können?«)*. Sie muss einerseits Nähe aushalten können, ohne sich in dem ›Kuschelgefühl‹ der Gruppe zu verlieren, und andererseits die Distanz wahren, um den Arbeitsrahmen aufrechtzuerhalten. Das bedeutet, die Ziele nicht aus dem Blick zu verlieren und weiterhin auf vermiedene Auseinandersetzungen der Gruppenmitglieder mit sich selbst zu achten.

- **Differenzierungs- und Arbeitsphase**

Lust und Kreativität prägen in dieser Phase die Arbeit in der Gruppe. Die Gruppenmitglieder verhalten sich autonomer, und abweichende Meinungen werden geachtet und nicht mehr ›bekämpft‹. Das Feedbackverhalten ist erhöht und selbstverständlicher geworden. Das Gruppenklima zeichnet sich durch Wertschätzung und gegenseitiges Geben und Nehmen aus. Die Meinung der Gruppenleiterin ist nicht mehr so wichtig. Sie hat nach wie vor unterstützende und klärende Funktion, kann jedoch mit weniger Führung das Gruppengeschehen lenken. Sie kennt das Potenzial der Gruppe und kann sich eher zurücklehnen, ohne sich abzuwenden und das Interesse an der Gruppe zu verringern. Damit traut sie der Gruppe noch mehr Verantwortung und Selbststeuerung zu. Die Gruppe ist erwachsen geworden.

- **Abschieds- und Schlussphase**

Jetzt muss sich die Gruppe auf den Abschied vorbereiten und die Trennung vollziehen. Das Gruppenklima ist oft noch sehr dicht und warmherzig, und die Stimmung der Gruppenmitglieder ist unterschiedlich. Manche sehen dem Abschied eher freudig entgegen, andere sind traurig und wollen eine Verlängerung der Gruppe und des Zusammenseins. Aus der unterschiedlichen Verbundenheit und Fähigkeit, sich zu trennen, können erneut kleinere Krisen entstehen. Die Einzelnen beginnen, für sich Bilanz zu ziehen, wie bedeutsam die Gruppe für sie war *(»Was hat die Gruppe mir gebracht?« »Was nehme ich mit, was hat mich geärgert, was möchte ich noch mit wem klären?«)*. Gleichzeitig bekommen Aktivitäten außerhalb der Gruppe wieder mehr Bedeutung, und Pläne für die ›gruppenfreie Zeit‹ entstehen. Die Aufgabe der Leiterin besteht darin, nichts Neues anzubieten, sondern die Gruppe auf den Abschied vorzubereiten. Sie wird für eine persönliche und gruppenbezogene Bilanz sorgen, sodass jeder die Chance hat, Unerledigtes anzusprechen und wenn möglich zu erledigen. Zusätzlich ist es notwendig, mögliche schwierige Zeiten nach dem Ende der Gruppe vorwegzunehmen und die TeilnehmerInnen anzuregen, individuelle ›Notfallstrategien‹ zu entwickeln. Ein festgelegtes Kontakttreffen (›Klassentreffen‹) nach ca. einem halben Jahr unterstützt die TeilnehmerInnen in ihrem Bemühen, weitere Ziele zu erreichen, da jeder gern positive Entwicklungsschritte von sich berichtet.

10.2 Trennungs- und Scheidungsgruppe

10.2.1 Einführende Bemerkungen

»Das Wissen um das, was wir zu erwarten haben, befreit uns zwar nicht vom Schmerz und der Verunsicherung, aber es hilft uns, mit unseren eigenen Umbruchphasen besser fertig zu werden. Es kann ungeheuer beruhigend sein, sich klarzumachen, dass man sich in einem ganz natürlichen Prozess befindet, der einen Anfang und ein Ende hat. Wir haben weniger das Gefühl, wir seien verrückt, wenn wir wissen, dass wir nicht allein sind, wenn wir eine gemeinsame Sprache haben, wenn wir uns mit anderen identifizieren können, die ähnliche Erfahrungen gemacht haben« (Ahrons 1997, S. 132).

Für viele TeilnehmerInnen in der Trennungs- und Scheidungsgruppe steht an erster Stelle das Bedürfnis, andere Menschen, die sich in der gleichen Lebenssituation befinden, kennenzulernen und von deren Bewältigungsversuchen zu hören und zu lernen. Sich mit Gleichgesinnten auszutauschen, ohne die eigene Trennung ständig verteidigen oder begründen zu müssen, ist ein viel geäußerter Wunsch von Trennungsbetroffenen, die sich für die Teilnahme an dem Gruppenprogramm interessieren. Freunde, auch Eltern, sind zwar wichtige Gesprächspartner, jedoch nur für eine bestimmte Zeit und für bestimmte Inhalte *(»irgendwann hatte ich das Gefühl, die anderen zu nerven oder nur noch unpassende Ratschläge zu bekommen«).* So wird die Trennungs- und Scheidungsgruppe für die Betroffenen ein neues und sicheres soziales Übungsfeld, um sich mit der eigenen Trennungssituation und den Folgen zu befassen, Rückmeldungen zu erhalten/zu geben und neue Verhaltensweisen auszuprobieren. Einige genannte (von mir handschriftlich notierte) Erfahrungen sind:

- ich fühle mich von den anderen verstanden, akzeptiert und weniger allein mit meinen Problemen
- die Gruppe ist für mich ein Ankerplatz und gibt mir Halt und Struktur
- in der Gruppe fühle ich mich geborgen in meiner sonstigen Ungeborgenheit
- ich gewinne neue Freunde und kann die schlimme Zeit ohne die Kinder besser überstehen

- ich habe gelernt, die Trennung zu akzeptieren, und beginne mich wirklich zu lösen
- ich habe Hoffnung und erkenne Licht am Ende des Tunnels
- im Austausch mit den anderen beginne ich, deutlicher meine Anteile am Scheitern meiner Beziehung zu erkennen und zu akzeptieren.

10.2.2 Rahmenbedingungen für die Trennungs- und Scheidungsgruppe

Die Gruppe setzt sich aus 8 – 10 Frauen und Männern zusammen, die sich in der Trennungs- oder Nachscheidungsphase befinden. Zur Auswahl der Gruppenteilnehmer und Zusammenstellung der Gruppe ist es notwendig, mit jedem angemeldeten Teilnehmer ein Vorgespräch zu führen. Dieses Gespräch dient dem gegenseitigen Kennenlernen und der Entscheidungsfindung über eine Teilnahme an dem Gruppenangebot. Kriterien für die Aufnahme in der Gruppe sind:

- Getrenntleben
- Motivation
- psychische Stabilität
- Reflexions- und Gruppenfähigkeit
- Zuverlässigkeit und Verbindlichkeit, bezogen auf eine regelmäßige Teilnahme.

Sollte im Eingangsgespräch festgestellt werden, dass die auftretenden Probleme überwiegend persönlichkeitsbedingt und unabhängig von der aktuellen Trennungskrise sind, ist Einzelberatung oder Therapie statt Gruppengespräche zu empfehlen. Nach Möglichkeit ist auf eine ausgeglichene Geschlechterverteilung bei der Gruppenzusammensetzung zu achten. In zunehmender Zahl sind Männer an diesem Gruppenangebot interessiert, sie sind jedoch in der Regel unterrepräsentiert.

Die Gruppe findet wöchentlich statt und umfasst ca. 20 Sitzungen à zwei Zeitstunden.

Ziele und Inhalte:
Das Gruppenangebot dient

- der Bearbeitung von Enttäuschung und Schmerz
- dem Verstehen des Scheiterns

- dem veränderten Umgang mit den Kindern, dem ehemaligen Partner und den Familien
- der vertrauensbildenden Auseinandersetzung mit dem anderen Geschlecht
- dem Umgang mit sich selbst und den eigenen Ressourcen
- der Stärkung des Selbstwertgefühls und der eigenen Identität
- der emotionalen Ablösung vom ehemaligen Partner
- der Suche nach einer Neuorientierung in der Lebensgestaltung
- der Verbesserung von Beziehungskompetenzen hinsichtlich einer erneuten Partnerwahl
- der Entlastung des eigenen Leidensdrucks durch Erleben einer ähnlichen Problembelastung bei den anderen Gruppenmitgliedern und lernen am Modell.

Arbeitsweisen:
In diesem als therapeutisch definierten Gruppenangebot wird vorrangig lösungs- und ressourcenorientiert gearbeitet. Das schließt ein Suchen nach ursächlichen Zusammenhängen des Scheiterns nicht aus. Trennungs- und Scheidungsgruppen zeichnen sich dadurch aus, dass die TeilnehmerInnen innerlich und äußerlich sehr belastet sind und sich in der Mehrzahl als unfreiwillige Getrennte oder auch Verlassene definieren. Das Potenzial der Emotionen in der Gruppe ist sehr hoch und erfordert von der Leiterin einerseits Empathie und andererseits eine gute Strukturierung, damit die Emotionen Raum haben, aber nicht ›überborden‹. Erfahrungsgemäß hat sich eine halbstrukturierte Vorgehensweise bewährt. Damit gelingt es, die Bedürfnisse und das Tempo der Einzelnen, den Prozess der Gruppe und das jeweilige Thema im Blick zu behalten. Analog der themenzentrierten Methode von Ruth Cohn stehen mal der Einzelne, mal der Gruppenprozess und mal das Thema im Vordergrund. Die Sitzungen beginnen immer mit einer zeitlich begrenzten ›Blitzlichtrunde‹, damit jeder kurz seine Befindlichkeit und Wünsche für die Sitzung mitteilen kann. Kurze Informationsphasen und Erfahrungsaustausch in der Gesamtgruppe oder Untergruppen wechseln ab mit vertiefender Einzel- oder Partnerarbeit zu bestimmten Fragestellungen. Will ein Gruppenmitglied ein eigenes Thema vertieft erarbeiten, kommt es zu einer Protagonistenarbeit in der Mitte (Skulpturarbeit, Rollenspiel, Arbeit mit dem leeren Stuhl usw.). Die Gruppe endet in der Regel mit Abschlussfragen wie: »*Was*

war für Sie heute in der Sitzung besonders wichtig?« Oder: »Was nehmen Sie heute aus der Sitzung mit?« Oder: »Was wird Sie in der nächsten Woche weiter beschäftigen?«

Mündliche Vereinbarungen:

- Für die Gruppenleitung und die TeilnehmerInnen gilt für die Inhalte und Namen die Schweigepflicht – auch für die Zeit nach Beendigung der Gruppe.
- Die regelmäßige und pünktliche Teilnahme an dem Gruppenangebot ist obligatorisch, unabänderliches Fehlen ist durch telefonische Absage zu entschuldigen.
- Gruppengespräche gelingen in der Regel gut, wenn sich jeder so offen wie möglich und so selbstbestimmt wie nötig persönlich mitteilt.

(Dieses Gruppenangebot basiert auf ursprünglichen Entwicklungskonzepten von Siewert (1983) und Weiß/Eckert (1985) und wird von mir in abgewandelter Form derzeit in der Psychologischen Beratungsstelle für Ehe-, Familien- und Lebensberatung der Erzdiözese München und Freising in München durchgeführt.)

10.3 Interventionen

Im Folgenden werden Interventionen für die Arbeit in Trennungs- und Scheidungsgruppen nach einer groben Einteilung in Anfangs-, Mittel- und Schlussphase dargestellt. Sie erfordern einen unterschiedlichen Zeit- und geringen Materialaufwand. Es bedarf einer situationsangemessenen Auswahl und sorgfältigen Anwendung, da die Intensität für den Einzelnen hoch sein kann.

Diese ›Anwärmübung‹ dient dem gegenseitigen Kennenlernen und dem ersten Vertrautwerden. Sie dient außerdem der ›Begrenzung‹ der Trennungsgeschichten und ›streut‹ die Möglichkeit, dass Trennung auch was Gutes haben kann.

Gruppenintervention: Anfangsphase (G/1)
Kennenlernen

Setting: Gesamtgruppe

Ziele:

- gegenseitiges Kennenlernen
- Erwartungen und Befürchtungen

Material: *gesammelte Kunstkarten und laminierte Fotos aus Zeitschriften*

Anleitung:

Phase 1: *»Sie sehen im Raum viele Fotos und Bilder verteilt liegen. Bitte schauen Sie in Ruhe alle Bilder an und wählen Sie ein Bild aus, welches für die Frage steht: ›Was war bisher das Schwierigste an meiner Trennung?‹ und ein Bild für die Frage: ›Was war bisher das Beste an meiner Trennung?‹ Wenn Sie Ihre Bilder gefunden haben, merken Sie sich diese und setzen sich zunächst wieder auf Ihren Platz. Wenn alle gewählt haben, nimmt jeder seine Bilder und legt sie verdeckt vor sich hin.«*

Phase 2: Jeder stellt sich kurz persönlich vor und berichtet über seine Erwartungen und Befürchtungen, bezogen auf die gemeinsame Gruppenarbeit. Anschließend deckt er seine Bilder auf und beantwortet die Fragen (›das Schwierigste und das Beste‹) mithilfe der Bilder und dessen Bedeutungen.

Phase 3: Die Teilnehmer werden gebeten, sich die Bilder für den Abschluss der Gruppe zu merken. In der Abschlussphase können die Bilder nochmals unter dem Aspekt der Veränderung angeschaut und zusätzlich ein Zukunftsbild herausgesucht werden.

Variation:

Die Auswahl der Bilder kann auch nach anderen Fragestellungen oder Modi erfolgen: »Suchen Sie ein Bild heraus, welches Ihrer aktuellen emotionalen Stimmung, Ihren Gefühlen, bezogen auf die Gruppe, Ihrer Persönlichkeit, Ihren Ängsten, Ihren Hoffnungen, Ihrer aktuellen Lebenssituation und der erhofften in fünf Jahren entspricht«…

☞ **Gruppenintervention: Anfangsphase (G/2)**
Partnerinterview

Setting: Partnerarbeit, Gruppe
Ziel: gegenseitiges Kennenlernen

Material: Fragen auf Flipchart oder Handzettel vorbereiten, evtl. Stifte und Zettel für Notizen bereithalten

Anleitung: *»Sie werden zunächst Ihren/Ihre Nachbarn/in kennenlernen. Dazu setzen Sie sich mit Ihrem linken Nachbarn zusammen und interviewen sich gegenseitig zu folgenden Punkten:*

- *Name, Alter (?), Kinder, Trennungszeitpunkt*
- *drei Fähigkeiten, die Ihnen bislang in der Trennung geholfen haben*
- *Erwartungen an die Gruppe*
- *eigene Ziele für die Arbeit in der Gruppe.*

Anschließend stellt jeder den interviewten Partner der Gruppe vor. Eigene Ergänzungen sind anschließend erlaubt.«

Variation:
Derjenige, der vorstellt, stellt sich hinter denjenigen, den er vorstellt, und spricht in der Ich-Form anstelle des anderen (»Ich heiße Anna und …«).

☞ **Gruppenintervention: Anfangsphase (G/3)**
Meine Lebensorte

Setting: Gruppe, Einzelarbeit
Ziel: bewegtes und bewegendes Kennenlernen

Anleitung:
Phase 1: Die Gruppe verwandelt die freie Fläche des Gruppenraumes in eine symbolische Landkarte und legt die Nord-Süd- und die Ost-West-pole fest. Jeder nimmt auf der vorgestellten Landkarte dort seinen Platz ein, wo er geboren ist. Nacheinander werden die Geburtsorte benannt.

Phase 2: Bis auf einen Teilnehmer setzen sich alle an den Rand der ›Spielfläche‹. Der verbliebene Teilnehmer beginnt, kurz etwas zu sich und dem Geburtsort zu erzählen, und wandert dann Schritt für Schritt auf der Landkarte weiter zu den Orten, wo er gelebt hat. Es bleibt ihm offen, was er zu den einzelnen Lebensorten über sich erzählt.

Phase 3: Der nächste Teilnehmer stellt seine Lebensorte und damit sich vor.

Variation:
Paar- und Einzelberatung

Bevor die Gruppenteilnehmer zu der Auseinandersetzung mit der eigenen Trennungsgeschichte und den dazugehörenden schwierigen Gefühlen bereit und fähig sind, ist es förderlich, zunächst an den Stärken und Ressourcen zu arbeiten nach dem Motto: Auf welche eigenen Stärken, Fähigkeiten, interpersonalen Beziehungen und externen Ressourcen können die Betroffenen zurückgreifen?

Gruppenintervention: Anfangsphase (G/4)
Ressourceninventar

Setting: Einzelarbeit, Partnerarbeit, Gruppe
Ziel: sich eigener Stärken bewusst werden und das Gefühl für die eigene Selbstwirksamkeit erhöhen

Material: *Stifte und Papier*

Anleitung:
Phase 1: Einzelarbeit
»Zeichnen Sie mit Ihrer linken Hand eine durchgängige Linie (ohne abzusetzen!), die das Auf und Ab Ihres bisherigen Lebens symbolisiert. Unterteilen Sie jetzt (mit der rechten Hand) diese Linie in bestimmte Abschnitte oder Phasen wie Kindheit, Jugendalter, vor der Ehe, erstes Kind, zweites Kind, Trennung usw. Markieren Sie als Nächstes auf der Linie besondere Krisenpunkte oder krisenhafte Übergänge, die Sie erinnern. Wählen Sie nun ein krisenhaftes Ereignis aus, das Sie gut bewältigt haben (markieren).«

Phase 2: Imagination

»Schließen Sie kurz die Augen und erinnern Sie sich jetzt an die Krise in Ihrem Leben, die Sie gut bewältigt haben. … Was ist damals passiert? … Welche Bilder und Gefühle tauchen auf? … Wie haben Sie es damals geschafft, diese Krise zu überwinden? … Welche eigenen Stärken und Fähigkeiten konnten Sie damals mobilisieren, um die Krise zu bewältigen? … Spüren Sie, wie sich Ihr Körper anfühlt und welche Gefühle auftauchen, wenn sie wirksam sein können. … Kommen Sie langsam mit Ihrer Aufmerksamkeit in diesen Raum zurück und öffnen Sie die Augen.«

Phase 3: Partnerarbeit

»Suchen Sie sich jetzt jemanden aus der Gruppe, mit dem Sie sich über Ihre Gedanken und Gefühle austauschen und sich dann gegenseitig zu befragen:

1. *Welche eigenen Stärken und Fähigkeiten haben dir damals geholfen?*
2. *Auf welche eigenen Stärken kannst du heute in schwierigen Zeiten sicher zurückgreifen?*
3. *Welche weiteren Ressourcen und Kraftquellen stehen dir momentan zur Verfügung?«*

Phase 4: Gruppengespräch

Kurzer Austausch in der Gruppe nach der Befindlichkeit. Anschließend teilt jeder drei bis fünf seiner entdeckten Stärken mit, indem sich jedes Gruppenmitglied nacheinander hinter seinen eigenen Stuhl stellt und sagt z. B.: *»Ich kann gut Wichtiges von Unwichtigem unterscheiden, …«*

Variation:

Jeder stellt die Fähigkeiten des anderen Partners vor.

Variation:

In veränderter Form auch im Einzelsetting anwendbar.

Trennungsbetroffene in der akuten Trennungsphase sind vom Trennungsgeschehen und den empfundenen Emotionen oft so besetzt, dass sie das Prozesshafte und das sich Wandelnde aus dem Blick verlieren. Sie haben oft die Hoffnung verloren, dass es auch einmal besser werden könnte. Um diesen Blick zu erweitern, ist es hilfreich, das Phasenhafte im Trennungsprozess zu verdeutlichen.

Gruppenintervention: Anfangsphase (G/4) Trennungsphasen

Setting: Gruppe, Einzelarbeit, Partneraustausch
Ziel: die eigene, aktuelle Position finden, Veränderungsperspektiven wahrnehmen

Anleitung:
1. Phase: Kurzinformation zu Abschieds- und Trennungsphasen

Handout

VIER PHASEN DER TRENNUNGSERFAHRUNG

Der Gipfel
Die Freiheit zu entscheiden

Phase IV	Vertrauen zu sich selbst	Liebe und Partnerschaft	Selbstverantwortung	Sexualität	
Phase III	Loslösung	neues Selbstwertgefühl	Freundschaften	Alte Wunden	
Phase II	Wut/Hass auf den Partner Rachegedanken	Wut/Hass auf sich selbst	Minderwertigkeitsgefühle	Schuld/Verzweiflung Trauer	Körperl. Reaktion
Phase I		Nicht-wahrhaben-Wollen Das Tal			

(Verändert nach Wolf, 1985)

Nacharbeit: *Gruppengespräch*

Imaginationen und anschließendes Malen sind gut geeignete Interventionen in der Gruppe, um inneres Erleben spürbar, fassbar und kommunizierbar zu machen. Das gemeinsame Betrachten der gemalten Bilder in der Gruppe erweitert die Sicht der Malerin und der Betrachter. Außerdem fördert es die gegenseitige Öffnung und das Vertrauen zueinander.

☞ **Gruppenintervention: Anfangsphase (G/5)**
Wie es war und wie es werden könnte

Setting: Einzelarbeit, Gruppe

Ziele:

- in der Imagination Kontakt zu zentralen Beziehungserfahrungen herstellen und emotional besetzen
- Zukunftsvisionen entwickeln
- durch Malen dem Erlebten in der Imagination Intensivierung und Ausdruck verleihen
- im Gruppengespräch Verständnis und Zuversicht erfahren

Anleitung:

1. Phase: Kurze Entspannungsanleitung

2. Phase: Fantasiereise

»Ich lade Sie ein, in Ihren Gedanken und Gefühlen eine kleine Zeitreise zu machen, eine Reise zurück in Ihre vergangene Beziehung bis in Ihre mögliche Zukunft. Sich zu trennen, bedeutet auch, sich zu erinnern.

Stellen Sie sich vor, Sie sitzen in einem Schnellzug und fahren zurück in Ihre Vergangenheit bis zu dem Zeitpunkt, wo Sie sich in Ihrer Beziehung so richtig gut, sicher und geborgen gefühlt haben. ... Lassen Sie Bilder und Erinnerungen auftauchen. ... Welche Gefühle sind damit für Sie verbunden? ... Spüren Sie, wie Sie Ihren Körper wahrnehmen. ... Bewegen Sie sich jetzt ein Stück weiter in die Zeit Ihrer Beziehung, wo erste Unsicherheiten, Enttäuschungen, Missverständnisse oder hin und wieder Trennungsfantasien auftauchten. ... Wie fühlen Sie sich jetzt und wie nehmen Sie Ihren Körper wahr? ... Gehen Sie jetzt weiter in die Phase Ihrer Beziehung, wo das Krisenhafte deutlicher wird, Sie es aber noch verdrängen, überspielen, nicht wahrhaben wollen. ... Achten Sie wiederum auf Ihre Gefühle und auf Ihr Körpererleben. ... Stellen Sie sich jetzt vor, Sie sind an dem Zeitpunkt angekommen, wo klar ist, dass es aus ist. ... Es ist wirklich aus. ... Alle Versuche, die Beziehung zu retten und die Trennung zu vermeiden, sind gescheitert. ... Nehmen Sie wahr, wie Sie sich fühlen, welche Gedanken und Bilder sich jetzt einstellen. ... Nun ist die Zeit gekommen, dass Sie Ihre Trennung auch äußerlich sichtbar leben. ... Kinder, Freunde, Eltern, alle wissen es und reagieren auf unterschiedliche Weise. ... Welche Gedanken und Gefühle werden in Ihnen wach? ... Weiter geht es in Ihre mögliche Zukunft. ... Stellen Sie sich vor,

Sie freunden sich langsam mit dem Getrenntleben an. ... Sie richten sich auf ein Leben allein oder mit einer neuen Partnerschaft ein. ... Sie nehmen Ihr Leben wieder aktiv in die Hand. ... Sie beginnen, mehr Kontakte zu anderen Menschen aufzunehmen. ... Sie entwickeln ein neues Selbstwertgefühl und haben gelernt, sich selbst Zuwendung und Anerkennung zu geben. ... Welche Bilder und Gefühle tauchen jetzt in Ihnen auf? ... Lassen Sie sich Zeit, Ihren Träumen und Sehnsüchten nachzuspüren. ... Nehmen Sie zum Schluss noch einmal Ihre Gefühle wahr, spüren Sie Ihren Körper und Ihre Atmung ... und kommen Sie langsam und in Ihrem Tempo in diesen Raum zurück.«

3. Phase: Malen
»Sprechen Sie jetzt noch nicht miteinander und suchen Sie sich einen Platz im Raum zum Malen. Unterteilen Sie Ihr Bild in vier Teilbereiche: Im ersten Bereich malen Sie etwas, was die erste gute Zeit Ihrer Beziehung symbolisiert, im zweiten Bereich etwas, was das Konflikthafte, das zunehmend Gestörte darstellt, im dritten Bereich den Zeitpunkt der Trennung und im vierten Bereich das erhoffte Zukünftige. Nehmen Sie sich die Zeit und Ruhe, die Sie brauchen. Wir werden nach dem Malen miteinander sprechen.«

4. Phase: ***Nachbesprechung***
Die Gruppe sitzt wieder im Kreis, und jeder hat sein gemaltes Blatt verdeckt vor sich liegen. Mit jeder Besprechung wird ein Bild umgedreht und in die Mitte gelegt. Zunächst wird nach der Befindlichkeit der Teilnehmer gefragt. Meistens sind eine hohe Betroffenheit und emotionale Dichte in der Gruppe spürbar. Deshalb muss jeder Zeit und Zuwendung für die Besprechung seines Erlebens und seines Bildes bekommen. Besprechung heißt, die Betreffende zu fragen, wie es ihr in der Imagination ergangen ist und was sie zu ihrem Bild erzählen möchte. Anschließend wird sie gefragt, ob sie von der Gruppe noch Eindrücke hören möchte. Ist die Besprechung zu Ende, wird das Bild offen an den eigenen Platz gelegt. Reicht die Zeit nicht für alle Bildbesprechungen aus, muss auf jeden Fall das Erleben in der Imagination besprochen werden. Die restlichen Bilder werden zugunsten der Qualität der Besprechungen in der folgenden Sitzung angeschaut.

Variation:
Wer überhaupt nicht malen möchte (kommt ganz selten vor), kann die vier Bereiche mit einem passenden Wort, Satz oder kleinen Vierzeiler versehen.

Gruppenintervention: Mittelphase (G/6)
Fragebogen: Trennungsgründe

Setting: Einzelarbeit, Partnerarbeit, Gruppe
Ziel: die eigenen und die vermuteten oder bekannten Trennungsgründe des getrennten Partners reflektieren

1. Phase: Brainstorming
Beziehungen zerbrechen, Paare trennen sich. Nennen Sie alle Trennungsgründe, die Ihnen spontan einfallen. Im zweiten Schritt können die gesammelten Einfälle nach Gemeinsamkeiten sortiert und mit einer Kurzinformation zu heutigen Trennungsgründen ergänzt werden.

2. Phase: Einzelarbeit mit einem Fragebogen
Anleitung: Lesen Sie folgende Auflistung von Trennungsgründen. Kreuzen Sie diejenigen an, die für Sie zutreffen. Bei Oder-Fragen unterstreichen Sie das Zutreffende. Sie können im unteren Teil noch fehlende Gründe hinzufügen:

- ☐ zu hohe Erwartungen an die Beziehung
- ☐ einschneidende Kränkungserlebnisse, die nicht verzeihbar waren
- ☐ dauerhafter Alltagsstress (beruflich, finanziell, Wohnungssituation …)
- ☐ fehlende Unterstützung im Alltag
- ☐ zu unterschiedliche Wertvorstellungen
- ☐ länger anhaltende sexuelle Probleme
- ☐ aufgedeckte oder nicht aufgedeckte Außenbeziehungen
- ☐ anhaltendes Misstrauen oder Eifersucht
- ☐ wiederholte Vertrauensbrüche
- ☐ mangelnde Loslösung und Abgrenzung von den Eltern
- ☐ Bindungsängste

- ☐ schwere psychische/körperliche Erkrankung oder Schicksalsschläge (z. B. Tod eines Kindes …)
- ☐ zu wenig oder nicht gelungene Kommunikation
- ☐ psychische oder/und körperliche Gewalt
- ☐ Entfremdung
- ☐ zu viel Nähe oder zu viel Distanz
- ☐ mangelnde Wertschätzung und Gleichwertigkeit
- ☐ stoffgebundene oder nicht stoffgebundene Süchte
- ☐ ungewollte oder einseitig gewollte/ungewollte Kinderlosigkeit
- ☐ zu große kulturelle Unterschiede
- ☐ Beziehungsabhängigkeit
- ☐ zu ähnliche oder zu unterschiedliche Persönlichkeiten
- ☐ dauerhaftes Ungleichgewicht im Geben und Nehmen
- ☐ zu viel oder zu wenig Streit (Sprachlosigkeit)
- ☐ dauerhafte Streitigkeiten um unterschiedliche Erziehungsstile oder Geld
- ☐ mangelnde »Beziehungspflege«
- ☐ zu viel oder zu wenig Eigenleben und Autonomie
- ☐ ständige Machtkämpfe
- ☐ fehlende Selbstakzeptanz und Selbstfürsorge
- ☐ zu viel oder zu wenig Öffnung nach außen (Freunde, Freizeit, Hobbys …)
- ☐ ……………………………………………………………………
- ☐ ……………………………………………………………………
- ☐ ……………………………………………………………………

Nacharbeit: Das Ergebnis wird je nach Offenheit oder Wunsch der TeilnehmerInnen im Zweiergespräch oder in der Gesamtgruppe ausgetauscht.

Trennung passiert aus unterschiedlichen Gründen und ist von vielen Faktoren abhängig. Sie ist immer mit ›existenzieller Schuld‹ verbunden, der wir nicht ausweichen können. Einseitige Schuldzuweisungen verhindern eine realistische Sicht und die Ablösung. Verlassenen Menschen fällt es anfangs schwer oder sie weigern sich, eigene Anteile am Scheitern der Beziehung zu erkennen. Sie erleben die Trennung oft als ausschließliches Verschulden des anderen. Die Projektion des eigenen Scheiterns auf den Partner entlastet zunächst das eigene Ich, weil es ich nicht mit der eigenen Fehlbarkeit auseinandersetzen muss. Um das Täter-Opfer-Bild aufrechterhalten zu können, wird auch die Beziehungserinnerung an das Schwarz-Weiß-Bild angepasst: »Eigentlich war der Partner schon immer so böse« … Es entwickelt sich eine ›gefälschte Geschichtsschreibung‹: Gute Zeiten in der Beziehung werden umdefiniert in schlechte Zeiten. Ein weiterer psychischer Abwehrmechanismus ist die Verleugnung. Hier wird die eigene Beteiligung aus Gründen der Angst verdrängt. Hier versuchen die Betroffenen alles so schnell wie möglich zu vergessen und einen vermeintlichen Schlussstrich zu ziehen. »Die noch bestehenden Kontakte zum Partner werden abgebrochen, Fotoalben vernichtet, Gegenstände, die an den Partner erinnern, kommen zum Sperrmüll. Zurück bleiben ein wenig greifbares Gefühl des Versagens und ein Loch oder schwarzer Fleck in der eigenen Lebensbiografie, verbunden mit der Angst, defizitär zu sein und dies nach außen gut genug kaschieren zu müssen« (Alt-Saynisch u. a. 2000, S. 9). Hilfreich jedoch wäre die Einsicht und Akzeptanz für die eigene Beteiligung. Je nach der Schwere des Kränkungserlebens gelingt es nie, oder durch eine Verarbeitung der Kränkung wird die ›Schuldverteilung‹ ausgeglichener. Am Anfang einer Trennung sieht sie in der Regel anders aus als nach der Phase der emotionalen Ablösung, denn zur Übernahme der eigenen Verantwortung am Scheitern der Beziehung braucht man Distanz zu sich selbst und zum anderen.

☞ **Gruppenintervention: Mittelphase (G/7)**
Wer oder was ist schuld am Scheitern unserer Beziehung?

Setting: Einzelarbeit, Partnerarbeit oder/und Gruppe
Ziel: sich mit der eigenen Schuld und Schuldzuweisungen an andere auseinandersetzen

Anleitung:

1. Phase: Einzelarbeit

»Was würden Sie sagen, wie sind im Moment die Überlegungen bei Ihnen, wer oder was verantwortlich ist oder Schuld hat an der Trennungssituation? Notieren Sie alles stichpunktartig auf, was Ihnen dazu

einfällt. Zeichnen Sie jetzt einen großen Kreis (Kuchen) und verteilen Sie aus Ihrer Sicht die Verantwortung (Schuld) in Form von kleinen oder größeren ›Kuchenstücken‹ und benennen Sie, was Sie genau meinen.

2. Phase: Partnerarbeit
Austausch zu zweit

3. Phase: Gruppengespräch
Die Gruppenleiterin regt an, sich zunächst über die Befindlichkeit nach dieser Übung und über Erfahrungen im Umgang mit Schuld und Schuldgefühlen auszutauschen. Die Teilnehmer können für sich den Satz überprüfen: »Ich übernehme meinen Teil am Scheitern unserer Beziehung und lasse dir deinen Anteil.«

Variation 1:
Kreis für jedes Kind/Ex-Partner zeichnen, wie sie vermutlich die ›Schuld‹ verteilen würden.

Variation 2:
Die Arbeit mit dem Kreis eignet sich auch für die Auseinandersetzung mit der Verteilung von Zeit, Energie, Problemen, Ressourcen.

Gruppenintervention: Mittelphase (G/8) Welche ungestellten Fragen bewegen unsere Kinder und welche Antworten können wir geben?

Setting: Gruppe
Ziel: sich in die Gefühlswelt der Kinder versetzen und angemessene Antworten finden

Anleitung:
1. Phase: Information
Die Gruppenleiterin informiert kurz zum Thema ›Risiken und Bewältigungschancen für Scheidungskinder‹.

2. Phase: Brainstorming
Anschließend wird ein Brainstorming erstellt zu der Frage: Was bewegt unsere Kinder?

3. Phase: Rollenspiel
Die Gruppe teilt sich und die Teilnehmer setzen sich in zwei Reihen gegenüber. Die Personen der Reihe A übernehmen die Rolle der Kinder (in der Altersspanne der Kinder der GruppenteilnehmerInnen), Reihe B spielt die Eltern. Die ›Kinder‹ stellen nun ihre Fragen an die ›Eltern‹. Derjenige von der Elterngruppe, dem eine Antwort einfällt, antwortet. Ist das Kind zufrieden, kann ein anderes Kind eine Frage stellen. Ist es nicht zufrieden, wird in der Elternreihe so lange abwechselnd eine Antwort gesucht, bis das Kind sich ausreichend beantwortet fühlt. Nach einer ausgemachten Zeit findet ein Rollenwechsel statt, d. h., Gruppe A übernimmt jetzt die Elternrolle und Gruppe B die Kinderrolle.

4. Phase: Nachgespräch
In der Identifizierung mit den Kindern werden die Mitglieder emotional gefordert, sodass ausreichend Zeit für die Nacharbeitung eingeplant werden sollte.

Variation 1:
Befinden sich in der Gruppe mehrere Teilnehmer, die als Kind die Scheidung ihrer Eltern erlebt haben, kann sich die Gruppe in den Teil der damaligen Trennungskinder und den Teil der gespielten heutigen eigenen Kinder aufteilen unter dem Motto: Was hättest du damals gebraucht?

Variation 2:
Von den Teilnehmern werden schwierige Situationen im Umgang mit den Kindern, Ex-Partnern oder anderen beschrieben und dann ausgewählte Beispiele im Rollenspiel erarbeitet.

☞ **Gruppenintervention: Mittelphase (G/9)**
Fairness im Trennungsprozess – ein Fremdwort?

Setting: Einzelarbeit, Gruppengespräch
Ziel: den eigenen Umgangsstil im Trennungsprozess überprüfen

Material: Papier und Stifte

Anleitung:

1. Phase: Einzelarbeit

Der Gruppe werden Definitionen von ›Fairness‹ vorgetragen. Jeder Teilnehmer schätzt jetzt mitmilfe der Skalierung von 0–10 den eigenen Verhaltensstil und danach den Verhaltensstil des getrennten Partners im bisherigen Trennungsprozess ein.

2. Phase: Dreier-Gruppen

Die Gruppe teilt sich in Untergruppen zu je drei Personen auf und erstellt eine Liste von fairen Verhaltensweisen im Trennungsprozess. Es soll getrennt nach Verhaltensweisen, die sich auf den Ex-Partner oder auf die Kinder beziehen, aufgelistet werden. Anschließend benennt jede zwei eigene Verhaltensweisen, die ihm leichtfallen und zwei, die ihm schwerfallen oder gar unerreichbar erscheinen.

3. Phase: Gruppengespräch

- »Welche Verhaltensweisen könnte ich im weiteren Trennungsprozess gut gebrauchen und wie könnte ich sie mir aneignen?«
- »Wie stelle ich mir unseren Beziehungsstil für die Zukunft vor?«

1. **Perfekte Kumpel,** die freundschaftlich miteinander umgehen, die sich entschieden haben, Freunde zu bleiben, aber nicht mehr miteinander verheiratet sein wollen.
2. **Kooperative Kollegen,** die in der Lage sind, als Eltern zusammenzuarbeiten, sich aber nicht als gute Freunde betrachten.
3. **Verstimmte Partner,** die feindselig und grollend bleiben und die gemeinsame Elternschaft schwierig finden. Ihre Kinder sind weiterhin in die Konflikte ihrer Eltern verstrickt und erleben ständig Loyalitätskonflikte.
4. **Wütende Feinde,** die noch immer so wütend aufeinander sind, dass sie ihre Kinder nicht gemeinsam erziehen können. Sie erinnern nur das, was alles schieflief, und können sich an nichts Schönes mehr erinnern.
5. **Aufgelöste Duos,** die jeden Kontakt miteinander abgebrochen haben, sodass normalerweise einer weit weg zieht und oft ganz aus dem Familienumfeld verschwindet. (Siehe S. 272)

Variation:
Verändert im Einzelsetting anwendbar

Gefühle von Ohnmacht und Wut werden in Gruppen auf unterschiedliche Weise deutlich. Je nachdem, wie die Einzelnen gelernt haben, mit ihren Aggressionen umzugehen, spiegelt sich das im Umgang miteinander, besonders in der Klärungsphase. Offene oder verdeckte Aggressionen zeigen sich aber schon in der ersten Sitzung, wie die Teilnehmer ihre Trennungssituation beschreiben. Manche stellen verwundert fest, dass sie keine Wut empfinden, obwohl sie schon seit einiger Zeit getrennt leben. Da der Affekt Wut eine wichtige Funktion in der Trauerarbeit und Ablösung einnimmt, ist es ein unerlässliches Thema im Abschiedsprozess.

Gruppenintervention: Mittelphase (G/10)
Wie gehe ich mit Wut und Abgrenzung um?

Setting: Gruppe, Partnerarbeit
Ziel: eigenen Umgang mit Wut und Abgrenzung wahrnehmen

Anleitung:
1. Phase: Brainstorming
»Was fällt Ihnen alles zu Wut ein?« Jeder schreibt seine Einfälle jeweils auf einen Zettel und legt ihn in die Mitte. Anschließend sortiert die Gruppe die Begriffe nach Gemeinsamkeiten und diskutiert die Ergebnisse mit ihren eigenen Erfahrungen und Umgang mit Aggression und dem Zusammenhang mit Wut. Wut kann sich in aggressiven Gefühlen, Worten und Handlungen ausdrücken, besonders wenn jemand einen anderen angreift oder unrecht tut. Sie macht stark und ermöglicht, sich zu verteidigen oder sich durchzusetzen. Sobald die Wut am Ziel ist, erlischt sie meistens. Wut kann aber auch gegen sich selber gerichtet sein, wenn man etwas nicht nimmt oder fordert, was man hätte haben wollen oder fordern wollen. Diese Wut ist Ersatz für Handeln und Folge unterlassenen Tuns. Wichtig ist auch das Phänomen der verschobenen Wut, die dann von anderen und für andere übernommen wird (z.B. von der Mutter zum Kind oder von einem Gruppenmitglied auf ein anderes).

2. Phase: Ja-Nein-Übung
»Suchen Sie sich eine/n PartnerIn, mit der Sie die nächste Übung gern ausprobieren möchten (ungestörter Raum). Sie stellen sich einander ge-

genüber. A sagt immer wieder Nein, während B immer mit Ja antwortet. Achten Sie auf einen für Sie stimmigen Körperabstand. A will sich mit seinem Nein Gehör verschaffen und sich durchsetzen, B achtet darauf, wann das Nein des Gegenübers ihn deutlich und überzeugend erreicht, sodass er das Nein respektiert. Dann erfolgt der Rollentausch. Experimentieren Sie mit Ihren Erfahrungen in dieser Übung, jedoch nicht länger als fünf Minuten in jeder Rolle. Anschließend nehmen Sie sich noch 10 Minuten Zeit, um sich über Ihre Erfahrungen miteinander auszutauschen.«

3. Phase: Austausch in der Gruppe
Eigene Erfahrungen werden besprochen, besonders unter dem Aspekt, wie sich der Umgang mit der eigenen Wut und der des Ex-Partners auf die notwendigen Kontakte auswirkt – besonders wenn Kinder betroffen sind.

Variation 1:
Imagination zu einer erlebten oder vorgestellten Wutsituation mit dem Ex-Partner, anschließend ein Wutbild malen

Variation 2:
Fragen für die Kleingruppe:

- Was müsste ich tun, um dich wütend zu machen?
- Woran könnte ich merken, dass du wütend bist? Was würde ich sehen und hören?
- Woran würdest du selber merken, dass du wütend wirst (Gedanken, Gefühle, Körperwahrnehmung)?
- Was müsste dein Ex-Partner tun, um dich wütend zu machen?
- Wie steuerst und regulierst du deine Wut?
- Was wäre das Schlimmste, was passieren könnte, wenn du so richtig wütend wirst?

Variation 3:
in veränderter Form auch in der Einzelberatung anwendbar

☞ **Gruppenintervention: Mittelphase (G/11)**
Wie bin ich noch verbunden?

Setting: Gruppe, Kleingruppen
Ziel: Unterschied erkennen zwischen Verbindungen, Verbindlichkeiten und Bindungen und Veränderungswünsche überprüfen

Material: Stühle, Kissen, Seile

Anleitung:
1. Phase
Je nach Größe der Gruppe wird in Kleingruppen mit mindestens vier Teilnehmern gearbeitet. In den Kleingruppen erstellt jeder Teilnehmer mit den anderen Personen eine Skulptur zum Thema: Wie bin ich noch verbunden? Für die eigene Person wird ein Stellvertreter benutzt. Wenn vorhanden, können auch Seile benutzt werden.

2. Phase
Jeder Teilnehmer stellt anschließend seine Skulptur nochmals in der Gesamtgruppe vor, und die Gruppenleiterin regt den Protagonisten an, jetzt die eigene Position in der Skulptur selber einzunehmen. Anschließend kann in Form einer Protagonistenarbeit mit der Befindlichkeit und Veränderungsimpulsen gearbeitet werden.

3. Phase: Nachgespräch in der Gruppe

Variation: Abschiedsbrief schreiben (siehe T/8, S, 172)

☞ **Gruppenintervention: Mittelphase (G/12)**
Ich – Du – Wir

Setting: Einzelarbeit, Gruppe
Ziel: innere Auseinandersetzung mit dem Getrenntsein

Material: Papier und Stifte

Anleitung:
1. Phase: Kurzgedichte verfassen
Der erste Fünfzeiler beginnt mit ICH und endet mit ICH, der zweite beginnt mit DU und endet mit DU. Dann folgt ein Siebenzeiler mit WIR

am Anfang und am Ende. Zunächst wird nur erklärt, dass es um etwas Selbstverfasstes zur beendeten Beziehung gehen wird (ICH – DU – WIR). Dann folgt die Zeichnung und Erklärung für den ersten Fünfzeiler, und die Teilnehmer beginnen zu schreiben. Erst wenn alle fertig sind, wird die Anleitung für den nächsten Fünfzeiler wiederum vorgezeichnet und erklärt usw. Die Anweisungen für die einzelnen Gedichte werden schrittweise gegeben, damit die Spontaneität erhalten bleibt. Zur Verdeutlichung ist es sinnvoll, die Fünf- und Siebenzeiler auf eine Tafel oder großes Papier aufzuzeichnen, wie unten links zu sehen. Zum Verständnis für den Leser ist ein Beispiel von einer Klientin dazugefügt. Den Klienten werden keine Beispiele gegeben, um die individuelle Kreativität nicht einzuschränken.

ICH	DU	WIR	ICH	DU	WIR
oo	oo	oo	bin mein	bleib fort	waren eins
ooo	ooo	ooo	nicht mehr dein	bleib immer fort	sind jetzt zwei
oo	oo	oo	bin wieder	weit weg	jeder für sich allein
ICH	DU	WIR	ICH	DU	es ist vorbei
					nie mehr
					WIR

2. Phase: Jeder trägt seine Zeilen vor und anschließendes Gespräch über die emotionale Betroffenheit und weitere ausgelöste Gedanken.

Gruppenintervention: Mittelphase (G/13) Was hat meine Partnerwahl mit meiner Mutter/meinem Vater zu tun?

Setting: getrennte Männer- und Frauengruppe, Dreiergruppe, Gruppe

Ziele:

- biografische Zusammenhänge von unerfüllten Beziehungserfahrungen erkennen
- die Sicht des eigenen Scheiterns erweitern

Material: großes Plakat, Stifte

Anleitung:

1. Phase: Brainstorming

Die Gruppe teilt sich nach der Geschlechtszugehörigkeit auf. Die Frauen sammeln alle Einfälle zu: »Männer sind…?«, die Männer zu: »Frauen sind…?« und schreiben alle Ideen auf ein großes Plakat. Danach werden die Ergebnisse zunächst nur kurz ausgetauscht.

2. Phase: Partnerarbeit

»Oft wählen wir Partner, die besonders ähnlich oder besonders anders sind als unser gegengeschlechtlicher Elternteil. Mit dieser Übung können Sie Ähnlichkeiten und Unterschiede des gegengeschlechtlichen Elternteils und Ihres/r Partner/in erkunden und sich über mögliche Auswirkungen auf Ihre unerfüllten Beziehungserwartungen befragen.

- *Bilden Sie Zweiergruppen (Teilnehmer A und Teilnehmer B). A und B setzen sich einander gegenüber. A stellt B drei Minuten lang in Abständen immer wieder dieselbe Frage:*
  ›Was hat du an deinem Vater am meisten geliebt?‹ (Frauen)
  ›Was hast du an deiner Mutter am meisten geliebt?‹ (Männer)
  B antwortet, was ihm einfällt. Entsteht eine längere Pause, wiederholt A dieselbe Frage usw. Das Frage-Antwort-Ritual sollte eingehalten und nicht erweitert diskutiert werden.
- *Anschließend werden die Stühle gewechselt und die Rollen getauscht. Jetzt stellt B an A wiederholt dieselbe Frage.*
- *Nach einer kurzen Pause wird die anfängliche Rollenverteilung wieder aufgenommen, und A fragt B nach demselben Muster:*
  ›Was hast du an deinem Vater am meisten vermisst?‹ (Frauen)
  ›Was hast du an deiner Mutter am meisten vermisst?‹ (Männer)
- *Wiederum werden Stuhl und Rollen gewechselt.*
- *Anschließend tauschen sich A und B über ihr Erleben und ihre Gedanken mit dieser Übung aus.«*

3. Phase: Gruppengespräch

In der Gruppe wird der Frage nachgegangen, inwieweit sich die Erfahrungen mit dem gegengeschlechtlichen Elternteil auf die Partnerwahl auswirken und auf das Scheitern in Liebesbeziehungen Einfluss haben.

Variation:

Diese Intervention eignet sich auch für das Einzelsetting. In diesem Fall ist die Beraterin die fragende Person.

Trennungsbetroffene Menschen haben oft tiefe Beziehungsenttäuschungen erlebt und entwickeln eine große Vorsicht bis Misstrauen in späteren Beziehungen. Erfahrungen von Sich-Öffnen und Sich-Anvertrauen können Angst auslösen, aber auch Angst mindern und zu einer korrigierenden Erfahrung werden, denn zu vertrauen heißt immer, etwas zu riskieren.

Gruppenintervention: Mittelphase (G/14)
Vertrauen ist gut – Kontrolle ist besser?

Setting: Partnerarbeit, Gruppe
Ziel: Auseinandersetzung mit den eigenen Bedürfnissen nach Vertrauen und Kontrolle

Anleitung:
1. Phase: Partnerübung
»Ich biete Ihnen jetzt eine Übung an, in der es um Vertrauen und Kontrolle geht. Suchen Sie sich eine/n Partner/in, mit der/m Sie die nächste Übung gern durchführen möchten. Partner A schließt die Augen, und Partner B führt A durch den Raum, indem er ihn am Arm, oder von hinten an den Schultern haltend führt. Der Führende sollte sorgfältig den anderen wie einen Blinden führen und auf eventuelle Hindernisse achten. Sprechen Sie nicht während dieser Übung und kommunizieren Sie nur über den Körperkontakt. Beginnen Sie langsam mit der Kontaktaufnahme und lassen Sie sich ca. fünf Minuten Zeit, bis Sie ohne Worte die Rollen tauschen. Anschließend tauschen Sie sich ca. zehn Minuten lang mit Ihrem Partner über Ihr Erleben aus.«

2. Phase: Austausch in der Gesamtgruppe
Variante:
»Jeder sucht sich einen Partner, zu dem er Vertrauen hat. Beide suchen sich einen Platz, an dem sie sich ungestört fühlen, und setzen sich gegenüber. A schließt die Augen und ballt die rechte Hand zu einer Faust. So verschlossen fühlt sich jeder einmal, dann möchte man niemanden an sich heranlassen, um sich sicher und geschützt zu glauben. B beginnt, vorsichtig und langsam die Faust von A zu öffnen, so dass A Vertrauen entwickeln kann. Bitte sprechen Sie während der Übung nicht miteinander, sondern verständigen Sie sich nur über die Sprache der

Hände. Sobald A die Faust geöffnet hat, tauschen Sie nach einer kurzen Umstellungsphase die Rollen. Anschließend sprechen Sie miteinander über Ihr Erleben und den Bezug zu ihren Beziehungserfahrungen.«

Trennungsbetroffene lernen in der Trennungsphase, sich nach und nach als getrennt zu definieren. Diese neue Rolle ist fremd und oft genug nicht freiwillig erworben. Obwohl ungewohnt und ungeliebt, kreist in den Gedanken und Gefühlen das Getrenntsein an erster Stelle. Weitere verbliebene oder auch neue Rollen, Lebensbezüge, Eigenschaften und Fähigkeiten werden oft zu wenig wahrgenommen. Gewohnte, vertraute Rollen und Potenziale haben jedoch in Zeiten starker Veränderung stabilisierende Wirkung.

☞ **Gruppenintervention: Mittelphase (G/15)**
Ich bin getrennt, wer bin ich noch?

Setting: Dreiergruppe, Gruppe
Ziel: die Wahrnehmung für verbliebene und neue Rollen erweitern und sich ganzheitlicher erleben

Anleitung:
1. Phase: Dreiergruppe
Die folgende Intervention folgt dem in Intervention (G/12) beschriebenen Muster, immer wieder auf eine Frage zu antworten. Die wiederholt gestellte Frage lautet hier: »Du bist getrennt, wer bist du noch?« Die Zeit der Fragestellung kann hier auch bis zu fünf Minuten umfassen, um die innere Exploration zu fördern. Es kann auch mit Beobachter gearbeitet werden (dritte Person), der auf Zeit und Struktur achtet. Es erfolgt der Rollentausch, und anschließend tauschen sich die Teilnehmer über das eigene Erleben in dieser Übung aus.

2. Phase: Gruppengespräch
Variation 1:
Rollenspiel: Ich gebe folgende Instruktion: *»Ich werde Sie gleich bitten, kurz den Raum zu verlassen. Vor der Tür wird eine kleine Verzauberung passieren. Wenn ich Sie wieder hereinhole, haben Sie vergessen, dass Sie*

getrennt sind.« Kurze Zeit später werden die Teilnehmer in den Raum gebeten und als Gruppe begrüßt, die eine Reise miteinander plant und sich bei dieser Gelegenheit gegenseitig kennenlernen und befragen möchte (bis auf das eine, was vergessen ist!). Nachdem jeder mit jedem im wechselseitigen Austausch war, ist die Runde zu Ende. Die Gruppe wird wieder vor die Tür geführt, wo jeder sein ›Trennungsgedächtnis‹ wieder in Empfang nimmt.

Variation 2:
Nach der taoistischen Weisheit: »Wenn man die Dinge versteht, sind sie, wie sie sind, wenn man sie nicht versteht, sind sie auch, wie sie sind«. Um herauszufinden, wie viel gedankliche Zeit und damit psychische Energie für Grübelei über die Trennung gebraucht wird, kann der Klient einen Kreis malen – analog Intervention (G/7) und die zeitliche Verteilung, mit was er beschäftigt ist (Energie), in unterschiedlich große Kreisteile zeichnen (Ist-Zustand). Im Weiteren ist es sinnvoll, einen Wunsch- oder Soll-Zustand als zweiten Kreis zu zeichnen.

Variation 3:
(für die Ambivalenzphase): Wiederholt gestellte Frage der Beraterin an den Klienten: *»Was würde passieren, wenn Sie sich trennen/wenn Sie bleiben würden…?«*

In der folgenden Intervention geht es darum, die eigenen Bedürfnisse und deren Bedeutung bei einer neuen Partnerwahl zu erkennen. Es ist wichtig, klare Vorstellungen davon zu entwickeln, was eine neue Beziehung oder ein neuer Partner/Partnerin »bieten muss, damit es sich persönlich lohnt« (Heinrichs u. a. 2008, S. 121).

Gruppenintervention: Schlussphase (G/16)
Neue Partnersuche: Wer passt zu mir?

Setting: Kleingruppe, Einzelarbeit, Gruppe
Ziel: sich mit den eigenen Idealvorstellungen auseinandersetzen

Anleitung:

1. Phase: Geschlechtsgetrennte Kleingruppen
Zur Frage: »Was glaube ich, erwarten Männer von uns Frauen?« »Was glaube ich, erwarten Frauen von uns Männern in einer Partnerschaft?«

2. Phase: Gruppe
Vorstellung der Ergebnisse

3. Phase: Einzelarbeit
Was ist für mich in einer neuen Beziehung unverzichtbar?

Partnerschaftsfragebogen:
Was gehört für Sie zu einer glücklichen, auf Dauer angelegten Beziehung?
Suchen Sie mindestens drei und höchstens fünf Nennungen heraus, die für Sie unverzichtbar sind.

- ☐ gegenseitige Toleranz und Akzeptanz
- ☐ Vertrauen, Offenheit, Ehrlichkeit
- ☐ eigene Freiräume und Entfaltungsmöglichkeit
- ☐ schönes Eigenheim mit Garten
- ☐ finanzielle Sicherheit
- ☐ gleiche Konfession oder Religionszugehörigkeit
- ☐ sexuelle Treue
- ☐ gemeinsame Interessen, Freunde und Hobbys
- ☐ partnerschaftliche Verteilung der Haushaltsorganisation
- ☐ Solidarität und gegenseitige Unterstützung
- ☐ Zärtlichkeit und Sexualität
- ☐ konstruktive Kommunikation und Konfliktlösung
- ☐ gemeinsame Elternschaft
- ☐ übereinstimmende Wertvorstellungen
- ☐ Nähe und Geborgenheit
- ☐ Zuverlässigkeit

- ☐ Gleichberechtigung in der beruflichen Karrieremöglichkeit
- ☐ gegenseitiges Verzeihen
- ☐ gemeinsame Freizeit und Urlaube
- ☐ gegenseitige Achtung der Unterschiedlichkeit
- ☐ gerechte Verteilung der Elternzeit und der Erziehungsaufgaben
- ☐ Humor und Freude
- ☐ Veränderungsbereitschaft
- ☐ ....
- ☐ ....

4. Phase: Gruppengespräch

5. Phase: Hausaufgabe erklären
»Erstellen Sie eine Partnerschaftsannonce, in der Sie sich selber vorstellen und etwas über die ›Qualitäten‹ eines Mannes/einer Frau, die Sie längerfristig lieben könnten, steht. Sie wollen mit dieser Anzeige möglichst erfolgreich sein!«

Nacharbeit: Nach Absprache mit der Gruppe werden die Anzeigen in der kommenden Gruppensitzung anonym vorgelesen und der/die Verfasser/in erraten.

Variation:
in veränderter Form auch in der Einzelberatung anwendbar

Abschied heißt, Vertrautes aufzugeben und sich für Neues zu öffnen. Dabei macht es einen Unterschied im Erleben, ob der Abschied freiwillig und selbst entschieden, unfreiwillig, schicksalhaft oder fremdbestimmt erfolgt. Für die Gruppe ist der Abschied im Voraus festgelegt und wird doch von den Einzelnen unterschiedlich erlebt, von ersehnt bis zu früh stattfindend. Deshalb ist es notwendig, den bevorstehenden Abschied rechtzeitig in der Gruppe zu thematisieren. Das Ende in einer Gruppe bewusst gestalten bedeutet, den Einzelnen und den Gruppenprozess wertzuschätzen. Durch letzte Rückmeldungen werden persönliche Entwicklungen und entstandene Bindungen gewürdigt. Zukünftiges und anstehende Aufgaben werden genauso benannt wie Unerledigtes und Fehlendes.

☞ **Gruppenintervention: Schlussphase (G/17)**
Wo stehe ich heute im Vergleich zum Beginn der Gruppe?

Setting: Partnerarbeit, Gruppe
Ziele: Veränderungsfeedback geben und annehmen

Anleitung:
Intervention:
1. Phase: Die Teilnehmer nehmen noch einmal die ausgewählten Bilder vom Beginn der Gruppe und legen die während des Gruppenprozesses gemalten Bilder dazu. Jeder sucht sich jetzt ein Bild oder symbolischen Gegenstand für das Neue, das in ihm durch die Gruppe gewachsen ist.

2. Phase: Jeder zweite der Teilnehmer steht auf und stellt den eigenen Stuhl vor den Stuhl des linken Nachbarn, der sitzen geblieben ist. Das so gebildete Paar teilt sich nacheinander gegenseitig mit, was jeder am anderen seit Beginn der Gruppe verändert erlebt. Anschließend sagt jeder etwas zu dem eigenen ausgewählten Symbol.

3. Phase: Gruppengespräch über die Selbst- und Fremdwahrnehmungen zu den Veränderungen.

☞ **Gruppenintervention: Schlussphase (G/18)**
Abschied nehmen und Zukunft gewinnen

Setting:
Ziel: Abschied nehmen und Zukunftsvisionen entwickeln
Intervention: Gruppengespräch, Einzel- und Kleingruppenarbeit

Anleitung:
1. Phase: Kurze Imagination
Die Gruppenleiterin erinnert an das nahe Ende der Gruppe und dass jeder seinen Weg ohne Begleitung der Gruppe weitergehen wird. Sie bittet die Teilnehmer, kurz die Augen zu schließen und sich vorzustellen, die Zeit ohne die Gruppe schreitet weiter fort, bis sie sich fünf Jahre später sehen. *»Wie werden Sie dann bestenfalls leben? Lassen Sie alle Gedanken und Fantasien zu, wie Sie in fünf Jahren bestenfalls leben werden.«*

2. Phase: Rollenspiel
Die Teilnehmer werden angewiesen, den Raum für ein paar Minuten zu verlassen, nicht miteinander zu reden und sich darauf einzustellen, dass sie sich, wenn die Tür geöffnet wird, auf einem Wiedersehenstreffen der Gruppe in fünf Jahren befinden. Die Gruppenleiterin öffnet die Tür (hat vielleicht Begrüßungsgetränke bereitgestellt) und begrüßt die Einzelnen mit Handschlag in der neuen Rolle. Anschließend geht jeder in der Rolle wie auf einem Stehempfang zu jedem und erzählt von seinem Leben (fünf Jahre später!). Nach dem Rollenspiel verlassen die Teilnehmer wieder den Raum, ›entrollen‹ sich und kommen als die jetzige Person wieder herein.

3. Phase: Gruppengespräch
Welche meiner Ressourcen kann ich nutzen, um annähernd in fünf Jahren so zu leben, wie ich es mir gerade vorgestellt habe?
Welche Notfallstrategien habe ich für Rückschläge?

Variation:
Partnerarbeit zu der Frage: *»Kennen Sie in Ihrer Umgebung einen Lebenskünstler? Wie lebt er genau? Was macht er anders, als Sie bislang gemacht haben? (Stellen Sie sich jetzt vor, ein Lebenskünstler zu sein.)«*

Gruppenintervention: Schlussphase (G/19)
Abschied nehmen

Setting:
Ziele:
- Feedback geben und sich der eigenen Lernerfahrungen bewusst sein
- Abschied nehmen

Intervention:
1. Phase: Gruppengespräch
- Wie haben Sie bislang Abschied genommen?
- Wie wurden Abschiede in der Herkunftsfamilie gestaltet?
- Woran würden Sie merken, dass ein Abschied noch nicht beendet ist?

2. Phase: Partnerarbeit

»Du warst mir in der Gruppe wichtig, weil...«. Die Gruppe teilt sich paarweise auf und wechselt bei einem akustischen Signal der Gruppenleiterin den Gesprächspartner, sodass jeder Kontakt mit jedem hatte.

3. Phase: Gruppe

- Feedback der Teilnehmer zu den eigenen Lernerfahrungen in der Gruppe und durch die Gruppe
- Feedbackrunde für die Leiterin nach dem Motto: *»Was ich unbedingt noch sagen wollte, bevor ich gehe.«* Die Leiterin ermuntert die Teilnehmer, nichts mitzunehmen, was noch unerledigt ist, und zu dem, was jeder Positives erfahren hat, auch das zu sagen, was geärgert oder gefehlt hat.
- Feedback der Leiterin an die Gruppe

Variation:

Gute Wünsche für die Zukunft: Die Gruppenleiterin legt ihrer linken Nachbarin einen (angenehm geschmeidigen) Stein in die Hand, begleitet von persönlichen Wünschen. So wandert der Stein mit weiteren guten Wünschen von Hand zu Hand durch die Gruppe und landet zum Schluss wieder bei der Gruppenleiterin.

11. Nachscheidungsphase – von der Scheidung zur neuen Lebensform

»Wir müssen aber auch die Gewissheit haben, dass Dasein immer wieder gestaltet werden kann, ja, dass gerade diese Veränderungen Aspekte der Kreativität sind. Wir brauchen aber auch das Gefühl der durchgängigen Identität mit uns selbst, damit wir den Mut haben, uns immer wieder auch von uns zu distanzieren und vertrauensvoll das Unbekannte an uns herantreten zu lassen« (Kast 2005, S. 156).

In der Nachscheidungsphase sind längst noch nicht alle Probleme gelöst und alle Fragen geklärt. Vieles ist noch offen, einiges kann noch geklärt werden, manches bleibt unerledigt. Die Nachscheidungsphase beginnt mit dem Abschluss der juristischen Scheidung und endet mit der ›psychischen Scheidung‹, d. h. mit der emotionalen Loslösung der ehemaligen Partner voneinander. In dieser Phase nehmen die Probleme aus der alten Beziehung für die Geschiedenen nur noch wenig Energie in Anspruch. Beide haben sich bestenfalls mit den materiellen und emotionalen Trennungsproblemen hinreichend auseinandergesetzt. Kinderlose Paare müssen sich nicht mit Sorgerechts- und Umgangsfragen befassen und können sich nach der Scheidung endgültig aus den Augen verlieren. Sie können aber auch im Zorn oder freundschaftlich verbunden bleiben. Für Paare mit Kindern geht der Kontakt mit den Ex-Partnern weiter und erfährt dann, wenn neue Partner mit oder ohne Kinder dazukommen, eine erneute Krisenanfälligkeit. Zunächst hat sich das Familiensystem reduziert, jetzt erweitert es sich wieder (Stief- oder Patchworkfamilie). Grundsätzlich kann man jedoch sagen, dass sich die getrennte Familie allmählich vom Stress des Trennungsgeschehens erholt. Die soziale und wirtschaftliche Situation restabilisiert sich über die Jahre nach der Scheidung. So haben sich zwei Haushalte oder auch zwei Folgefamilien gebildet, sofern die Kinder zumindest zeitweise und abwechselnd in beiden Haushalten leben. Die alltägliche Organisation und die neuen Regeln haben sich in den meisten Trennungsfamilien eingespielt. Kinder übernehmen häufig mehr Aufgaben, Verpflichtungen und Verantwortung als in der vorherigen Familiensituation. Sind Großeltern verfügbar, werden sie häufig in die Versorgung der Kinder miteinbezogen (Sieder 2008, S. 246). Die endgültige Umwandlung der Familie in eine neue Lebensform stabilisiert die Einzelnen und das neue System. Wallerstein und Blakeslee gehen davon aus, dass sich die Familie »zu einer neuen, sicheren und funktionierenden Einheit entwickelt« (Wallerstein & Blakeslee 1989, S. 33). Mit der persönlichen Neuorientierung der Erwachsenen und der Kinder etabliert sich langsam ein neuer Lebensstil als geschiedene Familie. Für die Erwachsenen tauchen neue Lebensziele auf, das Selbstwertgefühl stabilisiert sich, und eine neue Ich-Identität zeichnet sich ab. Viele Trennungsbetroffene testen schon vor der Scheidung ihre erotische Attraktivität oder beginnen nach der Scheidung sich ernsthafter mit der Idee einer neuen Liebe oder eines Singlelebens auseinanderzusetzen. Ängste vor erneutem Scheitern oder Unerledigtes aus der vergangenen Beziehung blockieren oft noch den Schritt nach vorn. Sind Kinder zu betreuen, bleibt die Energie in der Bewältigung des Alltags gebunden. Die Suche nach neuen Intimpartnern verläuft in der Regel schneller beim nicht sorgetragenden Elternteil (meistens der Vater). Geschiedene Frauen mit Kindern gehen weniger eine zweite oder dritte Ehe ein als Männer. »Gut gebildete, ausgebildete und wirtschaftlich und beruflich erfolgreiche Frauen zeigen ein besonderes Geschick, Nähe und Distanz des neuen Intimpartners zu regulieren. Sie setzen die sozial-kulturellen und ökonomischen ›Mechanismen‹ des (westlich-modernen) Patriarchats nahezu vollständig außer Kraft. In bildungsfernen und sozial-ökonomisch schwachen Milieus hingegen wird die neue Intimbeziehung von der Frau aus materiellen und sozial-kulturellen Gründen oft so rasch wie möglich angebahnt. Die Frau integriert ihren neuen Intimpartner sofort in die Folgefamilie und stattet ihn umgehend mit Elternfunktionen aus« (Sieder 2008, S. 247).

Das Ausmaß der Verschlechterung der finanziellen Situation der Nachscheidungsfamilie mit drohendem sozialen Abstieg, vor allem des betreuenden Elternteils, ist maßgeblich an der Bewältigung der Nachscheidungsfolgen beteiligt. Oftmals werden in der Herkunftsfamilie zusätzlich finanzielle Absicherung und sozialer Halt gesucht. Das wiederum verstärkt eine abhängige Bindung an die Eltern (›Unterstützer‹) und schränkt Individuation und Autonomie ein. Großeltern spielen in der Unterstützung der Trennungsfamilie in allen Phasen eine wichtige Rolle. Manchmal verstärken sie jedoch die Polarisierung zwischen den getrennten Partnern auch im Sinne einer Fortsetzung eines alten Konfliktes, nämlich dann, wenn sie mit dem Schwiegersohn oder der Schwiegertochter nicht wirklich einverstanden waren. Setzen Geschiedene und auch die Großeltern unbewältigte Beziehungskonflikte fort, leiden die Kinder besonders und reagieren mit Verhaltensauffälligkeiten über die Scheidung hinaus. So ist z. B. ein hohes Konfliktniveau zwei Jahre nach der Scheidung wesentlich problematischer zu beurteilen als Konflikte zwischen den Eltern, die unmittelbar nach der Scheidung mit der noch ungewohnten Umgangsregelung nicht zurechtkommen. Ungelöste Nachscheidungskonflikte können bei Wiederheirat bis in die Stieffamilie hineinwirken. Eine zu feindselige Beziehung nach der Scheidung gilt als nicht erfolgreich getrennt, aber auch eine zu freundschaftliche Nachscheidungsbeziehung vermittelt den Eindruck des Ungetrennten. Was zeichnet ein ›erfolgreich‹ getrenntes Nachscheidungspaar aus? Diese Frage ist nicht eindeutig zu beantworten, da die Beziehungssituation nach der Scheidung im Hinblick auf eine funktionierende Nachscheidungsbeziehung in Anerkennung der gemeinsamen Vergangenheit, der verbleibenden Elternschaft und der erweiterten Familie als noch wenig untersucht gilt. Grundsätzlich kann man sagen, dass die psychische Scheidung der Eltern und die Verarbeitung des Verlustes der ständigen Verfügbarkeit eines Elternteils beim Kind für eine gelingende Bewältigung der Scheidungsfolgen unerlässlich sind. Inwieweit die weitere Lebensanpassung in der Nachscheidungsphase gelingt, hängt wesentlich davon ab, ob ausreichende persönliche und finanzielle Ressourcen sowie soziale Unterstützungssysteme vorhanden sind.

11.1 Psychische Bewältigung des Abschieds und Anpassung an die neue Lebenssituation

11.1.1 Für die Erwachsenen

»Die Scheidung als Teil Ihres Lebens zu integrieren bedeutet: Sie müssen akzeptieren, dass es einige Gefühle geben kann, die ambivalent und unentschieden bleiben. Außerdem gibt es Verluste, um die Sie vielleicht noch Jahre trauern. Wenn Sie in Erinnerung behalten, dass Ihre Ehe gute und schlechte Zeiten hatte, dass Ihr Ex-Partner gute und schlechte

Eigenschaften hat, dass Sie, Ihr Ex-Partner oder Ihre Ehe nicht gescheitert sind, nur weil Sie nicht bis ans Lebensende verheiratet geblieben sind, können Sie Ihr Leben in seiner Gänze akzeptieren und die Vergangenheit in die Gegenwart integrieren« (Ahrons 1997, S. 403).

Die juristische Scheidung markiert in Form eines Rituals (Verlesung des Scheidungsurteils) das Ende der Ehe und den Beginn einer neuen Lebensform. Wieder ist ein Wendpunkt erreicht, alte Rollen und ›Noch-Vertrautes‹ müssen endgültig aufgegeben werden, das Neue ist noch fremd und manchmal auch bedrohlich. Für die meisten Geschiedenen ist dieses Prozedere noch einmal eine emotionale Herausforderung, besonders für diejenigen, die die Trennung nicht gewollt haben und sich mühsam daran gewöhnen mussten. Erst jetzt wird für manche die Endgültigkeit wirklich erfasst und nochmals mit Trauer beantwortet. Bei anhaltenden Nachscheidungskonflikten ist zumindest bei einem Partner der Trauerprozess im Protest oder auch in einer depressiven Reaktion stecken geblieben. Diejenigen, die die mit der Trennung verbundenen intrapsychischen Konflikte noch nicht ausreichend verarbeitet haben, agieren in der Regel nach der Scheidung weiter. Anders als bei dem Tod eines Ehepartners ist der/die Ex-Partner/in zwar abwesend, aber dennoch existent. So kann nach der Scheidung die innere Auseinandersetzung mit dem Ex-Partner potenziell jederzeit in eine reale Auseinandersetzung umgesetzt werden. »Gefühle von Enttäuschungen und Hass, die altvertrauten Schuldzuschreibungen sowie durch das Scheitern der Ehe und das Ringen um die Kinder ausgelöste Kränkungs- und Schamgefühle bestimmen weiter die Beziehungen« (Bauers 1997, S. 53). Gelingt einem oder beiden Ex-Partnern die psychische Scheidung nicht, bleibt es schwierig, zwischen Ex-Gatten und Elternrolle zu unterscheiden, und die Kinder bleiben in den fortgesetzten Beziehungskonflikten mit einbezogen.

Erfahrungsgemäß ist der Prozess der emotionalen Trennung individuell unterschiedlich, kann mehrere Jahre dauern oder auch nie enden. Erst in der Nachscheidungsphase, wenn die endgültige Trennung begreifbarer und handhabbarer geworden ist, kann die Tragweite des Geschehens so richtig bewusst werden. Ist das meiste geregelt, die psychische Trennung jedoch noch nicht abgeschlossen, kann es (ähnlich wie bei Trauernden) zu einem emotionalen Einbruch kommen. Die Krise kann jedoch auch zur Chance werden, sich endgültig aus der Beziehung und aus dem früheren Leben zu verabschieden. Das Aufarbeiten der persönlichen Anteile am Scheitern der Beziehung im Zusammenhang mit der eigenen Biografie ist meistens jetzt erst möglich. Fehlt diese Auseinandersetzung mit den eigenen Anteilen, indem sie verdrängt oder durch eine schnelle Bindung an einen neuen Partner vermieden wird, ist die Gefahr groß, nur den Partner ausgetauscht zu haben und die alten Beziehungsmuster zu wiederholen. »Wenn Frauen und Männer beispielsweise die Hoffnung haben, dass die Folgefamilie die erste Familie ganz und gar ersetzen könnte, begünstigt dies eher die Wiederholung empirisch erlernter Strategien als die Entwicklung neuer, geeigneterer Strategien. Wenn ›dazugelernt‹ wird, dann am ehesten aus Krisen und Konflikten, die alte Gewissheiten gründlich erschüttern« (Sieder 2008, S. 56). Haben sich Trennungsbetroffene auf einen Abschieds- und Trauerprozess eingelassen, wird die Realität der Trennung mehr und mehr anerkannt. Das bedeutet aber auch, sich mit den Verlusten und Gewinnen der vergangenen Beziehung auseinanderzusetzen. Der Verlust wird oft auch als Schuld sich selber gegenüber erlebt, in der Beziehung nicht das gelebt zu haben, was man hätte leben können. Es geht aber nicht nur um Lebensmöglichkeiten, die man im Zusammenhang mit dem/der Ex-Partner/in nicht gelebt hat, sondern auch um ungelebtes Leben, das wirklich nur mit dem eigenen Leben zu tun hat. »Die innere Wiedergutmachung besteht, wie Melanie Klein beschrieben hat, in der Zurücknahme der destruktiven Gedanken, Gefühle und Handlungen, mit denen man den anderen schädigen und verletzen wollte. … Die Sühne erfolgt hier durch das Eingeständnis und die Trauer über das dem anderen zugefügte Leid« (Petri 2005, S. 162). Gelingt eine Versöhnung mit der Schuld sich selbst und dem anderen gegenüber, gestaltet sich die weitere Verbindung auf der Elternebene besser, und ein weiterer distanzierter, aber wertschätzender Kontakt mit dem ehemaligen Partner ist möglich. »Sich zu versöhnen bedeutet, eine Verfehlung oder was wir für eine Verfehlung halten, schuldhaftes Verhalten nicht mehr übelzunehmen, sondern zu verzeihen und darüber hinaus wieder eine vertrauensvolle Verbindung herzustellen, auch wenn man nicht weiß, ob diese Verfehlung nicht erneut vorkommen wird« (Kast 2005, S. 11). Versöhnlichkeit ist eine reife menschliche Haltung, die Geschiedene jedoch selten erreichen. Sich dieser Haltung anzunähern, kann ein erstrebenswertes Ziel sein, besonders dann, wenn Kinder betroffen sind. Mit einer falschen und vorschnellen Versöhnung ist jedoch niemandem gedient. »Diese vorschnelle Versöhnlichkeit (z. B. der Kinder zuliebe) bedroht den Prozess authentischer innerer Wandlung und Selbstkonfrontation, die immer einer echten Versöhnung vorausgehen sollte. Es gibt Erlebnisse mit Ehepartnern, die ein Leben lang nicht verziehen werden können, auch dieser Weg der Unversöhntheit ist im Sinne der Authentizität wertvoll und mutig. Es erfordert auch ein starkes nonkonformes Denken. Insofern kann auch Unversöhntheit – vor allem in Teilbereichen – ethisch vertretbar sein« (Goldrian 2007, S. 61). Wiederkehr bringt es auf den Punkt: »Falsche Versöhnlichkeit entwürdigt die Beteiligten ebenso wie sture Verurteilung« (Wiederkehr 2005, S. 145).

Gelingt es annähernd, sich mit der neuen Lebenssituation anzufreunden, entsteht das Bedürfnis, sich nicht mehr mit der Beziehungsvergangenheit zu beschäftigen, sondern sich neu zu orientieren. Das wird daran deutlich, dass die Betroffenen

- nur noch manchmal traurig, aber selten verzweifelt sind
- nicht mehr auf eine Versöhnung hoffen, sondern die Trennung akzeptieren
- schwächere Gefühle und kaum noch Wut- oder Hassgefühle empfinden
- sich der vorhandenen eigenen und neu dazugewonnenen Stärken bewusster werden
- sich mit den eigenen Anteilen am Scheitern der Beziehung auseinandersetzen
- gut oder besser auf der Elternebene zusammenarbeiten
- auf Schuldzuweisungen und Vorwürfe verzichten
- sich vorstellen, wieder glücklich sein zu können
- sich neuen Beziehungen gegenüber wieder mehr öffnen
- Sexualität leben oder ausprobieren
- sich beruflich mehr engagieren oder neu orientieren
- kindliche Symptome und Verhaltensauffälligkeiten besser abfedern können.

Der Partner, der die Trennung initiiert hat, kommt meistens schneller zu diesem Punkt, es sei denn, unverarbeitete Schuldgefühle hemmen seine progressive Entwicklung. Für den ›verlassenen‹ Partner sind die Anpassungsprobleme nach der Scheidung größer, und er benötigt eine längere Zeit bis zur selbstbestimmten Lebensführung. Psychisch gesunde und widerstandsfähige Erwachsene brauchen erfahrungsgemäß zwei bis fünf Jahre, bis sie in der neuen Lebenssituation seelisch angekommen sind. Ist der Weg frei, den Hass oder den Groll auf den ehemaligen Partner loszulassen und bestenfalls die guten Erfahrungen und Erinnerungen zu behalten, ist der letzte Wendepunkt im Trennungsprozess erreicht. Dann erleben es die Betroffenen als gut und befreiend, es bewusst als eine eigene Entwicklungsleistung anzuerkennen und zu feiern. Die Frage »Wozu war diese Trennung für mich gut bzw. was konnte ich daraus für mich gewinnen?« bekommt jetzt Sinn und kann meistens auch positiv beantwortet werden. Die Erfahrung, aus der Trennungskrise gestärkt und gereifter hervorzugehen, bildet die Grundlage, weitere Herausforderungen des Lebens zu meistern. Mit dem Zuwachs an Risikobereitschaft ist auch die Selbstachtung gewachsen und die Sicherheit gestärkt, allein leben zu können. Sich in sich wieder ganz zu erleben, bedeutet auch, sich wieder liebenswert zu fühlen. Die eigenen Interessen und das eigene Vergnügen bekommen mehr Beachtung. Aus dem gewachsenen Gefühl der Unabhängigkeit anderen Menschen gegenüber kann wieder Vertrauen entstehen. Seine eigenen Wünsche und Bedürfnisse genauer zu kennen und ernst zu nehmen, bedeutet für die Betroffenen, genauer zu wissen, worauf sie in einer neuen Partnerschaft achten wollen oder wie sie sich bewusst auf ein Singleleben einstellen werden.

11.1.2 Für die getrennte Familie

Manche Kinder geben erst in der Nachscheidungsphase ihre Hoffnung auf Wiedervereinigung der Eltern auf, d. h., sie lernen jetzt, sich als Scheidungskind zu akzeptieren. Besonders Jugendliche versuchen in der Zeit nach der Scheidung, die Hintergründe der Trennung der Eltern aufzuarbeiten und sich das Geschehene zu erklären. Die innere Loslösung kann immer noch durch eine ausgeprägte Ambivalenz gegenüber dem zwar abwesenden, real aber doch noch existierenden Elternteil beeinträchtigt sein. »Es sind einerseits die erlebte narzisstische Kränkung, daraus resultierende Gefühle der eigenen Wertlosigkeit, Verzweiflung, Wut und Hilflosigkeit wegen des Verlassenwordenseins, und andererseits die Sehnsucht nach Anerkennung und Zuneigung sowie die Hoffnung, den ›verlorenen‹ Elternteil doch noch zurückzugewinnen, die immer wieder mobilisiert werden, sei es nun bei realen Besuchskontakten oder bei nur fantasierten Kontakten« (Bauers 1997, S. 54).

Obwohl der Belastungsgipfel für die Kinder je nach individuellen und situativen Gegebenheiten überwunden ist, bleiben die Anforderungen hoch. Oftmals zeigen sich erst jetzt Symptome bei den Kindern ähnlich wie bei den Erwachsenen, wenn eine längere Belastungsphase überstanden ist. Deshalb brauchen die Kinder auch in dieser Phase immer noch viel Aufmerksamkeit und Geduld vonseiten der Erwachsenen. Der betreuende Elternteil wird dadurch weiterhin stark belastet und gerät langfristig in eine Überforderungssituation, da er einerseits dem weggegangenen Partner zeigen will, dass er es allein schafft, und ihm andererseits noch böse ist, weil er ihn verlassen und diese Überforderungssituation für die ganze Familie herbeigeführt hat. Sich als gute Eltern beweisen wollen betrifft auch den Elternteil, der die Familie verlassen hat. Trennungsaktiven Eltern hilft es jedoch mehr, zu ihrer ›narzisstischen‹ Seite zu stehen, als aus unbewussten Schuldgefühlen heraus der Umwelt und dem eigenem ›Über-Ich‹ zu beweisen, dass sie trotzdem besonders gute Eltern sind. Diese Eltern brauchen für sich die innere und äußere Erlaubnis, durchschnittlich, d. h. »good enough«, zu sein.

Eine zusätzliche Umstellung und Belastung für die Kinder liegt in der erforderlichen Berufstätigkeit des betreuenden Elternteils (meistens die Mutter). Dieses bedeutet nicht nur eine höhere Anforderung an die Mutter, sondern auch an die Kinder, bezogen auf ihre Selbstständigkeit und Selbstversorgung. Die Kinder und Jugendlichen erleben diese neue Herausforderung zwiespältig, einerseits fördert die Selbstständigkeit ihr lädiertes Selbstwertgefühl, andererseits fühlen sie sich oft zu sehr auf sich selbst verwiesen und allein gelassen. In der Nachscheidungsphase kann eine weitere Schwierigkeit für die Kinder bei der Verarbeitung der Trennung deutlicher werden. Es geht um das für die eigene Identität wichtige Bedürfnis nach Identifizierung. »Während ein Kind, das einen Elternteil durch Tod verliert, sich letztendlich mit dem verlorenen, wenn auch idealisierten Objekt identifizieren kann, ohne Gefahr zu laufen, vom verbleibenden Elternteil abgelehnt zu werden, wird gerade dies bei Scheidungskindern zum Problem. Wenn es sich mit dem Weggeschiedenen identifiziert, wird es für den verbleibenden Elternteil wie der zu bekämpfende ›böse‹ und ›schlechte‹ Partner, von dem man sich ja gerade durch die Scheidung getrennt hatte. Die Zuschreibung ›du bist wie dein Vater‹ oder ›du bist wie deine Mutter‹ wird noch von erwachsen gewordenen Scheidungskindern als die schlimmste und schmerzhafteste Entwertung ihrer Selbst-Identität erlebt« (Bauers 1997, S. 54/55). Um sich die Beziehung zu dem betreuenden Elternteil zu sichern, müsste es solche Identifizierung vermeiden. Das wiederum würde bedeuten, immer auch einen Teil seines Selbst, seiner bisher auf Vater und Mutter gegründeten Identität, zu verleugnen. Damit fehlt dem Kind nicht nur ein wichtiges Identifikationsmodell (als Mann oder für eine Paarbeziehung), sondern auch ein Regulativ für die enge Beziehung zwischen Mutter und Kind (fehlendes triangulierendes Objekt). So kann sich aufgrund enttäuschter gegenseitiger Erwartungen und daraus resultierender Wut und Hilflosigkeit auf beiden Seiten im verbleibenden Familienteil ein Interaktionszirkel negativer Gegenseitigkeit entwickeln. Das hat problematische Konsequenzen für das Kind: Die Schuldgefühle der Mutter und Angst, zu versagen, führen zu inkonsequentem Erziehungsverhalten, wohingegen der ›Besuchsvater‹ vom Kind in Abgrenzung zur Mutter zunehmend idealisiert wird. So können sich die aus dem unverarbeiteten Vaterverlust resultierenden Enttäuschungs- und Wutgefühle des Kindes jetzt offen oder versteckt gegen die Mutter richten. »Da die gegen die Mutter gerichteten aggressiven Regungen einerseits die Beziehung zu ihr gefährden und damit die Angst vor Verlassenwerden steigern, andererseits aber der Abwehr von zu viel Nähe zu ihr dienen, wird schließlich auch die Beziehung des Scheidungskindes zur Mutter extrem ambivalent. Das aggressive Potenzial bleibt in der Beziehung zu ihr gebunden und kann nicht für eigene Entwicklungsschritte zur Ablösung von ihr genutzt werden« (Bauers 1997, S. 54/55).

Diese unheilvolle ambivalente Bindung an die Mutter kann besonders in der Pubertät zu heftigen Konflikten führen, da der regulierende Dritte fehlt oder als bedrohlicher Konkurrent um die Liebe der Kinder erlebt wird. So lauert bei vielen betreuenden Geschiedenen die Angst im Nacken, die Kinder könnten sie eines Tages ›verlassen‹ und zum anderen Elternteil ziehen. Jede positive Rückmeldung der Kinder nach den Besuchskontakten nährt diese Angst, besonders dann, wenn bereits neue Partner mit im Spiel sind und als die besseren Ersatzmütter oder -väter fantasiert werden. »Geschiedene Eltern sind wie jedes andere Paar, das sich getrennt hat. Sie reagieren empfindlich auf alle Nachrichten, die ihren ehemaligen Partner betreffen, insbesondere wenn es um eine neue Liebesbeziehung des anderen oder um Geld geht. Als Kinder Geschiedener haben wir schnell die Lektion gelernt –

Informationen, die solche Gefühle der Wut und Verletztheit auslösen konnten, nicht weiterzugeben (Marquardt 2007, S. 123).« Das wiederum könnte die Kinder in ihrer weiteren Stabilisierung beeinträchtigen.

Im Laufe der Zeit lernen die Scheidungskinder, in vielen Situationen allein zurechtzukommen, und entwickeln sich zu (oftmals) überforderten, aber selbstständigen Persönlichkeiten. »Meine Tatkraft und meine Unabhängigkeit haben mich als Kind mit Stolz erfüllt. Manchmal belastete mich diese Rolle zwar, aber ich akzeptierte sie andererseits auch als einen festen Bestandteil meiner Identität. Mir kam gar nicht in den Sinn, dass ich auch auf eine völlig andere Art hätte leben können. Ich hatte das Gefühl, dass ich mich nur auf mich selbst verlassen konnte« (Marquardt 2007, S. 50). Gleichzeitig liegt in der Selbstständigkeit (besonders für Jugendliche) auch eine Chance, nämlich die, sich weitere verlässliche Beziehungskontakte aufzubauen. Damit machen sie die Erfahrung, selbst wirksam und gestaltend in Beziehungen sein zu können. Spätestens in der Nachscheidungsphase kommt für viele Kinder die Anforderung hinzu, sich an einen neuen Beziehungspartner zumindest eines Elternteils zu gewöhnen. Untersuchungen belegen, dass Jungen sich durch das Hinzukommen eines Stiefvaters eher entlastet fühlen, während Mädchen ihre Beziehung zur Mutter durch eine neue Partnerschaft oder Wiederheirat häufig bedroht sehen (Krause & Klopp 2008). Hier obliegt diesem Elternteil eine besondere Verantwortung, die Kinder nicht zu überfordern, indem er entweder zu schnelle Anpassung erwartet oder indem er den Kindern zu schnell einen neuen Elternersatz anbietet/aufdrängt. Auch der betreuende Elternteil hat jetzt die Aufgabe, nicht abwertend über die neue Frau/neuen Mann zu reden und die erweiterten Beziehungskontakte der Kinder zu respektieren. Ansonsten wird der Beziehungskampf fortgesetzt – zuungunsten der Kinder.

11.2 Konsequenzen für die Beratung

Die Einzelberatung in der Nachscheidungsphase ist gekennzeichnet von überforderten betreuenden Müttern, zunehmend auch von überforderten Vätern. Es geht nach wie vor darum, die Folgen der Scheidung und der damit verbundenen Lebensveränderungen zu bewältigen. Im Umgang mit den Kindern zeigen sich Erziehungsschwierigkeiten deutlicher, und alltägliche Sorgen bestimmen die Beratungsthemen. Die Mobilisierung eigener und fremder Ressourcen steht an erster Stelle. Gleichzeitig sind manche Geschiedenen innerlich noch mit der Lösung vom ehemaligen Partner und mit dem Abschied aus dieser Lebensphase beschäftigt. Die Beraterin wird entsprechend den Bedürfnissen der Klienten den Beratungsfokus wechseln zwischen aktuellen lebenspraktischen Herausforderungen und der abschließenden Verarbeitung des Trennungsgeschehens. Erst jetzt ist es möglich, sich mit den eigenen biografischen und psychodynamischen Anteilen in der Beziehungs- und Trennungsdynamik zu befassen. Dabei ist es wichtig, den Fokus nicht auf ein weiteres Einsammeln von Defiziten zu legen, sondern auf die Frage, was aus diesen Erfahrungszusammenhängen für die eigene Beziehungs- und Liebesfähigkeit gelernt werden kann. Therapeutisch geht es darum, Delegationen zurückzunehmen, das Selbstbild zu erneuern und das Selbstwertgefühl zu stärken.

Inhalte und Ziele der Beratung/Therapie:

- psychologische Unterstützung zur Konsolidierung der neuen Lebenssituation
- Bewältigung von Überforderungssituationen und Stress
- Erziehungskompetenzen und Generationsgrenzen fördern
- die weitere elterliche Zusammenarbeit unterstützen
- die Entwicklung der Kinder im Blick behalten
- das Beziehungsscheitern in Verbindung mit der eigenen Biografie bearbeiten
- die Etablierung eines neuen Selbstverständnisses in der Rolle als Geschiedene/r
- die Anerkennung des Endes der gemeinsamen Beziehung
- die Entwicklung neuer Beziehungen

Je nach Kontakt mit der Nachscheidungsfamilie und Beratungsbedarf können unterschiedliche Settings angeboten werden. Die Beratungsschwerpunkte in der Nachscheidungsphase liegen häufig bei der Unterstützung der elterlichen Kompetenzen, der Bewältigung des Alltagsstresses und der abschließenden Bearbeitung der psychischen Trennungsfolgen. Je nach dem Beziehungsstil der ehemaligen Partner und dem Konfliktpotenzial während des Trennungsprozesses entwickeln geschiedene Paare bestimmte Beziehungsstile. Ahrons und Rogers (zitiert in Kaslow 2001, S. 469–450) beschreiben folgende Beziehungsstile Geschiedener:

1. *Perfekte Kumpel,* die freundschaftlich miteinander umgehen, die sich entschieden haben, Freunde zu bleiben, aber nicht mehr miteinander verheiratet sein wollen.
2. *Kooperative Kollegen,* die in der Lage sind, als Eltern zusammenzuarbeiten, sich aber nicht als gute Freunde betrachten.
3. *Verstimmte Partner,* die feindselig und grollend bleiben und die gemeinsame Elternschaft schwierig finden. Ihre Kinder sind weiterhin in die Konflikte ihrer Eltern verstrickt und erleben ständig Loyalitätskonflikte.
4. *Wütende Feinde,* die noch immer so böse aufeinander sind, dass sie ihre Kinder nicht gemeinsam erziehen können. Sie erinnern nur das, was alles schieflief, und können sich an nichts Schönes mehr erinnern.
5. *Aufgelöste Duos,* die jeden Kontakt miteinander abgebrochen haben, sodass normalerweise einer weit wegzieht und oft ganz aus dem Familienumfeld verschwindet.

Hat die Beraterin während des Trennungsprozesses Kontakt zu beiden Partnern oder zur ganzen Familie aufbauen können und praktizieren die Eltern einen kooperativen Umgangsstil (siehe Beziehungsstil 1 und 2), besteht nicht selten die Möglichkeit, zunächst das Paar und auch die Kinder zu abschließenden Sitzungen zu gewinnen. Diese Abschlusssitzungen dienen dazu, rückblickend und zukunftsweisend das Trennungsereignis in den eigenen Lebensweg zu integrieren und zu einem annehmbaren Ende zu kommen (vgl. Interventionen: ›Familienalbum‹ und ›Beziehungsrückschau‹).

Fallvignette:

Frau J, 34 Jahre alt, Erzieherin, Herr J, 40 Jahre alt, Ingenieur, seit 10 Jahren verheiratet, gemeinsamer neunjähriger Sohn.

Herr J meldete sich zur Beratung an, da er die Trennung von seiner Frau nicht verkrafte. Seine Frau ist vier Wochen zuvor mit dem Kind zu ihrem Liebhaber gezogen. Herr J lernt innerhalb der Beratung, die Hoffnung aufzugeben, mehr Trauer als Wut zuzulassen und zu beginnen, die Trennung zu akzeptieren. Verstehen kann er den Trennungsschritt seiner Frau nicht. Ein Jahr nach Beendigung der Beratung meldet er sich wieder mit dem Wunsch zu lernen, endgültig von seiner ›Noch-Frau‹ loszulassen, da er eine feste Freundin habe, sich jedoch noch nicht zur Scheidung entschließen konnte. Die »getrennt-gemeinsame« Erziehungsaufgabe ihres Sohnes läuft bisher ohne große Konflikte, finanzielle Absprachen sind jedoch öfters strittig. Ich biete ihm die Arbeit mit der »strukturierten Beziehungsrückschau« an und schlage ihm vor, dass er seine »Noch-Frau« zur Mitarbeit einladen könne, um gemeinsam endgültig abzuschließen. Sie ist einverstanden, und nach einer Einzelsitzung mit ihr beginnen fünf gemeinsame Sitzungen. Bei diesem Trennungspaar kommt es während der Arbeit mit dem Fragen- und Impulsinventar nochmals zu einer erotischen Anziehung, ausgehend von der Frau (wohl auch, weil die Beziehung zu ihrem Geliebten vorbei ist). Die kurzfristigen ambivalenten Gefühle seiner »Noch-Frau« schmeicheln seinem Selbstwertgefühl und lassen ihn klarer für sich Position beziehen. Das Trennende ist für ihn eindeutiger zu verstehen und fühlbarer geworden. Er reicht die Scheidung ein. Sie muss sich mit dem Alleinsein und mit der Aufgabe ihres Ideals einer »heilen« Familie auseinandersetzen. Beide verabschieden sich mit der Übergabe eines symbolischen Geschenkes in Form eines kleinen Rituals voneinander.

11.3 Übergangsgestaltung und Rituale

In der Nachscheidungsphase geht es für die Geschiedenen und deren Kinder darum, den Übergang in die neue Lebensform zu gestalten und zu festigen. Für diesen Wechsel von der ehelichen Lebensform in die geschiedene fehlen ritualisierte Formen oder Übergangsrituale. »Rituale markieren wichtige Übergänge und Ereignisse. Sie festigen unsere Werte, feiern sie und machen sie öffentlich. Sie mildern auch unsere Angst, indem sie uns zeigen, wie man sich angesichts des Unbekannten verhält. Es gibt zwar jede Menge Rituale, die Menschen helfen, eine Ehe zu schließen, eine Geburt zu feiern, eine neue Arbeitsstelle anzutreten oder eine alte zu verlassen, aber es gibt keine gesellschaftlich akzeptierten Rituale, die das Ende einer Ehe markieren« (Ahrons 1997, S. 122). In unserer christlichen Kultur gibt es viele Rituale wie Taufe, Konfirmation, Firmung, Trauung und Beerdigung. Das für Paare markanteste Übergangsritual ist die Hochzeit, insbesondere in ihrer kirchlichen Form. In der Biografieforschung kennt man den Begriff

›Übergangsritual‹ im Zusammenhang mit Lebenskrisen oder kritischen Lebensereignissen, aber auch bezogen auf Entwicklungsübergänge (Schuleintritt, Verrentung). Übergangsrituale haben die Funktion, »schädliche Auswirkungen von Zustandsveränderungen und Grenzüberschreitungen auf das soziale Leben abzuschwächen« (Burkart & Koppetsch 1998, S. 33). Die Frage ist, ob Rituale in modernen Gesellschaften wie die unsere überhaupt noch eine Bedeutung haben bzw. nicht einfach nur leere Hülsen sind. Andererseits besitzen Rituale eine ordnungsstiftende und erneuernde Kraft. Das Ritual an sich ist eine einmalige Zeremonie, umfasst aber eine Zeit davor und danach, d. h. ist prozesshaft. In der ethnologischen Forschung (van Gennep 1986) werden drei Stufen oder Phasen des Übergangsrituals (Rite de Passage) beschrieben:

1. Ablösungsphase (Vorbereitung und Trennung vom Bisherigen)
2. Schwellen- oder Umwandlungsphase (Ungewissheit, das Alte aufzugeben und das Neue noch nicht sicher zur Verfügung zu haben)
3. Angliederungsphase (Anpassung an die neue Lebenssituation).

»Es gibt also Rituale des Übergangs (Verlobung, Hochzeit), aber gibt es auch Ritualisierungen am Anfang und am Ende von Beziehungen? Da Trennungen immer mehr zum Normallebenslauf dazugehören, sind vielleicht auch hier Ritualisierungen angebracht aufgrund ihrer Entlastungs- und Orientierungsfunktion. Aber kann der Übergang zur Trennung überhaupt ritualisiert sein? Auf den ersten Blick scheint klar, warum es keine expliziten, inszenierten oder dramatischen Trennungsrituale gibt. Erstens gibt es hier ja nichts zu feiern, sondern es werden im Gegenteil oft erbitterte Kämpfe ausgefochten. Zweitens weiß man oft erst hinterher, wann die Trennung tatsächlich vollzogen wurde, welches Ereignis die Trennung symbolisiert« (Burkart & Koppetsch 1998, S. 38/39).

Überträgt man das Dreiphasenmodell auf den Trennungsprozess, beinhaltet die Ablösungsphase die Zeit des Auseinanderlebens, der Entfremdung, bis dieser Prozess dann in die Schwellenphase übergeht. Jetzt wird die Krise offensichtlich. Ambivalenzen und das Gefühl, dass noch alles offen ist, prägen diese Zeit bis hin zur endgültigen Trennung. Gerade beim Übergang von der Schwellenphase zur dritten Phase, der Phase der Angliederung (Nachscheidungsphase), können Rituale die Krisenbewältigung und die Sinnfindung unterstützen (allein essen gehen, allein eine Reise unternehmen oder den Wohnort, die Identität, die Frisur, die Bilder wechseln). Auch innerhalb der getrennten Familien müssen Ritualisierungen wie Geburtstage, Weihnachten, Ferien, Essenszeiten neu gestaltet werden. Ist die Trennung entschieden, »können Trennungsrituale heilsame Wirkungen haben – pragmatisch gedacht im Sinne der Scheidungsfolgen, gerade auch, wenn Kinder betroffen sind. Man könnte durch Rituale vermutlich besser zur Versöhnung nach der Trennung kommen, durch Rituale der Wiedergutmachung, des Vergebens, der Trauer« (Burkart & Koppetsch 1998, S. 40/41). Ahrons beschreibt Beispiele, wie ehemalige Partner sich am Ende einer gestalteten Zeremonie mit Dritten die Ringe zurückgeben oder den Ehering einschmelzen und daraus ein neues Schmuckstück machen lassen. Damit wird symbolisch aus Tragischem etwas Schönes gemacht (Ahrons 1997, S. 123). Die wichtigste Bedingung für ein Trennungsritual sind das Ende und der Entschluss zur Aufgabe der Beziehung. So wie das ›Ja-Wort‹ beim Hochzeitsritual gefordert wird, muss hier das ›Nein-Wort‹ der Abschied nehmenden Partner gefallen sein. Der Entschluss muss bereits vor dem Ritual getroffen sein, denn ein Ritual kann nicht als ›Mittel zum Zweck‹, um die Entscheidung herbeizuführen, wirksam werden. Wiederholungen machen auf Einmaligkeit angelegte Rituale wirkungslos, denn ein Ritual erzeugt Eindeutigkeit und be-kräftigt (empowering) einen freiwillig getroffenen Entschluss, eine Ent-Scheidung. Es bestätigt sozusagen einen Entschluss, der in unserem Inneren stattgefunden hat, und macht ihn mitteilbar, also sozial verbindlich. Ein Ritual braucht einen Anfang und ein Ende, eine dem Inhalt entsprechende Form und gestalterische Dichte, um seine ›Kraft‹ entfalten zu können. Dritte (Berater/Therapeutin, Freunde) bestärken als ›Zeugen‹ die Wirkkraft eines Rituals.

Bietet die Beraterin den Geschiedenen die Erarbeitung und Durchführung eines therapeutischen Trennungsrituals an, ist es wichtig, genau darauf zu achten, passende Symbole zu finden, die an die Kultur der Klienten anschließen (vgl. Imber-Black u. a. 1993). Nur so werden den Klienten auf der emotionalen, kognitiven und affektiven Ebene vielschichtige Bedeutungen und Handlungsmöglichkeiten eröffnet. In der paar- und familientherapeutischen Praxis hat die Arbeit spätestens seit der Veröffentlichung von Imber-Black u. a. (1993) einen großen Aufschwung erfahren. So beschreibt er u. a. Rituale zu Trennung und Scheidung. Auch mit dem Erscheinen des Buches ›Scheidungspredigten‹

(Merian 1986) machten evangelische und katholische TheologInnen in Deutschland Angebote zu einer versöhnlichen Abschiedsgestaltung für Geschiedene. Auch heute sind es verstärkt evangelische KollegInnen, die Abschiedsrituale weiterentwickelt haben (Alt-Saynisch, Raabe 2002). Sind das alles unverbesserliche Utopisten? Schließen Trennung und Scheidung, was immer mit Enttäuschung, Wut und Trauer verbunden ist, ein versöhnliches Ende nicht aus? Wozu neben dem juristischen Akt der Scheidung noch ein emotionales oder spirituelles Abschiedsritual? Fragen, die viele Berater und Therapeuten in der Arbeit mit Trennungsfamilien begleiten und nach Antworten suchen. In der Fachliteratur und vermutlich auch in der Praxis kommen konkrete Handlungskonzepte zur Reflexion der gemeinsamen Beziehung im Hinblick auf ein versöhnliches Ende zu kurz (vgl. Kämmerer, Kapp 2002). Wie kann ein Paar dem Ende seiner Beziehung eine Form geben, die ihr gerecht wird? Wie kann die Beraterin getrennten Paaren, die über Fragen der Schuldzuweisung hinaus sind, helfen, einen Schlusspunkt zu setzen?

Fallvignette:

Frau H und Herr O melden sich wegen verstärkter Streitigkeiten zur Paarberatung an. »Ansonsten geht es uns nach einigen überstandenen Krisen gut.« Sie, 35 Jahre alt, arbeitet als Krankenschwester, er ist 38 Jahre alt und arbeitet als Lehrer. Das Paar lebt seit 10 Jahren unverheiratet zusammen und hat eine sechsjährige gemeinsame Tochter. Beide beschreiben die erste gemeinsame Zeit als lustvoll und bereichernd und empfinden sich als »Traumpaar« mit »optimalen« Startbedingungen. Nach der Geburt der Tochter durchlebt das Paar eine erste schwere Krise aufgrund einer Affäre des Mannes mit einer Kollegin. Die aktuellen heftigen Streitereien um Alltägliches sind für beide unerklärlich, da sie bisher die Alltagsprobleme gut gemeinsam gemeistert haben. Bei genauerer Nachfrage benennt Frau H eine wiederholt auftretende innere Unruhe und latente Angst, ihr Mann könnte wieder mit der Kollegin etwas »anfangen«, da er bei Nachfrage aggressiv reagiere und zurzeit wenig Interesse an Sex zeige. Er beschreibt sie als unzufrieden und fordernd.

Der Schwerpunkt der Paararbeit liegt zunächst bei der Wiederbelebung der Paarressourcen (gemeinsames Interesse am Klettern und Biken), gute Zusammenarbeit auf der Elternebene, Wiederentdeckung des Humors, Freude am gemeinsamen Kochen, erotische Fantasien …

und dem Einüben von konstruktiven Streitregeln. Das ›Paarklima‹ und auch das sexuelle Interesse aneinander verbessern sich zunehmend. Eine gemeinsame Städtereise festigt das Zusammengehörigkeitsgefühl. Die Verlustängste von Frau H werden nur noch vereinzelt thematisiert. Bei meiner Nachfrage »Wenn es so wäre, dass Ihr Mann wieder eine Außenbeziehung hätte oder aufnehmen würde, was würde das für Sie bedeuten?« antwortet sie: »Das Ende.« – »Das Ende von was?« Pause. »Ich würde es nicht noch einmal aushalten wollen und mich trennen.« Ich frage Herrn O: »Was würde das für Sie bedeuten?« – »Es gibt keine Außenbeziehung.« Nach einer längeren Sommerpause ändert sich die Situation des Paares dramatisch, da sich durch eine »Unachtsamkeit« des Mannes mit seinem Handy doch eine verheimlichte Außenbeziehung herausstellt. Frau H gerät in eine suizidale Krise und lässt sich für eine Woche psychiatrisch einweisen. Sie ist in einer stark idealisierten Liebe an ihren Partner gebunden und fühlt sich durch die Trennung, die sie selber will, wie vom Blitz getroffen. Sie hatte angefangen, ihm wieder zu vertrauen. Frau H lernt mühsam, sich auf Trennung einzustellen. Herr O zieht zu seiner Geliebten. In dieser Zeit arbeite ich vorwiegend mit Frau H im Einzelsetting. Gemeinsame Sitzungen finden nur zu Themen der Regelung der äußerlichen Trennung, zum Umgang mit der Tochter und gegen Ende zur Beziehungsrückschau statt. Beide wollen eine faire Auseinandersetzung und ein gutes Ende, hauptsächlich der Tochter wegen. Viele strittige Erziehungsfragen, besonders auch der Wunsch von Herrn O, die gemeinsame elterliche Sorge zu erhalten, können in den Elternsitzungen geklärt werden. Einen wesentlichen Beitrag zur Einigung und letztlich zur Befriedung der Trennungsfamilie sehe ich in der Arbeit mit dem Fragen- und Impulsinventar. Dadurch haben beide aufgehört, das Unterschiedliche, das letztendlich zur Trennung führte, zu bekämpfen. Das unüberwindbare Trennende wird klarer, ohne das Gute aus der gemeinsamen Vergangenheit zu vernichten. Der Schlusspunkt der Beratung sind die gemeinsame Unterzeichnung des vorher ausgehandelten Elternvertrages und ein vom Paar entwickeltes Abschiedsritual in Form eines Abschiedsessens. Ein Kontrolltermin nach einem halben Jahr zeigt, dass die Vereinbarungen Bestand haben. Eine etwas ungewöhnliche Bestätigung meiner Bemühungen ist der Anruf des Vaters von Frau H: »Wie gut, dass die beiden bei Ihnen waren, nun herrscht endlich wieder Frieden, besonders für das Kind.«

11.4 Intervention

In der Nachscheidungsphase finden normalerweise keine gemeinsamen Sitzungen der Geschiedenen statt, außer im Zusammenhang mit den Kindern oder um zu einem gemeinsamen Abschluss zu kommen.

Für die Arbeit mit der folgenden Intervention (›Strukturierte Beziehungsrückschau‹) braucht die Beraterin eine klare, überzeugende Haltung, dass dieser Prozess wachstumsfördernd für Trennungsbetroffene ist. Es geht vor allem darum, bei Trennung und Scheidung Handlungsmöglichkeiten zu einem guten Abschluss anzubieten. Die Arbeit mit dem Fragen- und Impulsinventar fördert die Fähigkeit zum Perspektivenwechsel und die Entscheidung zum Loslassen noch vorhandener negativer Gefühle. Das kann einerseits kurzfristig zu einer Wiederannäherung, andererseits zu einer Distanzierung und wirklichen Lösung im Trennungsprozess führen. Aussagen wie »Ich fühle mich getrennter und kann den Groll loslassen« oder »Jetzt muss ich die zurückliegende Beziehung nicht mehr aus meinem Leben streichen« oder »Ich konnte sein Bemühen um Verständigung wegen des Kindes schätzen« zeugen von der Wirksamkeit. Eine wichtige Überlegung ist der angemessene Zeitpunkt für diese Intervention. Diese Form der Beziehungsrückschau allein oder als Paar ist erst dann sinnvoll, wenn bestenfalls die Aufarbeitung der eigenen Anteile am Scheitern der Beziehung und deren Verbindung zur eigenen Biografie möglich war, wenn die Trennung emotional und äußerlich zum größten Teil vollzogen ist und die Gefühle Raum für das Verstehen lassen. Da es in unserer Kultur kein Ritual für das Ende einer Beziehung gibt (außer der Verlesung des Scheidungsurteils), kann ein bewusster gemeinsamer Beziehungsrückblick als Übergangsritual zur Nachscheidungsphase dienen und eine spätere Bindung an einen neuen Partner erfolgreicher werden lassen. Zur Ablösung aus der ehemaligen Beziehung ist die Einsicht und Akzeptanz für die eigene Beteiligung am Scheitern der Beziehung unerlässlich. Um die eigene Verantwortung zu übernehmen, brauchen die Betroffenen:

- Distanz zu sich selbst und zum anderen
- ein stabilisiertes Selbstwertgefühl
- innere und äußere Ressourcen
- die Fähigkeit, sich in den anderen einfühlen zu können

- die Sicherheit, dass das eigene Beteiligtsein nicht ausgenutzt, sondern wertgeschätzt wird
- Reflexionsfähigkeit.

Sich trennen heißt, sich erinnern und zu wissen, was man verloren und was man gewonnen hat. Es bedeutet, sich von vielen Dingen zu verabschieden, die man in Zukunft nicht mehr mit dem getrennten Partner erleben wird. Es gehört auch dazu, das eigene ungelebte Leben zu betrauern, um sich von den eigenen Selbstvorwürfen befreien zu können. In der Arbeit mit der ›Beziehungsrückschau‹ geht es darum, das Geleistete und Investierte für die Beziehung anzuerkennen, noch Ungesagtes zu sagen, das Störende und Konflikthafte hinter sich zu lassen, das Liebgewonnene und Wertvolle mitzunehmen (Liebeserinnerung), die Erfahrungen des gemeinsamen Lebens zu würdigen, im gegenseitigen Respekt getrennte Wege zu gehen und sich einander in Frieden zu lassen. »Das seinen Liebesverlust betrauernde Paar erzählt einander jene Geschichten, die für seine Liebe stehen, und jene, die den Verlust dieser Liebe vermeintlich erklären können. Wird die geteilte Trauer über den Verlust der Liebesbeziehung auch den Kindern angemessen kommuniziert, bestehen sehr gute Chancen, dass die Trennung ohne schwere und anhaltende Zerwürfnisse und ohne dauernde Schwierigkeiten der Kinder vollzogen werden kann. Wer seinen Verlust betrauert, weiß annähernd, was er verliert. Dies ist eine Voraussetzung dafür, den Partner verlassen zu können, ohne ihn krass abzuwerten« (Sieder 2007, S. 255).

Beratungsintervention: Nachscheidungsphase (N/1)

Beziehungsrückschau. Aus der Vergangenheit lernen, bedeutet Zukunft gewinnen

Setting: Ex-Paarberatung über ca. fünf Sitzungen

Ziele:

- erweiterter Blick auf die Trennungsentwicklung
- positive Erfahrungen und aus der Beziehung erwachsene Ressourcen anerkennen
- Versöhnung mit dem eigenen Scheitern
- innere Akzeptanz der Trennung
- sich in Frieden lassen

Anleitung:

1. Phase

»Sie haben sich entschlossen, gemeinsam Rückschau auf Ihre vergangene Beziehung zu halten – mit dem Wissen, dass es vorbei ist. Damit haben Sie die Chance, über Ihre vergangene Beziehung abschließend nachzudenken, noch einmal den anderen zu hören, einander noch Wichtiges oder Ungesagtes zu sagen, um zu einem endgültigen, vielleicht annehmbaren Abschluss zu kommen. Wenn Sie es wünschen, können Sie mit einem gemeinsam entwickelten Ritual Ihren persönlichen Abschied mit oder ohne Partner gestalten.«

Ich erkläre weiter, dass es vorwiegend um eine verstehende Rückschau gehen wird, dass aber auch angenehme wie schmerzhafte Gefühle auftauchen können. Alle Gefühle haben hier einen Platz, werden aber nicht ausdrücklich von mir unterstützt oder bearbeitet. Meine Aufgabe wird es sein, für eine wertschätzende Arbeitsatmosphäre, für Struktur und Zeit zu sorgen. Die Paare finden es entlastend, wenn sie gut informiert werden, es eine ausdrückliche Struktur und eine Begrenzung von fünf Beratungsstunden gibt. Sie wollen nicht mehr alles ausbreiten, sondern abschließen. Anschließend mache ich dem Paar deutlich, dass es um einzelne Fragen und Impulse gehen wird, die zunächst jeder innerlich für sich beantwortet und dann abwechselnd dem anderen in Form von Ich-Botschaften mitteilt. Der andere hört zu und antwortet nach jeder Mitteilung abschließend mit: »Ich habe dich gehört« (Kirschenbaum 1986, mündliche Überlieferung). Die Auseinandersetzung mit den Fragen soll nicht mehr dialogisch zwischen dem getrennten Paar stattfinden, sondern in jedem selber. Jeder bleibt bei sich und teilt nur noch das Ergebnis seiner inneren Suche mit. Jegliche Ansätze von Beschuldigungen, Kritik oder Infragestellen der Mitteilungen des anderen werden von mir klar gestoppt. Verständnis- oder Erweiterungsfragen sind am Schluss jeder Frageeinheit möglich. Ich lade dazu ein, mir die Führung und Verantwortung für die Einhaltung der Gesprächsregeln zu übergeben.

Entstehen bei einem Ex-Partner stärkere Gefühle von Trauer oder Wut, unterbreche ich die Regularien, bitte den anderen Partner, innerlich und äußerlich etwas Abstand zu nehmen, aber präsent zu bleiben. Nachdem ich mich der betroffenen Person kurz und empathisch zugewendet habe, ist es in der Regel möglich, die reflektierende Arbeit fortzusetzen.

2. Phase

Auf einem Regal stehen viele kleine symbolische Gegenstände und Bildkarten. Ich bitte die getrennten/geschiedenen Partner, sich jeweils eine Bildkarte oder einen symbolischen Gegenstand auszusuchen, der den Beginn, und einen, der das Ende der Beziehung symbolisiert. Dazu muss ausreichend Zeit gewährt werden mit dem Hinweis, sich die betreffenden Symbole zu merken und liegen zu lassen. Erst nachdem beide ausgewählt haben, nimmt jeder seinen Gegenstand/sein Bild zu sich. Anschließend spricht jeder über die Bedeutung der gewählten Symbole.

3. Phase

Arbeit mit dem Frageninventar:

Kennenlernen

Was habe ich als mein »Kapital« (Stärken und Schwächen) mit in unsere Beziehung gebracht?

Was habe ich als dein Anfangskapital gesehen?

Beziehungsprozess

Was ich dir gegeben habe…

Was ich dir nicht gegeben habe oder nicht geben konnte…

Was ich von dir bekommen habe…

Was ich nicht von dir bekommen habe, mir aber gewünscht hätte…

Was wurde durch die Beziehung mit dir in mir belebt oder geweckt?

Wozu haben wir uns gegenseitig verholfen?

Was ließ ich während der Beziehung mit dir in meiner persönlichen Entwicklung unbeachtet oder verkümmern?

Womit du mich am meisten verletzt hast…

Womit ich glaube, dich am meisten verletzt zu haben…

Was war in unserer gemeinsamen Zeit mein größtes Versäumnis?

Was sehe ich als dein größtes Versäumnis?

Was nehme ich dir noch immer übel? Womit bin ich unversöhnt?

Womit konnte ich mich inzwischen versöhnen?

Wofür ich dich am meisten geliebt habe…

Wofür ich mich von dir am meisten geliebt und angenommen gefühlt habe…

Wofür ich dir danken möchte…

Abschied

Wovon ich mich durch das Ende unserer Beziehung jetzt endgültig verabschiede...

Wovon verabschiede ich mich gern und was lasse ich gern zurück?

Wovon verabschiede ich mich schwer?

Was bleibt an Gutem von unserer gemeinsamen Zeit in mir besonders erhalten?

Was lebt in unseren Kindern weiter?

Was würde ich dir symbolisch zum Abschied schenken?

Nacharbeit: Das Trennungspaar kann angeregt werden, sich mit einem Abschiedsritual aus der gemeinsamen Beziehungsvergangenheit zu verabschieden.

Dazu ein Text (nach Jellouschek 2000): Ich nehme, was du mir gegeben hast. Ich danke dir, und ich werde es mitnehmen. Was ich dir gegeben habe, habe ich dir gern gegeben. Für das, was zwischen uns schiefgelaufen ist, übernehme ich meinen Teil der Verantwortung und lasse dir deinen. Ich werde dich in unseren Kindern achten und weiterhin zu ihrem Wohl mit dir zusammenarbeiten. Schade, dass es mit uns beiden nicht geklappt hat. Geh du deinen Weg, ich gehe den meinigen. Und jetzt lasse ich dich in Frieden.

Variation:

Das Frageninventar kann auch im Einzelsetting mit der Leere-Stuhl-Technik oder verändert im Gruppensetting angewendet werden.

Was Frieden zwischen Trennungseltern bedeuten kann, beschreibt das kleine Beispiel von Tom, dem fünfjährigen Sohn einer Mutter aus einer Trennungsgruppe. Im Morgenkreis erzählt ein Kind mit ausländischem Akzent, dass seine Eltern so oft streiten. Tom sagt daraufhin: »Meine Eltern sprechen beide deutsch« (sie sprechen eine Sprache).

12. Nachwort

Ich hoffe, es ist mir gelungen, die Scheidungsfolgen weder zu pathologisieren noch zu verharmlosen bzw. die Scheidung zu idealisieren im Sinne von »Happy-Talk« (Marquardt 2007). Ich bin gegen verantwortungslose Trennung von Ehepartnern, besonders wenn Kinder betroffen sind. Ich habe Verantwortungslosigkeit im Umgang mit Trennung jedoch selten erlebt, sondern viel häufiger das Ringen der Betroffenen um eine Entscheidung. Es gibt nun mal Trennung und Scheidung und damit Fortsetzungsfamilien und Stieffamilien. Ich meine, dass aus diesen Konstellationen ebenso wie aus anderen Familienformen (und nicht nur aus der traditionellen Kernfamilie) Glück erwachsen kann. Paula, vier Jahre alt, drückt das so aus: »Ich habe jetzt einen Vorpapa und einen Nachpapa.« Oft wird die Stieffamilie an der Kernfamilie und an den ihr zugeschriebenen Vorzügen gemessen und damit falsche und unpassende Maßstäbe gesetzt. »Unangemessene Strategien und unerfüllte Hoffnungen führen zu erheblichen Schwierigkeiten in der Paarbeziehung und in der Elternschaft. Noch sichtbarer für ihre Umwelt und Vor-Urteilen und mythischem Denken noch ausgesetzter sind Familien, in denen eine Elternposition nach der Trennung unbesetzt ist: Ein-Eltern-Familien, Frauen und Männer, die in dieser Konstellation leben, weil sie sich dafür entschieden haben oder gegen ihren Willen in sie geraten sind, hören den Vorwurf, ihrem Kind ›natürliche‹ Bedingungen für eine glückliche Kindheit vorzuenthalten. Die Begriffe ›Alleinerzieherfamilie‹ und ›Alleinerzieher/in‹ mahnen den abwesenden Elternteil an. Ob aber tatsächlich nur ein Elternteil ›erzieht‹ und welche Handlungen und Leistungen damit gemeint sind, wird nicht näher überlegt und geprüft« (Sieder 2008, S. 50).

Jede Beziehung sowie jede Paarberatung ist mit dem Risiko wie auch mit der Chance einer Trennungsentscheidung verbunden. Eine Trennung bedeutet nicht nur den Verlust der Liebe, sondern drückt auch »ihre Kraft und ihren Widerstand, mit dem sie sich der Zerstörung entgegenstellt und nach Erneuerung sucht«, aus (Petri 2005, S. 207). Die meisten getrennten oder geschiedenen Menschen suchen früher oder später nach einer neuen verbindlichen Beziehung und wollen nicht allein leben. Dadurch entstehen Folgeehen und Stieffamilien. Diese sind wiederum störanfälliger als Erstehen, sodass es weiterhin viele Scheidungen geben wird (Amato u. a. 2001). Demnach bekommt jede fundierte Scheidungsbegleitung zusätzlich präventiven Charakter. Nach Becker bedeutet präventiv arbeiten, Risikofaktoren erfolgreich zu beeinflussen, wenn noch keine manifest gewordenen Symptome aufgetreten sind, die sich aber einstellen würden, wenn nichts unternommen würde (Becker 1982). Demnach sind die in diesem Buch vorgestellten Möglichkeiten, eine Trennung oder Scheidung konstruktiv zu verarbeiten, auch als präventiv einzustufen. Folgeprobleme bei den Geschiedenen und deren Kindern können dadurch vermindert und Problemen in einer neuen Partnerschaft vorgebaut werden. Abschließend möchte ich nochmals darauf hinweisen, dass Beratungskonzepte für Trennungsbetroffene und -familien so offen und flexibel zu gestalten sind, dass den individuellen Bedürfnissen und Möglichkeiten der Betroffenen entsprochen werden kann. Das bedeutet, die Familien müssen sich nicht auf ein ideales Ziel des Beraters/Therapeuten hin bewegen, sondern können und müssen ihre eigenen Wege und Umwege finden. Es gibt für ein Paar und für eine Familie keine Scheidung zum »emotionalen Nulltarif« (Jopt 1997). Wie hoch der Preis für die Kinder sein wird, haben die Eltern weitgehend in der Hand – und wir BeraterInnen/TherapeutInnen haben die Chance, die Eltern und die Kinder dabei zu unterstützen. Mein Respekt gilt allen getrennten Eltern, die sich bemühen, ihre Kränkungen zu überwinden, und die zum Wohle ihrer Kinder zusammenarbeiten.

Anhänge

Anhang 1

Wichtige Paragraphen im Scheidungsrecht

Scheidung durch Urteil: BGB § 1564 – Scheitern der Ehe: BGB §§ 1565, 1566 – Einjährige Trennungszeit: BGB § 1567 Abs. 1 – Härteklausel: BGB § 1568.

Scheidungsfolgen: Ehegattenunterhalt (Grundsatz der Eigenverantwortung): BGB § 1569 – Unterhalt wegen Betreuung eines Kindes: BGB § 1570 – Unterhalt wegen Alters: BGB § 1571 – Unterhalt wegen Krankheit oder Gebrechlichkeit: BGB § 1572 – Unterhalt wegen Erwerbslosigkeit und Aufstockungsunterhalt: BGB § 1573 – Unterhalt aus Billigkeitsgründen: BGB § 1576 – Maß des Unterhalts: BGB § 1578 – Verordnung über die Behandlung der Ehewohnung und des Hausrats bei Getrenntleben: BGB §§ 1361a, b – Vermögensauseinandersetzung: BGB § 1378

Elterliche Sorge (Grundsätzliches): BGB § 1626 Abs. 3 – Ausübung der elterlichen Sorge: BGB § 1627 – Ausübung der gemeinsamen elterlichen Sorge bei Getrenntleben: BGB § 1687 – Antrag auf alleinige elterliche Sorge: BGB § 1671 – Auskunft über die persönlichen Verhältnisse des Kindes: BGB § 1686 – Umgang des Kindes mit den Eltern: BGB § 1684 – Umgang des Kindes mit anderen Bezugspersonen: BGB § 1685 – Inhalt und Grenzen der Personensorge: BGB § 1631 – Kindesunterhalt (Rangfolge): BGB §§ 1582, 1609.

Das neue Unterhaltsrecht (Gesetz zur Änderung des Unterhaltsrechts vom 21.12.2007) soll das Kindeswohl dadurch stärken, dass der Kindesunterhalt an die erste Stelle gerückt ist. Das bedeutet mehr Eigenverantwortung für die Geschiedenen durch die Verschärfung der Erwerbsobliegenheit (BGB § 1570). Der Betreuungsunterhalt wurde neu strukturiert, d.h., das bisherige Altersphasenmodell wurde abgeschafft, und es besteht nur noch drei Jahre lang keine Verpflichtung zu arbeiten (Ausnahmen sind möglich, Eckner-Bähr 2008).

Anhang 2

Stress in Partnerschaften und dyadisches Coping

Innerhalb der Stressforschung im deutschsprachigen Raum fanden die Schriften von Bodenmann & Perrez (1991), Buchwald u. a. (2003) und M. Perrez (2000) als erste Beachtung. Nach Bodenmann (2002, S. 245–246) ist »Stress eine Beziehung zwischen einer Person und deren inneren und äußeren Umwelt, wobei diese Beziehung die eigenen Kräfte und Bewältigungsmöglichkeiten aus der Sicht der betroffenen Person in besonderem Maße beansprucht oder übersteigt«. Der Betroffene erlebt seine eigene Gesundheit, seine Leistungsfähigkeit und seine soziale Anpassung als gefährdet, d. h., es ist ein Ungleichgewicht zwischen inneren und äußeren Anforderungen an die Person und ihren Möglichkeiten, darauf zu reagieren, entstanden. Das Ungleichgewicht muss objektiv nicht unbedingt bestehen, wird subjektiv jedoch erlebt. Die betroffene Person hat das Gefühl, den an sie gestellten Anforderungen nicht mehr gewachsen zu sein, empfindet sich als hilflos, ausgeliefert und antizipiert negative Konsequenzen. Die beschriebene Stressform ist negativ und wird auch »distress« genannt. Positiver und aktivierender Stress bezeichnet man als »eustress«. Stress in Dyaden bezeichnet Belastungen, welche beide Partner betreffen. »Beanspruchung und Beanspruchungsressourcen eines Partners oder des Paares befinden sich (mindestens) vorübergehend in einem Ungleichgewicht, wobei die individuell oder gemeinsam wahrgenommene Situationseinschätzung (Bedrohung, Herausforderung oder Schaden) dyadenrelevante Folgen hat. Die Wiederherstellung der Homöostase erfordert meist die Ressourcen beider Beteiligten« (Bodenmann & Perrez 1991).

Dabei wird zwischen paarinternem und paarexternem Stress unterschieden. Paarinterner Stress betrifft beide Partner gleichermaßen. Dabei geht es entweder um ein für beide wichtiges Thema (z. B. Erziehung) oder aber um einen innerhalb der Paarbeziehung liegenden Konflikt (z. B. unterschiedliche Bedürfnisse, Erwartungen, Lebensziele oder aufgrund von gegenseitigen Enttäuschungen). Paarexterner Stress entsteht außerhalb der Beziehung und hat ureigentlich nichts mit dem Partner zu tun (z. B. berufliche Probleme). Somit bedeutet partnerschaftliche Stressbewältigung (dyadisches Coping) das Bemühen des Einzelnen, bei internem oder externem Stress an der Stressbewältigung des Partners mitzuwirken. Bodenmann & Perrez (1991) unterscheiden sach- und emotionsbezogene gemeinsame oder unterstützende Bewältigungshandlungen. Gemeinsames Coping meint, dass eine Problemlösung (sachorientiert oder emotionsbezogen) oder Erledigung einer Aufgabe durch gemeinsame Zusammenarbeit des Paares erfolgt. Das können gemeinsame Gespräche zur Konfliktbewältigung, materielle Hilfen oder auch gegenseitige Solidarität sein. Beim unterstützenden Coping hilft einer dem anderen aufgrund von fehlenden Kapazitäten oder Bewältigungsressourcen. Dazu gehören alle Bemühungen des einen Partners, den anderen sach- und emotionsbezogen, sozial und/oder materiell zu unterstützen. Das alles ist weniger altruistisch als funktional zu verstehen, da tiefere Störungen der Gesamthomöostase des Paares abgefangen werden.

Die Förderung des dyadischen Copings im Umgang mit paarinternem und externem Stress kann innerhalb eines Trainings oder einer Paarberatung stattfinden. So lernen die Paare zum Beispiel im Umgang mit paarexternem Stress, sich angemessen mitzuteilen, sich dann bei der Stressbewältigung gegenseitig zu unterstützen und sich zum Schluss gegenseitig Feedbacks für die Unterstützung zu geben. Vorrangige Ziele sind eine Verbesserung der partnerschaftlichen Stressbewältigung, mehr Selbstöffnung und folglich eine Verstärkung der Intimität. Dadurch wird die Partnerschaft als ein Ort von Geborgenheit und Verbindung erlebt. Die Forschung hat gezeigt, dass gelingendes dyadisches Coping zu einer höheren Partnerschaftszufriedenheit beiträgt, da der Stress des einen Partners nicht auf die gemeinsame Beziehung überspringt (spill-over). Die Erfahrung wechselseitiger Unterstützung stärkt das Wir-Gefühl des Paares, gegenseitiges Vertrauen und Beziehungssicherheit werden gefördert (vgl. Bodenmann 2006).

Anhang 3

Mediation bei Trennungs- und Scheidungskonflikten

»Mediation ist ein vor- oder außergerichtlicher Weg der Konfliktbearbeitung, die sich auf alle persönlichen und sachlichen Trennungs- und Scheidungsfolgen bezieht. Sie strebt eine ergebnisbezogene, verbindliche Lösung an, die von den Parteien persönlich erarbeitet wird. Die Parteien werden hierbei durch einen neutralen Dritten ohne eigene

Entscheidungsbefugnis, den Mediator, unterstützt« (Mähler & Mähler 1992, S. 347).

Der Mediator hat die Aufgabe, unterschiedliche Sichtweisen neutral herauszuarbeiten und die Dialog- und Kooperationsbereitschaft des Trennungspaares zu fördern. Die Selbstverantwortung des Einzelnen wird hervorgehoben und gestärkt, sodass alle regelungsbedürftigen Themen vom Paar selbst bestimmt werden. Es geht zum Beispiel um die Verteilung des Hausrates, um die elterliche Verantwortung, um die Änderung des Mietvertrages, um Unterhalts- und Versorgungsansprüche usw. Ziel ist, durch Kooperation auf der Sach- und Interessenebene zu einer Lösung zu kommen. »Statt einer Entweder-oder-Entscheidung wird nach Und-Lösungen gesucht, statt Sieg oder Niederlage wird doppelter Gewinn oder zumindest ein fairer Ausgleich angestrebt« (ebd.). Obwohl sich der Mediationsprozess auf der Sachebene abspielt, wird der Mediator auch die innere Befindlichkeit des Paares beachten müssen, um effektiv arbeiten zu können. Mediation ist demnach nach innen und nach außen gerichtet, hat aber nicht primär die Beziehungsebene (Beratung/Therapie) im Fokus, sondern das Aushandeln fest umrissener Trennungs- und Scheidungsthemen. Der Mediationsprozess wird kontinuierlich fortschreiten, wenn es dem Mediator gelingt, die Eigenverantwortlichkeit und Autonomie der getrennten Partner zu stärken, eine fördernde Kommunikation untereinander zu ermöglichen, gegenseitige Akzeptanz und Verständnis füreinander zu unterstützen. Dadurch gewinnt das Trennungspaar einen neuen Realitätsbezug zueinander.

Der Mediationsprozess erfolgt in verschiedenen Stufen:

- Auftragsklärung
  Der Mediator informiert das Trennungspaar über das Verfahren sowie über seine eigene Rolle und Haltung. Zwischen den Beteiligten wird eine Mediationsvereinbarung abgeschlossen.
- Bestandsaufnahme der regelungsbedürftigen Angelegenheiten
  In dieser zweiten Phase haben die Parteien die Gelegenheit, ihre Streitpunkte und Konfliktthemen darzulegen. Diese Themen werden gesammelt und für die weitere Bearbeitung strukturiert.
- Positionen und Interessen / Erkundung des Hintergrundes / Bearbeitung des Konfliktfeldes
  Alle Informationen, Daten, Wahrnehmungen werden ausgetauscht,

bevor auf die unterschiedlichen Bedürfnisse, Wünsche und Interessen des Einzelnen vertieft eingegangen werden kann. Der Konflikt soll möglichst von allen Seiten betrachtet und erhellt werden. Dadurch werden Hintergründe, Motive, Ziele, Interessen, Emotionen, Rollen- und Selbstbilder sowie wichtige Identifikationsaspekte deutlich.

- Sammeln und Bewerten der Möglichkeiten/Alternativen
  Jetzt beginnt die kreative Phase der Ideenfindung, um mögliche Lösungsoptionen zu entwickeln. Das führt zu einer Verdichtung der Lösungen und zu einer Vorbereitung einer verbindlichen Abschlussvereinbarung. Hier werden bestenfalls die Win-Win-Ergebnisse konkretisiert und formuliert.
- Abschlussvereinbarung
  Die erreichten Vereinbarungen werden in schriftlicher Form festgehalten und der Mediationsprozess beendet.

Anhang 4

Ressourcenorientierte Beratung

Ressourcen sind ganz allgemein definiert Hilfsquellen oder Reserven. Bezogen auf den einzelnen Menschen, unterscheidet man interne (personale) und externe Ressourcen. Personale Ressourcen sind z. B. psychische und kognitive Potenziale wie Begabung, Intelligenz, Kreativität, Musikalität, aber auch Leistungsbereitschaft, Sozialkompetenz, Kohärenzgefühl, Selbstwirksamkeit und Optimismus. Zu den externen Ressourcen zählen alle sozialen, materiellen und kulturellen Potenziale des Menschen wie Bildung, sozioökonomischer Status, Wohnfeld, soziale Vernetzung. »Die Gesamtheit all dessen stellt, aus der Ressourcenperspektive betrachtet, den Möglichkeitsspielraum des Patienten dar, in dem er sich gegenwärtig bewegen kann, oder, anders ausgedrückt, sein positives Potenzial, das ihm zur Befriedigung seiner Grundbedürfnisse zur Verfügung steht« (Grawe u. Grawe-Gerber 1999, S. 67, zitiert in Lenz 2003, S. 236).

Systemisch gesehen ist alles eine Ressource, was zur Stabilisierung des Systems beiträgt. Ressourcen haben somit eine funktionelle Bedeutung, weil man mit ihnen was erreichen kann, aber auch eine symbolische, da sie das Selbstwertgefühl stärken. Inwieweit die externen Ressourcen genutzt werden können, hängt wiederum von den individuellen personalen Handlungspotenzialen einer Person ab. In der Beratungsarbeit heißt ressourcenorientiertes Arbeiten nicht nur die positiven Möglichkeiten der Klienten zu erfassen, sondern auch die Interaktion zwischen den Personen und der Umwelt (z. B. soziales Netzwerk nutzen können). Es geht darum, den Ratsuchenden zu unterstützen, »den Handlungs- und Möglichkeitsspielraum der Betroffenen wieder zu erweitern, indem der Blick auf Ressourcen gelenkt und gemeinsam Perspektiven und Wege beleuchtet und erarbeitet werden, wie sie die Gefühle der Beeinflussbarkeit, der Kontrolle und Selbstwirksamkeit entdecken und für sich (wieder) verfügbar machen können« (Lenz 2003, S. 242). Berater und Klienten arbeiten zusammen, um in der schwierigen Situation neue Wege zu entdecken sowie die Hindernisse für Veränderungen herauszufinden und zu beseitigen. Es geht also um eine positive und auf die Zukunft gerichtete Sichtweise und Haltung des Beraters. Dabei steht nicht die Frage im Mittelpunkt, warum z. B. eine Familie getrennt lebt, sondern wie sie mit dieser Veränderung erfolgreich umgehen kann.

Resilienz

Während Ressourcenorientierung die Haltung und Interventionen des Beraters beschreibt, bezieht sich der Begriff Resilienz nicht auf den Berater/Therapeuten und seine Arbeitsweise, sondern auf den Menschen an sich, der (oft genug auch ohne Therapie) widrige Lebenskrisen meistert. Resilienz ist die Fähigkeit des Menschen, Krisen im Lebenszyklus und ungünstige Lebensbedingungen mithilfe von persönlichen und sozial vermittelten Ressourcen zu meistern und daran zu wachsen. »Resilient sein heißt nicht, dass man unverwundbar ist oder unversehrt in einen früheren Zustand zurückkehrt. Es heißt vielmehr, dass man gegen ungünstige Bedingungen erfolgreich angeht, sich durch sie hindurchkämpft, aus den Widrigkeiten lernt und darüber hinaus versucht, diese Erfahrungen in das Gewebe seines Lebens als Individuum und in der Gemeinschaft zu integrieren« (Walsh 2006, S. 43 – 44).

Walsh hat Kriterien entwickelt, die die Belastbarkeit von Familien steigern und Krisen besser bewältigen lassen.

Sie hat folgende ›Schlüsselprozesse der Resilienz‹ herausgefunden:

Überzeugungen der Familie

- In widrigen Lebensumständen einen Sinn finden
- Optimistische Einstellung
- Transzendenz und Spiritualität

Strukturelle und organisatorische Muster der Familie

- Flexibilität
- Verbundenheit
- Soziale und ökonomische Ressourcen

Kommunikation und Lösung von Problemen

- Klarheit schaffen
- Gefühle zum Ausdruck bringen
- Gemeinsam Probleme lösen

Anhang 5

Gruppenangebote für Scheidungskinder

Die Gruppen sind in der Regel für Kinder zwischen acht und zwölf Jahren und über einen bestimmten Zeitraum konzipiert. Es wird in der Regel auf eine gleichbleibende Struktur für jede Gruppenstunde geachtet (Eingangsrunde, Thema, Abschluss), um den Kindern Sicherheit in ihrer sonst unsicheren Lebenslage zu geben. In Gruppeninterventionsprogrammen (Fthenakis 1995) für Scheidungskinder wird das Erleben der Kinder aufgegriffen, und es werden ihnen Alternativerfahrungen ermöglicht. Die wichtigsten Ziele dieser Programme sind der Erwerb von Verständnis für den Scheidungsprozess, die Vermittlung von Problemlösungsstrategien, der Ausdruck von eigenen Gefühlen, die Verstärkung von positiver Selbstwahrnehmung und der Aufbau von sozialer Vernetzung. Dazu wird in den Gruppen meistens mit sehr viel Strukturierung, transparenten Abläufen unter Verwendung sicherheitsstiftender Rituale und ausdrucksfördernder Symbolik gearbeitet, um einen Gegenpol zur Angst, Trauer, Wut und Unsicherheit zu bilden (Löcher 2006). In der Gruppe erleben die Kinder: Ich bin nicht allein. Bald stellen sie fest, dass jedes Trennungserleben einzigartig ist, dass es jedoch Grundzüge des Erlebens gibt, die allen gemeinsam sind. Scheidungskinder werden durch die Gruppenarbeit davor geschützt, auf eine unrealistische Versöhnung der Eltern zu hoffen und sich selbst die Schuld an den elterlichen Problemen zuzuschreiben. »Scheidungskinder brauchen eine soziale Umgebung, die ihnen Sicherheit vermittelt, in der sie dem Loyalitätskonflikt gegenüber den Eltern enthoben sind, in der sie ihre Ängste und Hoffnungen ausdrücken und ausleben können und in der sie eine Stärkung des Selbst erfahren, die ihnen bei der Überwindung der Trennungserfahrung hilft« (Moch 1994, S. 407). Hier ein Auszug der Ergebnisse von Evaluationsstudien für Gruppeninterventionen, zusammengefasst in Fthenakis u. a. 1995, S. 30): »Der Selbstwert der Kinder konnte gesteigert werden; die Kinder erlernten und erprobten neue Formen der Problemlösung; es zeigten sich positive Verhaltensänderungen sowohl in der Schule als auch zu Hause; sie brachten höhere Frustrationstoleranz zum Ausdruck; sie konnten sich besser durchsetzen und entwickelten größere Selbstständigkeit. Ihre Angst und in manchen Fällen ihre Depressionswerte konnten reduziert werden, und sie verhielten sich weniger aggressiv gegenüber Gleichaltrigen. Zudem sprachen sie häufiger mit ihren Eltern über das Thema Scheidung. Kindliche Schuldgefühle und Verantwortlichkeit für das Befinden der Eltern nahmen ab.«

In vielen Erziehungsberatungs- und anderen mit Trennung und Scheidung befassten Beratungsstellen werden mittlerweile Kindergruppen mit einzelnen parallel laufenden Elternsitzungen angeboten. Es wäre gut, Scheidungsgruppen für Kinder auch an Schulen, Kindergärten anzubieten, d. h. in die tägliche Routine des Kindes einzubetten. »Eine Breitenwirkung über Anbindung an Institutionen fördert wiederum die Normalisierung der Situation, dass Eltern sich scheiden lassen. Einer Tabuisierung und Mystifizierung wird entgegengewirkt« (Griebel 2001).

Dank

Mein besonderer Dank gilt allen Trennungsbetroffenen, die ich begleiten und von denen ich lernen durfte. Meine Lektorin, Frau Dr. Christine Treml, hat mich bei der Entstehung des Buches wohlwollend und kompetent unterstützt. Auch KollegInnen, mit denen ich mich freundschaftlich verbunden fühle, haben mich zum Schreiben ermutigt. Abschließend danke ich meinem Mann Hans Ponath für seine Geduld und Unterstützung.

Literatur

Ahrons, C. R. (1997): Die Familie erhalten, wenn die Ehe zerbricht. Die gute Scheidung. München, Knaur.

Alberstötter, U. (2006): Wenn Eltern Krieg gegeneinander führen. In: Weber, M., Schilling, H. (Hrsg.): Eskalierte Elternkonflikte – Beratungsarbeit im Interesse des Kindes bei hoch strittigen Trennungen. Weinheim und München, Juventa.

Amato, P. R. (2001): Children of divorce in the 1990s: An update of the Amato and Keith (1991) meta-analysis. Journal of Family Psychology 15, 355–370.

Amato, P. R., De Boer, D. D., (2001): The transmission of marital instability across generations: relationship skills or commitment to marriage? Journal of Marriage and Family 63, 1038–1051.

Ammon v., C. (2003): Scheiden tut weh – Wie Kindern und Eltern in Trennungs- und Scheidungskrisen geholfen werden kann. Ein psychoanalytisch-pädagogischer Ansatz. In: Blickpunkt EFL-Beratung 4, 49–56.

Alt-Saynisch, B. und Mitarbeiter (2000): Das Ende als Anfang. Kirchheim, Gemeindeverlag Dotzler.

Alt-Saynisch, B., Raabe, G. (2002): Das Ende als Anfang – Rituale für Paare, die sich trennen. Gütersloh: Gütersloher Verlagshaus.

Balloff, R. (1997): Beratung, Therapie und Mediation bei Konflikten in familialen Übergängen. In: Schilling, H. (Hrsg.): Wege aus dem Konflikt. Mainz, Grünewald.

Balloff, R., Walter, E. (1991): Reaktionen der Kinder auf die Scheidung der Eltern bei alleiniger oder gemeinsamer elterlicher Sorge. In: Psychologie in Erziehung und Unterricht 38, 81–95.

Bauers, B. (1997): Psychische Folgen von Trennung und Scheidung für Kinder. In: Menne, K., Schilling, H., Weber, M. (Hrsg.): Kinder im Scheidungskonflikt, 39–62.

Beck-Gernsheim, E. (1996): Nur der Wandel ist stabil. Zur Dynamik der Familienentwicklung. In: Familiendynamik 21, 284–304.

Beal, E. W., Hochmann, G. (1992): Wenn Scheidungskinder erwachsen sind – Psychische Spätfolgen der Trennung. Frankfurt, Krüger.

Beck, H. (2008): Der Liebesökonom: Nutzen und Kosten einer Himmelsmacht. München, dtv.

Beck, U., Beck-Gernsheim, E. (Hrsg.) (1994): Riskante Freiheiten. Individualisierung in modernen Gesellschaften. Frankfurt, Suhrkamp.

Becker, P. (1982): Psychologie der seelischen Gesundheit. Theorien, Modelle, Diagnostik. Band 1. Göttingen, Hogrefe.

Berg, I.K. (2001): Kinderschutz und Lösungsorientierung. Dortmund, Verlag Modernes Lernen.

Bernhardt, H., Marshall, M., Riedel, S. (1991): Abschlußbericht des Projekts »Fortbildung und Hospitation im Familien-Notruf München«. Deutsche Arbeitsgemeinschaft für Jugend- und Eheberatung e.V., München.

Beuscher, A., Mackscheidt, E., Miethe, H. (1998): Gewagtes Glück – Reflexionen, Gedichte, Liturgien; Impulse zu Trennung und Scheidung. Nidderau, Verlag Neues Buch.

BGB Bürgerliches Gesetzbuch (2008): Regensburg, Walhalla Fachverlag.

Bischof, N. (1993): Das Rätsel Ödipus. Die biologischen Wurzeln des Konflikts von Intimität und Autonomie. München, Piper.

Biss Zeitschrift, 3/2003.

Bodenmann, G., Perrez, M. (1991): Dyadisches Coping – eine Systemische Betrachtungsweise der Belastungsbewältigung in Partnerschaften. In: Zeitschrift für Familienforschung, 1991, 3, 4–25.

Bodenmann, G. (2000): Stress und Coping bei Paaren. Göttingen, Hogrefe.

Bodenmann, G. (2002): Bedeutung von Stress für die Familienentwicklung. In: Rollett, B., Werneck, H. (Hrsg.): Klinische Entwicklungspsychologie der Familie. 245–246. Göttingen, Hogrefe.

Bodenmann, G., Bradbury, T. & Maderasz, S. (2002): Scheidungsursachen und -verlauf aus der Sicht der Geschiedenen. In: Zeitschrift für Familienforschung 14, Heft 1, 5–20.

Bodenmann, G. (2006): Positionsbestimmungen in der Paar- und Familienpsychologie. In: Zeitschrift für Familienforschung, 18. Jg., Heft 2, 148–170.

Boscolo, L., Bertrando, P. (1997): Systemische Einzeltherapie. Heidelberg, Auer

Bowlby, J. (1975): Bindung. Eine Analyse der Mutter-Kind-Beziehung. München, Kindler.

Brandstetter, J., Felser, G. (2003): Entwicklung in Partnerschaften – Risiken und Ressourcen. Bern, Huber.

Brender, I. (1984): Lieber ein Versager als weiter unglücklich sein. In: Schultz, H.J. (Hrsg.): Trennung. Stuttgart, Kreuz Verlag.

Brentrup, M. (2004): Wohin soll die Reise gehen? – Paartherapie und Trennungsthemen. In: systhema 2/2004, 18. Jg., 165–175.

Brisch/Grossmann/Grossmann/Köhler (2002): Bindung und seelische Entwicklungswege. Stuttgart, Klett-Cotta.

Brisch, K.H. (2004): Bindungsentwicklung und ihre Bedeutung für die Diagnostik und Behandlung von Störungen in der Partnerschaft. In: Blickpunkt EFL- Beratung 10, 34–42.

Brüderl, J., Engelhardt, H. (1997): Trennung oder Scheidung? In: Soziale Welt 48, 277–290.

Buchwald, P., Schwarzer, C., Hobfoll, S.E. (2003): Stress gemeinsam bewältigen. Göttingen, Hogrefe.

Burkart, G., Koppetsch, C. (1998): Die Trennung als Übergangsritual und als

ritualisierte Praxis. In: Zeitschrift für Familienforschung 10, Heft 2, 31–52.
Canacakis, J. (1990): Ich begleite dich durch deine Trauer. Stuttgart, Kreuz Verlag.
Decurtins, L., Niklowitz, M., Meyer, P.C. (1997): Lebensformen nach dem Bruch. In: System Familie 10, 166–173.
De Rose, A. (1992): Socio-economic factors und family size as determinants of marital dissolution in Italy. European Sociological Review 8, 71–91.
Deutscher Arbeitskreis für Jugend-, Ehe- und Familienberatung (DAKJEF) (2001): Grundsatztexte. Frankfurt.
Diekmann, A., Engelhardt, H. (1995): Die soziale Vererbung des Scheidungsrisikos. In: Zeitschrift für Soziologie 24, 215–228.
Diener, C. (2007): Die Schatzkiste (Ressourcenkiste). In: Fliegel, S. & Kämmerer, A. (Hrsg.). Psychotherapeutische Schätze. Tübingen, dgvt.
Dimpker, H., von zur Gathen, M., Maywald, J. (2005): Wegweiser für den Umgang nach Trennung und Scheidung. Bundesfamilienministerium, Berlin.
Dorbritz, J., Gärtner, K. (1998): Bericht 1998 über die demographische Lage in Deutschland mit dem Teil B »Ehescheidungen – Trends in Deutschland und im internationalen Vergleich«. In: Zeitschrift für Bevölkerungswissen 23, 373–458.
Dümmler, F.D. (1997): Kindliche Bewältigungsformen von Scheidung. Regensburg, Roderer.
Duss-von Werdt, J. (1984): Die Ehe – eine Kette von Scheidungen. In: Schultz, H.J. (Hrsg.). Trennung, Stuttgart, Kreuz Verlag.
Duss-von Werdt, J. (1998): Paarkonflikte in der Mediationspraxis. Familiendynamik 23, 2, 117–128.
Duss-von Werdt, J., Mähler, G. u. Mähler, H.-G. (Hrsg.) (1995): Mediation: die andere Scheidung. Ein interdisziplinärer Überblick. Stuttgart, Klett-Cotta.
Eckert, V., Weiß, I. (1985): Aufarbeiten von Trennung und Scheidung. Unveröffentlichtes Manuskript. München.
Eckner-Bähr, U. (2008): Unveröffentlichtes Manuskript. Fürstenfeldbruck.
Emmerling, D. (2003): Ehescheidungen 2002. In: Wirtschaft und Statistik 12, 1105–1115.
Enright, R.D. (2006): Vergebung als Chance. Bern, Huber.
Esser, H. (2002): Ehekrisen: Das (Re-)Framing der Ehe und der Anstieg der Scheidungsraten. Zeitschrift für Soziologie 31, 472–496.
– (2002): In guten wie in schlechten Tagen. Ehekrisen, Untreue und der Anstieg der Scheidungsraten – eine Ursachenanalyse. In: Forum 12–17, Uni Mannheim.
Figdor, H. (1997): Kinder aus geschiedenen Ehen. Zwischen Trauma und Hoffnung. Mainz, Grünewald.
Friedmann, G. (1996): Die Scheidungsmediation. Anleitung zu einer fairen Trennung. Reinbek, Rowohlt.
Framo, J. L. (1980): Scheidung der Eltern – Zerreißprobe für die Kinder. In: Familiendynamik 5, 1980.

Frey, E. (2000): Vom Programm zur Metapher – den Bedürfnissen der Kinder im Trennungs- und Scheidungsprozess ihrer Eltern gerecht werden. In: Praxis der Kinderpsychologie und Kinderpsychiatrie 49, 109–126.

Fthenakis, W. E., Niesel, R., Griebel, W. (1991): Interventionsansätze für Ehescheidung: Systematisierung, Evaluation, Interventionsziele – Einführung in die Thematik. In: Zeitschrift für Familienforschung, 3. Jg., Heft 2, 52–60.

Fthenakis, W. E. (1995): Ehescheidung als Übergangsphase (Transition) im Familienentwicklungsprozess. In: Perrez, M., Lambert, Ermert, C., Plancherel, B. (Hrsg.): Familie im Wandel – Familie en transition, 63–95, Bern, Huber. (1999): Transitionspsychologische Grundlagen des Übergangs zur Elternschaft. In: Deutscher Familienverband, Handbuch Elternbildung, Bd. 1: Wenn aus Partnern Eltern werden, 31–68. Opladen, Leske & Budrich.

Fthenakis, W. E. (1995): Kindliche Reaktionen auf Trennung und Scheidung. In: Familiendynamik, 20. Jg., Heft 2, 127–154.

Fthenakis, W. E. u. a. (1995): Gruppeninterventionsprogramm für Kinder mit getrennt lebenden oder geschiedenen Eltern. TKS-Trennungs- und Scheidungskinder. Hrsg. LBS Initiative Junge Familie. Weinheim, Basel, Beltz.

Fthenakis, W. E., Niesel, R., Griebel, W. (1997): Scheidung als Reorganisationsprozess. Interventionsansätze für Kinder und Eltern. In: Menne, K. u. a. (Hrsg.): Kinder im Scheidungskonflikt. Weinheim u. München, Juventa.

Furstenberg, J. R., F. F. (1987): Fortsetzungsehen. In: Soziale Welt 38, 29–39.

Gammer, C. (2007): Die Stimme des Kindes in der Familientherapie. Heidelberg, Auer.

Gennep, A. van (1986): Übergangsriten. Frankfurt a. M., Campus.

Geser, W. (2001): Geschwisterbeziehungen junger Erwachsener aus Scheidungsfamilien. In: Zeitschrift für Familienforschung 13, 1, 23–44.

Goldrian, A. (2007): Versöhnungsarbeit in der Paar- und Lebensberatung. In: Tätigkeitsbericht 2007, Kath. Ehe-, Familien- und Lebensberatung. München.

Gottman, J. M. (1994): What protects divorce? Hillsdale, NJ: Erlbaum.

Hahlweg, K. (1986): Partnerschaftliche Interaktion. Empirische Untersuchungen zur Analyse und Modifikation von Beziehungsstörungen. München, Röttger.

Haley, J. (1976): Direktive Familientherapie. München, Pfeiffer.

Hardych, H. (2006): Mein Kind sagt: Sehen wir uns Samstag, Papa? Süddeutsche Zeitung, 29./30. 7., Nr. 173.

Grawe, K. (1998): Psychologische Psychotherapie. Göttingen, Hogrefe.

Griebel, W. (2001): Bewältigungshilfen für Scheidungskinder: Von der Individualtherapie zu Gruppenangeboten. Beitrag zur 2. Münchner Tagung für Familienpsychologie »Familien heute: Herausforderungen an Partnerschaft und Elternschaft« am 16./17. 2. 2001 in München.

Grieser, J. (2003): Von der Triade zum triangulären Raum. In: Forum Psychoanalyse 19, 99–115.

Grossmann, K. E., Grossmann, K., Winter, M., Zimmermann, P. (2002): Bindungsbeziehungen und Bewertung von Partnerschaft. In: Brisch, K.H., Grossmann & Grossmann, Köhler (Hrsg.): Bindung und seelische Entwicklungswege. Stuttgart, Klett-Cotta.

Grossmann, K.E., Grossmann, K. (2008): Die psychische Sicherheit in Bindungsbeziehungen. In: Familiendynamik 3/2008, 33. Jg., 231 – 259.

Gutschmidt, G. (1986): Kind und Beruf. Alltag alleinerziehender Mütter. Weinheim, Juventa.

Haid-Loh, A. (2006): Tiefenpsychologisch orientierte Familienberatung – Zur Methodik des Erstgesprächs am Beispiel einer Erziehungsberatung. In: Psychotherapie, 11. Jg. 2006, Bd. 11, Heft 1, 64 – 73.

Härtling, P. (1997): Lena auf dem Dach. Weinheim, Beltz.

Hassebrauck, M. (2003): Romantische Männer und realistische Frauen: Geschlechtsunterschiede in Beziehungskognitionen. In: Zeitschrift für Sozialpsychologie 34, 25 – 35.

Hehl, F. J., Priester, G. (1998): Trennt sich eine Frau vom Mann wegen ihrer früheren Beziehungen in der Herkunftsfamilie? In: System Familie, Band 11, Heft 2, 80 – 86.

Heinrichs, N., Bodenmann, G., Hahlweg, K. (2008): Prävention bei Paaren und Familien. Göttingen, Hogrefe.

Hellwig, J.O. (2001): Die »kleine Scheidung«. Der positive Einfluss von Partnerschaftstrennungen vor der ersten Ehe auf die Scheidungsneigung in der ersten Ehe. In: Zeitschrift für Bevölkerungswissen 26, 67 – 84.

Hennig, H., Fikentscher, E., Bahrke, U., Rosendahl, W. (2007): Beziehung und therapeutische Imaginationen. Katathym Imaginative Psychotherapie als psychodynamischer Prozess. Lengerich, Pabst.

Hess, T. (2003): Lehrbuch für die systemische Arbeit mit Paaren. Heidelberg, Carl-Auer-Systeme Verlag.

Hetherington, E. M. (1980): Scheidung aus der Perspektive des Kindes. Report Psychologie 5, 6 – 23.

Hetherington, E. M. & Kelly, J. (2003): Scheidung. Die Perspektiven der Kinder. Weinheim, Beltz.

Hirsch, M. (1999): Die Wirkung schwerer Verluste auf die zweite Generation am Beispiel des Überlebendenschuldgefühls und des ›Ersatzkindes‹. In: Schlösser, A.M., Höhfeld, K. (Hrsg.): Trennungen, 125 – 136. Gießen, Psychosozial Verlag.

Hochschild, A.R. (2002): Work-Life-Balance. Keine Zeit. Wenn die Firma zum Zuhause wird und zu Hause nur Arbeit wartet. Opladen, Leske & Budrich.

Hötker-Ponath, G. (2006): Unveröffentlichtes Manuskript zur Arbeit mit Trennungsgruppen.

Hötker-Ponath, G. (2008): Scheidungskinder im Blick – Wo bleiben die Kinder und Jugendlichen in der Trennungs- und Scheidungsberatung? In: Beratung Aktuell, Heft 1, 9. Jg., 20 – 42.

Hofmann-Hausner, N., Bastine, R. (1995): Psychische Scheidungsfolgen für Kinder. Die Einflüsse von elterlicher Scheidung, interparentalem Konflikt und Nach-Scheidungssituation. In: Zeitschrift für klinische Psychologie 24, 285–299.

Huber, R. (2000): Der hilfreiche Dritte im Drachenkampf: ein Versuch über den hinreichend guten Vater. In: Analytische Psychologie 31, 39–64.

Hullen, G. (1998): Scheidungskinder – oder: Die Transmission des Scheidungsrisikos. In: Zeitschrift für Bevölkerungswissen 23, 19–38.

Imber-Black, E., Roberts, J., Whiting, R.A. (1993): Rituale. Auer, Heidelberg.

Jellouschek, H. (2000): Warum hast Du mir das angetan? München, Piper.

Jellouschek, H. (2006): Trennung muss kein Scheitern sein. In: Psychologie Heute, 33. Jg., Heft 12, 26–27.

Jopt, U.J. (1997): Scheidungskinder – Problemkinder? Pädagogik 7, 17–20.

Johnston, J.R. (2002): Modelle fachübergreifender Zusammenarbeit mit dem Familiengericht in hochkonflikthaften Scheidungsfamilien. In: Das Jugendamt, Heft 9, 378–386.

Kämmerer, A. (2007): Giftsätze. In: Fliegel & Kämmerer (Hrsg.): Psychotherapeutische Schätze, S. 79. Tübingen, dgvt.

Kardas, J. & Langenmayr, A. (1996): Familien in Trennung und Scheidung. Stuttgart, Enke.

Kaslow, F. (2001): Spaltungen: Familien in der Scheidung. In: Walper, S., Pekrun, R. (Hrsg.): Familie und Entwicklung. Aktuelle Perspektiven der Entwicklungspsychologie, 292–313. Göttingen, Hogrefe.

Kast, V. (1982): Trauern – Phasen und Chancen des psychischen Prozesses. Stuttgart, Kreuz Verlag.

Kast, V. (2005): Wenn wir uns versöhnen. Stuttgart, Kreuz Verlag.

Käsler-Heide, H. (2002): Trauertherapie: Umgang mit Trauer. In: PiD 2, 3. Jg., 176–178.

Klemenz, B. (2003): Ressourcenorientierte Kindertherapie. In: Prax. Kinderpsychol. Kinderpsychiat. 52, 297–315.

Kölling, W. (1997): Väter in Trennungskrisen. Vaterbilder und Scheidungskonflikte. In: Menne, K. u.a. (Hrsg.): Kinder im Scheidungskonflikt. Weinheim u. München, Juventa.

Koschorke, M. (2003): Trennung oder Neubeginn? In: Focus Beratung, 85–102.

Kramer, F. (1987): Artikel Ritual. In: Streck, B. (Hrsg.): Wörterbuch der Ethnologie. Köln, Dumont.

Krantzler, M. (1984): Kreative Scheidung – Wege aus dem Trennungsschock. Reinbek, Rowohlt.

Krause, C., Klopp, V. (2008): Ich und meine Familie – Reflexionen von Scheidungskindern über ihre Familie. In: Zeitschrift f. Familienforschung 3, 2008, 247–270.

Kröger, C. (2006): Institutionelle Paarberatung in Zeiten von Trennung und Scheidung – ein wirksames Angebot zur Stärkung familialer Beziehungskompetenzen. In: Beratung Aktuell 7, 3, 145–193.

Kübler-Ross, E. (1992): Interview mit Strebenden. Gütersloh, Gütersloher Verlagshaus.

Kuijer, G. (2006): Wir alle für immer zusammen. München, SZ Junge Bibliothek 42.

Kundera, M. (2004): Die unerträgliche Leichtigkeit des Seins. München, Süddeutsche Zeitung/Bibliothek.

Lederle, O. (1997): Schwerpunkte der Trennungs- und Scheidungsberatung. Was brauchen Kinder – was brauchen Eltern? In: Menne, K. u.a. (Hrsg.): Kinder im Scheidungskonflikt. Weinheim u. München, Juventa.

Lehmkuhl, U. (1988): Wie erleben Kinder und Jugendliche und deren Eltern die aktuelle Trennungsphase? In: Familiendynamik 13, 127–142.

Lehmkuhl, U. (1991): Erfahrungen von Kindern und Jugendlichen im Rahmen der Trennung und Scheidung – Empirische Daten. In: Zeitschrift für Familienforschung, 3. Jg., Heft 2, 5–20.

Lenz, A. (2003): Ressourcenorientierte Beratung – Konzeptionelle und methodische Überlegungen. In: Prax. Kinderpsychol. Kinderpsychiat. 52, 234–249.

Leuner, H., Hennig, H., Fikentscher, E. (1993): Katathymes Bilderleben in der therapeutischen Praxis. Stuttgart, Schattauer.

Lieb, H. (2007): Kriegsbeil begraben. In: Psychotherapeutische Schätze. Tübingen, dgvt Verlag.

Limbach, J., Willutzki, S. (2002): Die Entwicklung des Familienrechts seit 1949. In: Nave-Herz, R. (Hrsg.): Kontinuität und Wandel der Familie in Deutschland, S. 7–43. Stuttgart, Lucius & Lucius.

Löcher, S. (2006): Beteiligung und Unterstützung von Kindern in Orientierung an spieltherapeutischen Konzepten. In: Weber, M., Schilling, H. (Hrsg.): Eskalierte Elternkonflikte – Beratungsarbeit im Interesse des Kindes bei hoch strittigen Trennungen. Weinheim und München, Juventa.

Lüpkes, S. (2008): Ich verlasse Dich. Krüger, Frankfurt.

Lutz, W. (Hrsg.) (2006): Lehrbuch der Paartherapie. München, Verlag Reinhardt.

Mähler, G., Mähler, H.G. (1992): Trennungs- und Scheidungsmediation in der Praxis. In: Familiendynamik, 17. Jg., Heft 4, 347–372.

Marquardt, E. (2007): Kind sein zwischen zwei Welten. Paderborn, Junfermann.

Masheter, C. (1997): Healthy und unhealthy friendship und hostility between ex-spouses. Journal of Marriage and the Family 59, 463–475.

Massing, A., Sperling, E., Reich, G. (1992): Die Mehrgenerationen-Familientherapie. Zweite neu überarb. Aufl., Göttingen, Vandenhoeck & Ruprecht.

Moch, M. (1994): Lebenslange Trennung und Scheidung – was brauchen betroffene Familien? In: Zentralblatt für Jugendrecht 81, 10, 401–409.

Moch, M. (1996): Geschiedene Väter und ihre Eltern. In: Familiendynamik, 21. Jg., Heft 3, 268–283.

Napp-Peters, A. (1988): Scheidungsfamilien. Arbeitshilfen – Eine Schriftenreihe für Sozialhilfe, Jugendhilfe und Gesundheitshilfe 37. Hrsg.: Deutscher Verein für öffentliche und private Fürsorge.

Nave-Herz, R. u.a. (1990): Scheidungsursachen im Wandel. Bielefeld, Kleine Verlag.

Niesel, R. (1995): Erleben und Bewältigung elterlicher Konflikte durch die Kinder. In: Familiendynamik, 20. Jg., Heft 2, 155–170.

Nuber, U. (2004): Die Kunst »richtig« zu scheitern. In: Psychologie Heute. Heft 1, 31. Jg., 20–23.

Osthoff, R. (1997): Elterliche Trennung und Scheidung aus der Perspektive der betroffenen Kinder. In: Krieger, W. (Hrsg.) Elterliche Trennung und Scheidung im Erleben von Kindern, 77–105. Berlin, Verlag für Wissenschaft und Bildung.

Ostermeier, M., Blossfeld, H.-P. (1998): Wohneigentum und Ehescheidung. In: Zeitschrift für Bevölkerungswissen 23, 39–54.

Paul, N.L. (1980): Zur Dynamik der Scheidung. In: Familiendynamik, 5. Jg., Heft 3.

Perrez, M. (2000): Psychologie des Familien- und Paarstresses: Forschungsentwicklungen. In: Schneewind, K.A. (Hrsg.) Familienpsychologie im Aufwind. Brückenschlag zwischen Forschung und Praxis, S. 69–88. Göttingen, Hogrefe.

Perrin, J.F. (1991): Divorces et conséquences familiales. In: Fleiner-Gerster, T., Gilliand, P., Lüscher, K. Familles en Suisse, 471–490. Fribourg, Editions Universitaires.

Petri, H. (2005): Verlassen und verlassen werden. Stuttgart, Kreuz Verlag.

Peuckert, R. (2005): Familienformen im sozialen Wandel. Wiesbaden, VS Verlag für Sozialwissenschaften.

Potreck-Rose, F., Jacob, G. (2004): Selbstzuwendung, Selbstakzeptanz, Selbstvertrauen. Stuttgart, Klett-Cotta.

Proksch, R. (2003): Ergebnisse der Begleitforschung zur Kindschaftsrechtsreform. In: Kind-Prax. 1, 3–11.

Reddemann, L. (2002): Imagination als heilsame Kraft. Stuttgart, Klett-Cotta.

Rerrich, M.S. (1988): Balanceakt Familie. Freiburg, Lambertus.

Retzlaff, R. (2002): Behandlungstechniken in der systemischen Familientherapie mit Kindern. In: Prax. Kinderpsychol. Kinderpsychiat. 51, 792–810.

Retzlaff, R. (2006): Systemische Therapie mit Kindern. PiD 1–2006, 7. Jg.

Ricci, I. (1984): Meine Eltern sind geschieden. Wie Kinder dennoch glücklich bleiben. München, dtv.

Rice, D.G. & Rice, J.K. (1986): Separation and Divorce Therapy. In: Jacobson, N.S., Gurman, A.S. (eds.): Clinical Handbook of Marital Therapy. New York/London, Guilford, 279–299.

Riehl-Emde, A. (1992): Ehescheidung und ihre Folgen. Familiendynamik 17, 416–432.

Rosenkranz, D., Rost, H. (1998): Welche Partnerschaften scheitern? Prädiktoren der Instabilität von Ehen. In: Zeitschrift für Familienforschung, 10. Jg, 1, 47–69.

Rotmann, M. (1978): Die Triangulierung der frühkindlichen Sozialbeziehung – Über die Bedeutung des Vaters in der ›Wiederannäherungsphase‹. In: Psyche 32, 1105–1147.

Seltzer, J. (1998): Father by law: Effects of joint legal custody on nonresident fathers' involvement with children. Demography 35, 135 – 146.
Salm, H. (1993): Das Trennungsritual. In: Systhema 3, 11, 217 – 223.
Sander, E. (2002): Scheidungsforschung im Rahmen einer klinischen Entwicklungspsychologie der Familie. In: Rollet, B., Werneck, H. (Hrsg.): Klinische Entwicklungspsychologie der Familie. Göttingen, Hogrefe.
Satir, V. (1990): Kommunikation, Selbstwert, Kongruenz. Paderborn, Junfermann.
Schmidt, G. u. a. (2003): Beziehungsformen und Beziehungsverläufe im Sozialen Wandel. In: Zeitschrift für Sexualforschung 16, 195 – 231.
Schmidt-Denter, U., Beelmann, W., Trappen, I. (1991): Empirische Forschungsergebnisse als Grundlage für die Beratung von Scheidungsfamilien: Das Kölner Längsschnittprojekt. In: Zeitschrift für Familienforschung, 3. Jg., Heft 2, 40 – 51.
Schmidt-Denter, U. (1994): Die Veränderung familiärer Beziehungen nach Trennung/Scheidung 39. Kongress der DGP, Hamburg.
Schmidt-Denter, U., Beelmann, W. (1995): Familiäre Beziehungen nach Trennung und Scheidung: Veränderungsprozesse bei Müttern, Vätern und Kindern. Forschungsbericht Band I, Universität Köln.
Schmidt-Denter, U. & Schmitz, H. (1997): Gruppeninterventionen für Kinder aus Trennungs- und Scheidungsfamilien – Ein Literaturüberblick. Psychologie in Erziehung und Unterricht 44, 13 – 26.
Schmidt-Denter, U. & Beelmann, W. (1997): Kindliche Symptombelastungen in der Zeit nach einer ehelichen Trennung – eine differenzielle und längsschnittliche Betrachtung. Zeitschrift für Entwicklungspsychologie und Pädagogische Psychologie 29, 26 – 42.
Schmidt-Denter, U. (2000): Entwicklung von Trennungs- und Scheidungsfamilien: Kölner Längsschnittstudie. In: Schneewind, K. A. (Hrsg.): Familienpsychologie im Aufwind, 203 – 221. Göttingen, Hogrefe.
Schmidt-Denter, U. (2001): Differentielle Entwicklungsverläufe von Scheidungskindern. In: Walper, S., Pekrun, R. (Hrsg.) (2001): Familie und Entwicklung. Aktuelle Perspektiven der Entwicklungspsychologie, 292 – 313. Göttingen, Hogrefe.
Schmidt-Denter, U. (2005): Belastungen bei Scheidung/Trennung. In: Schlottke, P. F. et al. (Hrsg.): Enzyklopädie der Psychologie. Klinische Psychologie. Bd. 6, Störungen im Kindes- und Jugendalter/Verhaltensauffälligkeiten, 443 - 470. Göttingen, Hogrefe.
Schnarch, D. (2006): Die Psychologie sexueller Leidenschaft. Stuttgart, Klett-Cotta.
Schneewind, K. A. (1991): Familienpsychologie. Stuttgart, Kohlhammer.
Schneider, N. F. (1990): Woran scheitern Partnerschaften? Subjektive Trennungsgründe und Belastungsfaktoren bei Ehepaaren und nichtehelichen Lebensgemeinschaften. In: Zeitschrift für Soziologie 19, 458 – 470.
Schon, L. (1995): Entwicklung des Beziehungsdreiecks Vater-Mutter-Kind. Stuttgart, Kohlhammer.

Schultz, H. J. (Hrsg.) (1984): Trennung. Stuttgart, Kreuz Verlag.
Seiffge-Krenke, I. (2006): Kindliche Entwicklung: Wissenswertes für Psychotherapeuten. In: PiD 1, 7. Jg., 3 – 8.
Sieder, R. (2008): Patchworks – das Familienleben getrennter Eltern und ihrer Kinder. Stuttgart, Klett-Cotta.
Siewert, H. H. (1983): Scheidung – Wege zur Bewältigung. München, Urban & Schwarzenberg.
Simon, F. B., Rech-Simon, C. (2000): Zirkuläres Fragen. Heidelberg, Carl-Auer-Systeme.
Spengler, P. (2006): Wieder auf die Kinder schauen. Arbeit mit dem Lebensflussmodell bei hochstrittigen Elternkonflikten, 53 – 72. In: Weber, M., Schilling, H. (Hrsg.) Weinheim und München, Juventa.
Statistisches Bundesamt Deutschland (2016): www.destatis.de.
Staub, L. & Felder, W. (2004): Scheidung und Kindeswohl. Ein Leitfaden zur Bewältigung schwieriger Übergänge. Bern, Huber.
Stein, C. (2007): Wenn der Schmerz zu groß wird. Trauer und Depression. In: Imagination, Nr. 2/2007, 5 – 23.
Stiemerling, D. (2006): Wenn Paare sich nicht trennen können. Stuttgart, Klett-Cotta.
Süddeutsche Zeitung vom 13. 8. 2008.
Tazi-Preve, M. et al. (2007): Väter im Abseits. Zum Kontaktabbruch der Vater-Kind-Beziehung nach Scheidung und Trennung. Deutscher Universitäts-Verlag und VS Verlag für Sozialwissenschaften, Wiesbaden.
Textor, M. R. (1991): Scheidungszyklus und Scheidungsberatung. Ein Handbuch. Göttingen, Vandenhoeck & Ruprecht.
Thurmaier, F. (1997): Ehevorbereitung – Ein Partnerschaftliches Lernprogramm (EPL). Methodik, Inhalte und Effektivität eines präventiven Paarkommunikationstrainings. München, Institut für Forschung und Ausbildung in Kommunikationstherapie.
Timm, U. (1994): ROT. München, dtv.
Voß, R. (1991): Es muss nicht immer Trennung sein – Systemische Konsultation als professionsübergreifender Interventionsansatz in Krisensituationen. In: Zeitschrift für Familienforschung, 3. Jg., Heft 2, 155 – 168.
Wallerstein, J. S. (1983): Children of divorce: The psychological tasks of the child. American Journal of Orthopsychiatry 53, 230 – 243.
Wallerstein, J., Blakeslee, S. (1989): Gewinner und Verlierer – Frauen, Männer, Kinder nach der Scheidung – eine Langzeitstudie. München, Droemer Knaur.
Wallerstein, J., Lewis, J., Blakeslee, S. (2002): Scheidungsfolgen – Die Kinder tragen die Last. Eine Langzeitstudie über 25 Jahre. Münster, Votum.
Walper, S. (1995): Familienbeziehung und Sozialentwicklung Jugendlicher in Kern-, Eineltern- und Stieffamilien. In: Zeitschrift für Entwicklungspsychologie und pädagogische Psychologie 2, 93 – 121.
Walper, S. & Pekrun, R. (Hrsg.) (2001): Familie und Entwicklung – Aktuelle Perspektiven der Familienpsychologie. Göttingen, Hogrefe.

Walper, S., Gerhard, A.-K. (2003): Zwischen Risiko und Chance – Konsequenzen einer elterlichen Scheidung für die psychosoziale Entwicklung betroffener Kinder. In: Persönlichkeitsstörungen 7, 105 – 116.

Walper, S., Gerhard, A.-K. (1999): Konflikte der Eltern, Trennung und neue Partnerschaft: Einflüsse auf die Individuation von Kindern und Jugendlichen in Ostdeutschland. In: Walper, S. & Schwarz, B. (Hrsg.): Was wird aus den Kindern? Chancen und Risiken für die Entwicklung von Kindern aus Trennungs- und Stieffamilien, S. 143 – 170. München, Juventa.

Walsh, F. (2006): Ein Modell familialer Resilienz und seine klinische Bedeutung. In: Welter-Enderlin, R., Hildenbrand, B. (Hrsg.): Resilienz – Gedeihen trotz widriger Umstände, S. 43 – 79. Heidelberg, Carl Auer.

Weber, A., Karle, M., Klosinski, G. (2004): Trennung der Eltern: Wie wird sie den Kindern vermittelt und welchen Einfluss haben Art und Inhalt der Mitteilung auf das Trennungserleben der Kinder? In: Praxis der Kinderpsychologie und Kinderpsychiatrie, 53, 196 – 206.

Weber, R. (2006): Paare in Therapie. Stuttgart, Klett-Cotta.

Weinmann-Lutz, B., Lutz, W. (2006): Scheidungsfolgen. In: W. Lutz. (Hrsg.): Lehrbuch der Paartherapie, München, Reinhardt.

Welter-Enderlin, R. (1995): Tragödie oder Chance zum Neuanfang? In: Krabbe, H. (Hrsg.): Scheidung ohne Richter. Neue Lösungen für Trennungskonflikte. Reinbek, Rowohlt, 16 – 35.

Wiederkehr, K. (2005): Lieben ist schöner als siegen. München, Zürich, Pendo Verlag.

Willi, J. (1981): Die Zweierbeziehung. Reinbek Rowohlt.

Willi, J. (1982): Therapie der Zweierbeziehung. Reinbek, Rowohlt.

Willi, J. (2000): Koevolutive Aspekte der Paartherapie. In: Psychotherapie Im Dialog 1 (2), 29 – 36.

Wilson, J. (2003): Kindorientierte Therapie – Ein systemisch-kooperativer Ansatz. Heidelberg, Auer.

Witte, E. H., Sibbert, J., Kesten, I. (1991): Ein umfassenderer Modellansatz zur Trennungs- und Scheidungsberatung. In: Zeitschrift für Familienforschung, 3. Jg., Heft 2, 103 – 135.

Witte, E. H., Sonn, E. (1996): Trennungs- und Scheidungsberatung aus der Sicht der Betroffenen: Eine empirische Erhebung. Gruppendynamik 27, 189 – 199.

Wolf, D. (1985): Wenn der Partner geht … Wege zur Bewältigung von Trennung und Scheidung. Mannheim, PAL.

Yalom, I. D. (2004): Liebe, Hoffnung, Psychotherapie. München, btb Verlag.

Zartler, U., Wilk, L., Kränzl-Nagl, R. (Hrsg.): Wenn Eltern sich trennen. Wie Kinder, Frauen und Männer Scheidung erleben. Frankfurt a. M., Campus.